U0288030

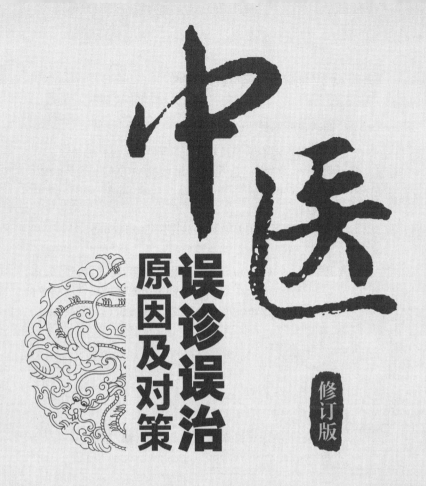

中医

误诊误治原因及对策

修订版

李国鼎　江婉君　编　著

刘心媛　协助整理

人民卫生出版社

·北京·

图书在版编目（CIP）数据

中医误诊误治原因及对策 / 李国鼎,江婉君编著 .
修订版 . -- 北京 ： 人民卫生出版社,2025. 1. -- ISBN
978-7-117-37497-2

Ⅰ. R24

中国国家版本馆 CIP 数据核字第 2025X86F66 号

人卫智网	**www.ipmph.com**	**医学教育、学术、考试、健康，**
		购书智慧智能综合服务平台
人卫官网	**www.pmph.com**	**人卫官方资讯发布平台**

中医误诊误治原因及对策（修订版）

Zhongyi Wuzhen Wuzhi Yuanyin ji Duice（Xiuding Ban）

编　　著：李国鼎　江婉君
出版发行：人民卫生出版社（中继线 010-59780011）
地　　址：北京市朝阳区潘家园南里 19 号
邮　　编：100021
E - mail：pmph @ pmph.com
购书热线：010-59787592　010-59787584　010-65264830
印　　刷：北京汇林印务有限公司
经　　销：新华书店
开　　本：710×1000　1/16　　印张：18
字　　数：333 千字
版　　次：2025 年 1 月第 1 版
印　　次：2025 年 2 月第 1 次印刷
标准书号：ISBN 978-7-117-37497-2
定　　价：69.00 元

打击盗版举报电话：010-59787491　E-mail：WQ @ pmph.com
质量问题联系电话：010-59787234　E-mail：zhiliang @ pmph.com
数字融合服务电话：4001118166　E-mail：zengzhi @ pmph.com

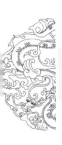

中医误诊误治原因及对策

第1版

主　编　李国鼎（南京中医药大学）

副主编　江婉君　王鲁芬

编　委　（按姓氏笔画排序）

王鲁芬　江婉君　李　群　李国鼎

杨亚平　沈卫星　张文勇　钱　峻

徐　征　陶燕飞

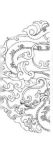

再版前言

　　这是一本从临证误诊误治原因及对策的角度，来讲述中医诊治疑难病证方法的医书。原版于2003年4月出版，得到同道和广大读者的认可与积极评价。2004年3月11日《中国中医药报·中国医师版》对此做了专访和详细报道。本校也以此开设了选修课程，丰富了教学内容。这次修订出版旨在原版基础上加以完善和提高。

　　众所周知，中国医药学是几千年来人们与疾病作斗争的经验总结，本书正是搜集了古今数百位医家临床中遇见疗效欠佳，需要重新治疗，并取得效果的医案、医话。本次修订，以纠正诊治失误取得成功的经验为主轴，从教训中增长知识为目标，对每个病例分析中，指出其失误的主要原因，如何改进治疗，包括诊治过程中需要注意的地方和一些细节上的处理；在拓展临床思维和经方新用等方面，也提出了一些与现代科学相同的新见解。

　　"未知误，焉知防"，纠误和防误的思想，彰显了医家们治病的方法与智慧。如同璞玉、美饰需要精心打磨一样，一个技艺高超的医者，也要经历无数实例的研究和磨炼，才具备治疗各种疑难病证的本领！把老祖宗遗留下来的医学知识和治病方法，悉数传授给年轻一代，既是前辈们的心愿，更是一份责任。

　　阅读本书中的医案医话，有以下几点颇值得记取：一是中医治病要以传统中医理论为指导。例如治疗外感发热、咳嗽病证，一定要分清表寒、表热及表虚与表实，否则诊治不仅无效，甚至会加重病情；哮喘病的治疗，不仅要治肺，还要兼调他脏；小青龙汤是治咳喘病的名方，必须严格按照其适应证使用才会生效；不孕症的治疗不单单是调经种子，更要重视患者心神的调节等。二是学会识别和筛选诊治中起"关键"作用的症候。例如痿证中记载的一例截瘫患者，双下肢的感觉及运动完全丧失，上半身活动正常，医者诊为虚寒痿证，处黄芪五物汤原方。后来向冉雪峰老先生请教，冉老对诊断无异议，但言"黄芪五物汤是经方，治血痹身体不仁，如风痹状"。冉老特别点出后面"如风痹状"这四个字，是说风痹是有疼痛症状的，此患者无疼痛，应属气血虚弱的痿证，所以方内发散药不宜多用。医者根据冉老点评更正了方中药物剂量，治疗果然生效。这个点拨，抓住了关键点，对成功治疗起到决定性的作用。三是对待治疗无效的病例，要懂得从人的整体观出发，分析病因病机中存在的缺失，重新辨治。如崩漏病中有例绝经期患者，血崩不止，辨证为心脾两虚，脾不统血，以大剂补气摄血治疗，服用后，依然出血不止，请李翰卿老所长诊治，李老问及病情，按脉片刻，仍按原方加进一味草药，服二剂血崩即止，李老问病、切脉从细微处发现病机与用药存在缺失，随手补进用药的经验，颇具启发；有一例重证失眠患者，虽然使用了各种中西药物，未取得效果，苦不欲生。医生经过仔细观察，从症候中发现该病的发生机理竟然与《伤寒论》厥阴病相同，遂用乌梅丸方，竟神奇般地治好了。诸如这些治病经验，书中还有许多，都值得细心品味。

本次修订还对原著中存在的不足处加以修改和补充，每个病例增加了评析的内容，妇科常见病中添加了不孕症内容等，以满足读者的需求，期待能够造福更多的患者。

这里需要特别说明的是：原版是由本人主编，江婉君教授（编妇科）、王鲁芬教授（编内科吐血、便血及儿科）任副主编。参编人员有沈卫星（编头痛、眩晕等）、杨亚平（编消渴、淋证）、张文勇（编鼓胀、黄疸）、钱峻（编暑温、湿温）、徐征（编咳嗽、胸痹）、陶燕飞（编痹证、痢疾）、李群（文献搜集等）。

本次修订版仍由本人及江婉君教授主要负责编写和审定，刘心媛协助整理，诊断教研室徐征、钱峻老师也给予大力支持与帮助，李群、古子豪在文献核对方面做了许多工作。深表谢意！

时光如梭，匆匆二十多年过去了，新时代科学发展日新月异，中医继承与创新层出不穷。书中如有不够完善之处，欢迎读者批评指正。

李国鼎
2024 年 10 月
于南京中医药大学　杏聚村

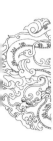

上版序一

　　《周礼·医师》有："十全为上，十失一次之，十失二次之，十失三次之，十失四为下。"这是周代将医师技术之高下分为三等。其所言失者，即治疗的失误。其后《黄帝内经·素问》有"疏五过论"和"征四失论"，是论诊治失误的专篇。再有《难经》又将医师分为上工和中工，其界限是上工治未病，中工治已病。并举例说明曰："所谓治未病者，见肝之病，则知肝当传之与脾，故先实其脾气，无令得受肝之邪，故曰治未病焉。中工者，见肝之病，不晓相传，但一心治肝，故曰治已病也。"这是指出在医疗上犯了无预见性的失误。迨至东汉末张仲景的《伤寒论》中便有误下、误汗、误吐等的救逆治法，记载不下数十条。明末清初的喻昌有对医疗上补偏救弊的专著《医门法律》，其后又有章楠的《医门棒喝》、程国彭的《医学心悟》。在《医学心悟》一书中不仅指出医生在诊治中常犯的错误，而且也指出求诊者易犯错误。此外，当今各家的医案、医话中也记载有前医的误治和救治的方案等。

　　综上以观，中医在数千年发展的历史长河中，医生在临床中误诊误治是时有发生的，即使时至今日仍不例外。但从各种医药杂志的报道来看，大多是对成功经验的报道，失误者寥若晨星。而读者亦大多喜看成功的报道，认为可以从中吸取有益的经验，以利于临床水平的提高。事实上不报道失误的教训，不等于没有失误，因失误是客观存在的事实。只是犯了失误有不自知者，亦有讳莫如深者。凡此对临床水平的提高，乃是一个无形的障碍，所以清除这种障碍是十分必要的。李国鼎教授有鉴于此，并以其数十年的教学和临床实践，深感揭示临床失误和采用防范措施的重要性。于是与志趣相投的同仁，广搜古今典籍和各种医案中的有关诊治失误的论述和典型例子，将其分为内、妇、儿科计病种三十有九，从理论到实践，洋洋近 40 万言，可谓内容丰富，议论精当，粗阅之余，深感此书确能起到补偏救弊，振聋发聩的作用。可谓深得我心，并先我着鞭矣！

时在己卯仲秋月

孟景春

于南京中医药大学

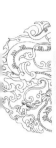

上版序二

中医学有关误诊误治的实案记载及其辨误救误的方法与理论，可谓历史悠久，不仅可作为失败之教训以资借鉴，同时也是临床辨证施治的经验总结。早在1 800多年以前，"医圣"张仲景在其中医临床奠基之作《伤寒杂病论》中记录了许多辨误、救误的内容和法则。据统计，仅《伤寒论》398条原文里，就有近1/3的条文涉及辨误救误，甚至在六经辨证之后可汗、可吐、可下与不可汗、不可吐、不可下、汗吐下后病证等篇中亦可见，足见其对辨误、救误的重视，故后世称为"救误之书"。此外，在古代众多医学著作中，也不乏辨误、救误的医案和医话，均意在启悟后学，堪称中医临证实践的精华。

古今医学文献中关于中医误诊误治现象有较多记载，这一方面与医者的思想素质、医疗的水平高低有关，另一方面也受中医学某些历史局限的影响。中医辨治疾病的关键不仅在于正确地辨证论治，而且要善于辨误、救误，即从误治中求得正治。可以这么说，辨误、救误是中医辨证论治理论体系的重要组成部分。现代医学学者对误诊误治的研究给予了高度的重视，也给中医辨误救误提出了新的课题。

令人遗憾的是，古人有关辨误救误的理论与经验，尚未引起现今中医学界足够的重视与研究，尤其缺乏上升到理论高度的论著。吾友李国鼎教授，长期从事《伤寒论》与《中医诊断学》的研究，对仲景辨误救误的精髓领会颇深，且30余年不辍临床，于中医误诊误治方面有颇多体悟，主编的《中医误诊误治原因及对策》一书，就是涉足于这一领域的代表作品，书中将历代中医临床辨误、救误的经验进行了一些总结，并力求上升到一定的理论高度加以认识，无疑是有学术价值的。该书提出了中医辨误救误的学术思想特点、中医误诊误治的原因和防范措施等，虽还不能说很全面，但已较为系统；常见病证诊治失误的实地考察和分析，对中医临床与教学均有较高的参考价值。"医为人之司命"，辨误救误的目的在于防止不必要的失误，提高治疗效果，造福于患者，这是本书的宗旨，也是本书值得倡导的地方。吾向感其学问及为人，今日有幸先睹，获益良多，感慨之余，爰为此序！

己卯十月

张民庆

于南京中医药大学

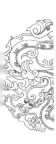

上版前言

唯物辩证法认为："人们要想得到工作的胜利，即得到预想的结果，一定要使自己的思想合于客观外界的规律性，如果不合，就会在实践中失败。人们经过失败之后，也就从失败取得教训，改正自己的思想使之适合于外界的规律性，人们就能变失败为胜利，所谓'失败者成功之母''吃一堑长一智'，就是这个道理。"

在医学上，人们对疾病的认识同样需要使自己的诊断和治疗合于病情的规律性，如果不合，就会发生诊治无效，甚至产生误治变证，严重时可危及患者的生命。可见，人们在临床过程中不仅要善于总结成功的经验，也要重视汲取失败中的教训，失败中引出的教训对人们认识的提高也许更为直接和深刻。要想避免或减少不必要的失误，不对临床中的失误进行反思，不经过辨误、救误知识的反复学习和训练，是难以达到的。历代医家致力于辨误、救误知识的研究，并在自己的实践中不断地验证和运用，足以说明这一点。

正是基于上述想法，我们决定编写《中医误诊误治原因及对策》一书，试图通过对古今中医临床失误病例的分析，并将这种分析上升到一定的理论高度，以指导医疗实践，起到警惕失误，勇于修正错误的作用，力求接近全面，使得临床思维和诊治能力不断提高，造福于患者。

与现代医学相比，中医学对临床失误的研究虽然历史悠久，但并未形成规模。这里面可能有以下两方面的因素：一是认识上的原因，所谓"报喜不报忧"，喜欢讲成功的经验，不愿意谈失误的教训。二是学术上的原因，包括表述上的困难或缺乏这一学术领域的术语等。例如中医临床奠基之作《伤寒杂病论》书中载有许多辨误、救误的方剂与方法，清代医家徐大椿曾称之为"救误之书""为庸医误治而设"，但由于对救误法的理论及其重要作用没有加以阐发，至今仍然停留在"众方之祖""为万世法""特有神功"等抽象的提法上。更由于古人所讲的误汗、误吐、误下等造成的变证，在当今临床已很少见到，所以先民们创立的救误学说在现代人的心目中并不十分明确和应从。

从目前临床来看，中医临床仍然有误诊误治的现象。但从另一个角度来说，每一个医生包括广大患者又都不愿意看到这种现象的发生。加之历代医家在实践中早已致力于这方面的研究并积累了不少的辨误、救误经验，这就给我们提出了一个非常现实、亟待解决又可以解决的重要课题——中医误诊误治原因及其对策的研究。在南京中医药大学各级领导和具有丰富经验的名老中医专家们的关怀下,我们提出将本内容作为选修教材的设想,获得校教材委员会的批准。本书既可作为中医专业学习、实习期间的辅导教材,也是在职中医师提高临床水平的良好参考书籍。

书稿付梓之际,承蒙著名中医学家孟景春教授、原基础医学院院长张民庆教授赐序,并提出宝贵的建议,使本书质量有所提高,深表谢忱。

由于本人水平有限,时间仓促,书中有些内容推敲不够,管窥之见难免局限片面,恳请读者批评指正。

李国鼎

于南京中医药大学

2000 年 10 月 16 日

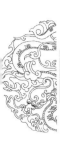

凡 例

一、本书专谈中医误诊误治原因及防范措施。中医误诊误治者，诊治失宜之谓也，它不同于医疗差错和事故。论述失误原因，也不是追究医者的责任，而是汲取教训或作为借鉴，目的是避免或减少这类现象的再发生，提高医疗效果，造福民众。

二、诸论皆本中医基础理论和临床实践，每一论点均附病例，并指明出处，以便于读者查找，并以寓纠正之意。

三、第一章至第五章着重介绍中医误诊误治学术思想的内容与特点，误诊误治的原因，以及防止临床失误的措施等。第六章分别介绍内科、妇科、儿科常见病证的辨证论治失误、辨病施治失误及减少失误的具体措施，其中辨病论治包括现代医学中的病名与诊断要领，所用病例悉选自古今先哲医著（古今案例都为节选或有删减）、国内中医期刊杂志（附有文献出处）。无出处者为作者的验案。病例中的药物剂量，除古代著作保持原剂量单位名称外，现代文献均按规定剂量单位"g"表示。

四、附篇选录了《内经》《伤寒论》部分经典条文，清代程国彭《医学心悟》"医中百误歌"、古今医家医误箴言，以及本人对中医救误、创新相关的文章，供读者参阅。

本书旨在举一反三，所集资料虽不十分完备，但读后均有启悟，这也是撰写本书的基本要求和出发点。

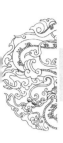

目　录

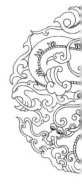

第一章　绪　论

纵观中医临床医学的形成和发展,正确的诊断和有效的治疗,始终是医家们追求的两大热点。然而客观现实告诉我们,要真正达到这个目的,除了全面学习、掌握中医基本理论和辨证论治知识外,更重要的还要通过实践,不断地总结成功的经验和汲取失败的教训。汲取失败的教训,即对临床失误的原因和防范措施的研究尤为重要。清代著名医家喻昌所谓:"医为人之司命,先奉大戒为入门,后乃尽破微细诸惑,始具活人手眼而成其为大医。"学会辨误、救误方法,既是临床客观的需要,也是临床中医生必须具备的综合能力,更是中医临床高素质、高水准的真实表现。

第一节　中医辨误、救误学术思想研究概况

一、中医临床误诊误治现象的存在及其对策

所谓误诊,是指医者在没有彻底弄清病因、病机等的情况下做出不符合病情的诊断,包括漏诊、错误估计病情轻重等。中医误诊分为四诊误(望、闻、问、切诊法失误)和辨证误(八纲、病因、气血津液、脏腑、经络等各种辨证方法的失误)两大部分。因为诊断错误可以直接影响治疗法则的制定和方药的运用,所以误治的主要原因在于误诊。不过中医误治还包括治疗决策上的失误和选方用药方面的失误。古人将误治分为误汗、误吐、误下、误清、误和、误温、误补及一误再误等内容。误治不仅治不好病,往往还会产生许多变证,影响患者的健康。中医误诊、误治常发生在同一时间,或同一个思想方法之中,所以在这里我们将误诊和误治现象合并在一起进行分析,有助于阐明失误的原因和本质。临床上一经发生诊治失误,必须立即重新辨治,以减少临床失误带来的各种损害。误治变证的辨别,称为辨误;误治后重新辨证论治,或纠正前面不恰当的治法,古代医家称之为"救误法"。

客观地讲,中医临床误诊误治是存在的,不论在何时、何地与何人,只要开展医疗活动,就难免有诊治失误的。初涉临床者如此,富有经验的医学家同样也会发生。只不过失误的范围有大有小、程度有轻有重,以及失误后有能发现和不易发现的差别。清代医家陆以湉《冷庐医话》中曾举叶桂(字天士)

将一例蓄饮呕吐当作肝胃不和"用泻肝安胃药年余，几殆"，以及薛雪把一例"暑厥"误作"痰厥"治疗的实例，于此得出"夫叶薛为一代良医，犹不免有失，况其他乎"的说法。从历代医著的医案、医论和经验介绍中，我们也不难看出中医临床确实存在着误诊误治，需要我们去正视和解决它。中医临床奠基之作《伤寒杂病论》的六经部分398条原文中有120余条谈到误治，约占全文的1/3。宋代医家许叔微撰写的《伤寒九十论》载89个医案，其中因误诊误治的病例达31个，超过了30%。如，一妇人"脐中出血"是少阴强发汗所致；一武弁患伤寒后"因杂治数日而渐觉昏困，上喘息高……"，皆误治后所生的变证。《临证指南医案》比较翔实而客观地记述了清代医家叶桂对疾病的诊疗，书中许多地方也提及误诊误治的真实情况，例如"中风门·金案"见症"神呆遗溺"，是前医"专以攻消，乃下虚不纳"所致；"咳嗽门·某案"患"外感风热郁遏，咳痰不解"，是疾病初期"泛泛治咳，失于养阴降逆"的结果。像这种涉误病例，几乎遍及每一个病种之中。现摘出其中几个病种做一统计（表1）。

表1 《临证指南医案》部分病名数涉误病例数

病名	病例总数	涉误病例数
中风	37	8
咳嗽	120	36
吐血	191	31
痹	56	16
胃脘痛	49	10
心痛	4	2

现代方书及中医刊物中屡见误诊误治医案报道，尽管数量不多，但颇具启发价值。我对中医误诊误治现象的存在及其纠正方法的思考，由来尚久矣。早在20世纪60年代实习时期，老师带领我们病房会诊，以及旁听疑难病例讨论会，对诊治失宜、改正治疗方法的思维过程记忆深刻，常寻找机会探究分析。工作后，一旦遇见疑难病例，就记录整理、追踪原因，试图在理论和方法上有所发现。又经过大量阅读古今医案文献，得知诊治失误的原因是多方面的，既有医源性的，也有患者和其他方面的因素，而其中因为医生方面的以缺乏经验和不懂得用传统中医理论居首位；方证掌握不全，以及思维能力薄弱紧跟在后。尤其是对复杂的"疑难病证"的诊治，失误的概率较大。

所谓"疑难病证"是指无法明确断的疑似病例。症状的"似是而非""真真假假"常常迷惑了医生的判断；更多的是医者头脑中缺乏应有的"证治观念"，尤其是缺少从失误中获得调整治疗的方案与能力。比如对经典著作中证治条文不熟悉或遗忘,不能准确判断,或者不能灵活运用经典知识,看到类似的病证,也不知道根据实际情况修改治疗方法等,发生诊治失误也就在情理之中了。

中医临床过程中如何正确地面对失误?如何去纠正、改变这种状况?都是大家要思考的。我曾与不少前辈名老中医一起工作过、一起切磋过,还亲眼见到他们诊治疾病的过程,他们的共同点是特别挚爱和精通《黄帝内经》《伤寒论》《金匮要略》及《温热论》等经典著作,对书里面的说理方法都有独到的见解;对辨证、选方、用药及相关证候的处置做得也十分到位。一旦出现不见效的病证,往往从经典著作,尤其是《伤寒论》中去寻找答案。由此,潜意识地引起了我对这部著作的关注与厚爱。

1987 年华东七所中医学院伤寒学科研讨会在上海召开,核心议题是为何要把《伤寒论》这"一本书"作为大学教材?并以一门学科来对待?会上各抒己见,多数从经方的效益及对中医临床医学产生的重要意义等加以论说。但总有一种内涵性很强的东西在我脑中盘旋,一时又难以表达出来。回头我翻阅了群著,直至看到清代医家徐大椿所说的"此书非仲景依经立方之书,乃救误之书也",才恍然醒悟。又联想到《伤寒论》为何受到历代医家特别的赞赏,为之作注解的存书版本有许多(不完全统计大概有一百多种),堪称世界名著之最;评价中以孙思邈的"特有神功",李杲老师张元素的"万世法,号群方之祖",朱震亨的"万世医门之规矩准绳",以及日本人尾台榕堂的"精究其意,推广其义,则万病之治可运之掌也"等为例,可见此书不仅是在提高治疗效果与方法上具有重要作用,还对救误方法学的内容进行阐述。"救"《说文解字》作"止也"解释,可以理解为只有"止误",效益才能提高。也可以这么说:临床医生只有熟读、背诵这些经典条文,心中有了守职的根基和底气,再经过实践中运用、不断加以总结、创新,才会逐步减少诊治疾病的容错率。

注:容错率是指允许错误出现的范围和概率。容错率越高对效果的影响越小;容错率越低,对效果的影响越大。医生要想提高诊治效果,必须从降低容错率着手。

二、误诊误治原因及防范措施研究的现实意义

俗话说"吃一堑,长一智""前车之覆,后车之鉴",临床失误既然是客观地存在,失误的教训又可以起到警惕和防范的作用,所以对误诊误治原因的研究,可以直接地减少这类失误的再发生。可以这样说:对误诊误治原因了解得愈多、愈深刻,就愈能提高识误、防误的本领。《先哲医话集》中就有这样的说法,"凡医误药几十遭,然后困心、焦虑,得以成良医之名",从失误中获得借鉴和启迪,才能真正减少失误,才能成为高明的医生。相反,如果不去研究误诊误治,不去吸取应有的教训,也就不会去从失误中奋发求学。如同缺少了"挫折教育"的内容,也就难以有登堂入室、勇攀高峰的勇气和精神。

现代著名医学专家张孝骞说"医疗事故的一半,来自临床医生的思想方法问题"。培养高水平的中医,思维能力的训练是不可缺少的。然而中医教育尚未有误诊误治知识的专门教学内容。现行的各门课程能否有效地防止或减少中医临床失误,还有待人们去思索和研讨。当前中医教育改革已把责任心教育和临床动手能力的培养放到突出的位置上来,因此,中医误诊误治原因和防范措施的学术思想研究,也就在这样的形势下被相应地提出来了。我们将致力于这方面的研究,致力于中医临床思路的拓展,以及临床基本技能的训练与培养,以期达到避免或减少失误这个根本的、重大的目标。

三、中医辨误、救误学术研究的理论基础

(一)哲学基础

春秋时代著名思想家老子曰"有无相生,难易相成,长短相形,高下相倾,音声相和,前后相随";又云"曲则全,枉则直,洼则盈,敝则新",是说任何事物都具有相互对应、相互依存的两种势力在发生作用,并推动事物向前发展。这种朴素的辩证思想,在中医里面运用得也非常普遍。例如诊断方面有阴阳、表里、寒热、虚实,人体内部有脏与腑,有气血升降等生理变化和异常的病理状态;治疗方面有正治反治等;药物也有四气五味、升降浮沉、寒热补泻等学说。这些无不说明相互对应、相互影响、相互转化的正、反两种因素在互相作用,从而推动了医学理论的发展。这种相反相成的道理与现代矛盾论学说也是相通的。社会向前发展如此,中医临床医学的发展,同样需要总结正面的经验和反面的教训,这样获得的知识,才能全面。现代医学《误诊学》主编刘振华先生对此讲了一个十分形象的比喻:"犹如爬山,传统的诊断学从正面攀登,而拟议中的《误诊学》则希望从背面翻越。"学习误诊误治,懂得从失误中吸取教训,同样是攀登中医堂奥的一条重要途径。

(二)临床基础

中医临床存在误诊误治现象,而这种现象又是人们不愿意看到的,因而就应当冷静地、客观地去研究它,使它的发生减少到最低程度。误诊误治既然对患者的身体无益,给社会和患者的生命和经济带来损失,那么谋求减少这种损失,应当是我们每一个医务工作者义不容辞的职责。误诊误治现象也影响着一部分人对中医中药的信任。"服中药未见效果",对这种经常可听见的话语,每一个中医工作者都不应该听之任之,而是要将它摆在我们面前并作为一个中医临床研究的核心问题去认真对待,认真研究,这就是为什么要

加大对误诊误治研究力度的根本原因。

（三）中医教育改革的需要

中医教育面向实际、面向未来，提高学生素质和综合能力，提高科学思维水平，这是新时期中医教育改革向我们提出的基本任务。加强现有课程建设，增加临床实践固然是提高教育质量的关键。但是缺乏临床失误方面知识的学习，学生面对临床治疗效果不佳，不懂得去进一步分析和思考，其后果是不堪想象的。中医误诊误治原因及对策，将从这个非常现实的问题中，进一步去研究、开拓。让中医院校学生在学习时期就能接触到一些临床中容易发生失误的地方，学会处理临床过程中遇到的比较复杂、比较棘手的难题，这无疑对他们将来的独立工作是大有裨益的。

第二节　中医辨误、救误学术思想特点

古代医家在长期的实践中对误诊误治发生的原因、误治的现象，以及误治后如何救治，如何进一步改进诊治方法，防止误诊误治的发生等，进行了不懈的研究，取得了不少成功和经验。其学术思想至少具有以下几个显著的特点。

一、创立"天人合一"的理论和研究方法

减少和避免中医临床失误的最重要的理论发现，莫过于创立了"天人合一"的理性思考和研究方法。《素问·五过论》云：诊病"必知天地阴阳，四时经纪，五脏六腑，雌雄表里"，《素问·征四失论》云："诊不知阴阳逆从之理，此治之一失矣。"这就是说，人与自然界息息相关，运用自然界最普遍的规律如阴阳五行学说来解释人的生理病理并在医学上广泛运用，不仅有助于人们将人体看成为一个由诸要素组成的有机整体，促进人们运用自然界的各种变化规律探讨人体的生理病理变化，而且通过对人体、环境和宇宙所组成的综合体的考察和研究，可以找出疾病的根本，从而达到诊治的目的，减少不必要的失误。

以阴阳五行学说在诊断方面所起作用为例，《素问·阴阳应象大论》说："善诊者，察色按脉，先别阴阳。"诊断中只有首先分辨阴阳，才能有助于了解邪正的盛衰，所谓"审其阴阳，以别柔刚"，柔刚就是代表邪正的虚实；才能使人们对疾病的认识从一个层次深入到另一个层次，如曰"阳中有阴""阴中有阳""阴阳者，数之可十，推之可百，数之可千，推之可万，万之大不可胜数，然其要一也"；才能使人们对各种复杂的病性病理有所认识，如曰"阴胜则阳病，阳胜则阴病""重寒则热，重热则寒""壮火之气衰，少火之气壮"等；才能将病

证的诊断治疗与药物性味统一起来，"阴病治阳""阳病治阴""阴味出下窍，阳气出上窍，味厚者为阴，薄为阴之阳"等。此外，将人体脏腑经络的生理病理与阴阳五行联系起来分析，不仅可以通过阴阳的关系取得对病因、病位、病性的理解，可以知道疾病的传变关系和规律等，而且可以通过脏腑经络生克制化等联系找到治疗的方法。例如《伤寒论》以三阳、三阴名病，虽然概念上比较抽象，但各列提纲证一条。"太阳之为病，脉浮，头项强痛而恶寒"，太阳主一身之表，感受外邪出现这样的脉症，就是太阳病；"阳明之为病，胃家实是也"，胃、肠热实病就是阳明病；"少阳之为病，口苦，咽干，目眩也"，凡出现口苦咽干、头昏眼花的症状，多属少阳胆热证；其余三阴病亦同。由此可以知道疾病的部位、发生的原因，从而做到大范围内的诊断无失，治疗无错。

二、将辨误、救误纳入辨证论治方法之中

通常认为，中医诊断是用望、闻、问、切（四诊）的方法，来搜集患者临床信息的，通过辨阴阳、表里、寒热、虚实（八纲）的辨证模式进行的。这对于一般性的、初诊病例是非常实用的。然而古人在长期实践过程中发现，还必须掌握辨误治变证和药物的作用对人体产生的影响，以达到识别病证的机理，为接下来的重新治疗提供依据。误治出现的变证，古人称为"坏病"，即由于治疗失误，致病情恶化或气血受到损害出现的病证，它与原有病证是不同的。变证治疗原则是"观其脉证，知犯何逆，随证治之"，亦即需要从变证的表现出发，重新分析病因病机，采取与原来病证不同的治疗措施。例如，《伤寒论》第20条："太阳病，发汗，遂漏不止，其人恶风，小便难，四肢微急，难以屈伸者，桂枝加附子汤主之。"原本是患太阳病表证，由于医者过量发汗，不仅没有治愈病情，反使患者的阳气受伤。其中恶风已经不同于原来单纯的风寒表证；汗出也不是营卫不和、卫气失固的津液外泄，而是阳气大虚，呈现汗漏不止；小便难及肢体拘急又表明阴液受损的程度较重。出现这样的变证，必须用桂枝加附子汤治疗，才能使患者的阳气恢复。卫气固表而汗止，汗止阴液自生，其病可愈。这就是典型的辨误治变证、重新调整使用药物的治病方法。而绝不只用止汗、通便、舒筋那种对症治疗法。这里面就有两种临床思维值得记取：一是治疗失宜可以出现与原来症状相似的变证，二是"辨证"必须结合"辨药"。为什么漏汗属阳气受损？因为方剂中加用了附子，而且条文已经交代太阳表证发汗（太过）所致。这也就提示人们在复诊阶段，不仅要辨病、辨脉、辨证，还要辨别药物在体内产生的作用，这样去思考就能全面认识病的根本，治疗方法也才对头。从而纠正了许多不恰当的治疗。《伤寒论》辨三阳三阴病脉证并治篇中，有许多类似于这样的辨治方法，这对复诊中见到的无效病证是很有启发的。下面就从实施救误方法出发，我将中医辨证内容分为两大类：

一类是初诊阶段使用的四诊八纲、脏腑经络辨证等方法；另一类则是辨变证方法。现列表如下（表2）：

表2　中医辨证方法分类

通常辨证方法	辨变证方法
1. 八纲辨证法 2. 脏腑经络辨证法 3. 卫气营血辨证法 4. 三焦辨证法	1. 救误法（辨误治变证） 2. 辨药法（对人体产生的影响） 3. 辨传变脉证法

表中所述八纲辨证、辨变证方法，都是源于六经辨证的内容，已经为大家所熟悉，这里就不细述了。但辨别传变证、辨药物的内容和方法尚未引起医者的关注，有必要重新提出，作一些解读。通常来说，变证的形成一方面来源于疾病本身，另一方面可能是由于不恰当治疗造成的，两者区别可以从辨药中知道。正确使用的药物在体内既有扶助正气，又能祛除邪气，促使病愈；而误治药物，有可能损害正气、滋生新的病气，从而产生各种的变证，懂得药物变化对下一步的治疗既重要又关键。清代医家周岩曾说过这样的话："读仲圣书而不先辨本草，犹航断港绝潢而望至于海也。"如果说辨证是从患者的外在表现探索内在的病性，那么辨药是从体内发生的变化来测知病情，由此内外结合，相得益彰。诊治失误就会大大地减少。

三、"随方立禁"与制定诊治"法律"

为了减少临床失误，古人在实践中制定了许多带有规范性质的条例。其中"随方立禁"与"法律"条例，就是非常有效的方法。

现成的方剂，各有其不同的适用范围，例如桂枝汤与麻黄汤，均用于风寒表证，其中桂枝汤只能治疗感受风邪引起的恶风、汗出、脉浮缓的表虚证，而"若其人脉浮紧，发热汗不出"的表实证是不可与之的；麻黄汤的禁例有"汗家""衄家""亡血家""淋家""疮家""咽喉干燥者""尺中迟者""尺中脉微"等。又如大青龙汤重用麻黄辛温发汗，石膏辛寒清宣里热，适用于伤寒表闭兼里有郁热的病证，故文中特别提出"若脉微弱，汗出恶风者，不可服之，服之则厥逆，筋惕肉瞤，此为逆也"。方后又云"一服汗者，停后服。若复服，汗多亡阳，遂虚，恶风，烦躁，不得眠也"，这种紧跟辨证和方剂之后设立的禁忌条例称为随方立禁。随方立禁不仅有助于治疗适应证的选择，而且还起到警世防误的巨大作用。

清代医家喻昌针对当时医界存在着种种"择焉不清""心粗识劣"和病脉证治难辨的状况，撰写了《医门法律》一书，从诊断方法到各类病证的诊治，从常见的失误到制定"律文",均有明确的要求。例如在《医门法律·问病论》中云:"凡治病,不问病人所便,不得其情,草草诊过,用药无据,多所伤残,医之过也。"在《医门法律·切脉论》中说:"凡诊脉,不求明师传授,徒遵往法,图一弋获,以病试手,医之过也。"在治病的方法中,对那些"不辨新久""不明虚实""不知常变"而一概施治,也作为"医之罪也"看待的。"律文"说明误治过失,而判定所以致误之罪,如审狱决案般地立出了是非的标准,既有助于培养细心谨慎的工作作风,也有助于正确地实施治疗,对于减少临床失误,提高诊治效果,无疑是大有好处的。

四、鉴别诊断治疗学的兴起

病证与病证之间既相同,也有相异。有的病同而证不同,和证同而病不同。有某些部分相同,某些部分又不相同等,显示了疾病的多样性和复杂性。临床上如果辨认不清,鲜有不误的。宋代以后的医家似乎明白了这一道理,对病证的鉴别与比较的著作相应地多了起来。以明代何渊所著《伤寒海底眼》为例,其中有"伤寒同症误治论""三法失宜论"等,对同中有异做了较为详细的分析。"同症"是指病的表现相同,如胃口作痛,既有寒热虚实之变,又有彼寒而此热,此实而彼虚等不同状态,要求对证候的特点做出分析和鉴别,如胃口疼痛,嗳气作酸,胸腹作胀,欲吐不吐,头痛,恶寒,发热者,此内伤于食有余症也,以香砂平胃散主之,各随所伤之物而消导之;若多食生冷,脏腑受伤,胸腹膜胀,呕逆下利,厥冷脉沉,此内伤寒凉有余之证,以理中汤为主,随所伤之物而温之,寒甚加附子;如饮食过多,致伤脾胃,腹中胀急又有外感寒邪,恶寒发热,头痛鼻干口燥,寒热往来,胸满口苦,此名夹食伤寒,内伤外感之症也,伤食重以香砂平胃为主,而佐以芎苏;外感重则以芎苏为主,而兼乎香砂平胃,或先解表,待外感平,然后用消导化食之法亦善……。何氏采用同中求异,既辨脉证又辅以方药的鉴别方法,简明而又实用。通过脉证与治疗的鉴别,把临床诊治失误减少到最低的程度。

五、补偏救弊学术研究的提出

清代医家章楠撰《医门棒喝》对中医学术领域中存在的一些不正确的提法做了分析和研究,受到医界的重视和好评。章氏写作的目的是:"评析诸家流弊,取警醒时流,大明轩歧仲景之道,使生民无夭枉之虞。"补偏救弊不仅从理论上、学术上得以充实和发展,而且对防止和减少临床失误也是不可缺少的。如该书中对河间"六气皆从火化,以寒凉药主治"观点提出质疑,认为"此理止可论邪,不可论病"。因为"邪气伤人随人禀体而化。禀体多火,暑随火而化燥;多寒,暑随寒而化湿之类,故当审察。或不知此而概施寒凉,岂不误哉"。

又如对丹溪的"阴常不足"主张滋阴、对景岳的"阳常不足"主张助阳的思想，也提出了不同的见解，他认为两家之论"均非阴阳至理"，评曰："阴阳之道，本无有余不足，若以扶阳抑阴论医，则必至偏胜之害。"又云："若执偏于阳常有余而用知柏，阳常不足而用桂附，必致伤人冥冥之中。"

值得提出的是：章氏对临床上那种不辨阴阳，寒热牵混，真假不明，感邪性质也不分的现象提出了批评。对于临床上存在的种种似是而非之说，和凭主观意见行事的做法，也做了颇为详细的分析。他认为，要减少临床失误，最重要的是"先读圣经以明其理，理明于心，后读诸家之书，则纯驳自分，真假立辨"。这与先读后世之书，再读经典原著的做法，显然是有区别的。

诚然评析诸家之弊，往往会带来一些人的误解，但章氏始终认为"流弊日深，莫可底止"，所以说"呜呼！余岂好辨哉，盖不得已也。若不明六气外邪之脉证，则实者误补，不明人身阴阳虚实之脉证，则虚者误攻……"。又说"余之言，虽异于景岳，而心则同也"。可见，为了医学上的进步和求真务实，开展学术争鸣是非常必要的，求实、求真都是为了减少流弊之害，造福于患者。

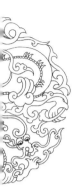

第二章　中医误诊误治常见原因

中医误诊误治发生的原因是多方面的。有患者、医护方面的原因，也有医疗条件不足和中医学本身等因素。不论何种原因，或责在何方，一旦发现误诊误治，都应及时地加以纠正。

第一节　患者方面的原因

一、疏忽大意，延误治机

王叔和《伤寒例》云"凡人有疾，不时即治，隐忍冀瘥，以成痼疾，小儿女子，益以滋甚。时气不和，便当早言，寻其邪由，及在腠理，以时治之，罕有不愈者。患人忍之，数日乃说，邪气入脏，则难可制"，是说患病应当早治，如果抱着侥幸心理，得病之后不及时治疗，就会产生严重的后果。程国彭《医学心悟》说得非常明白，"病家误，早失计，初时抱恙不介意，人日虚兮病日增，纵有良工也费气"，得了病，不及时地诊治，或病势日趋严重，还在那里等待，蹉跎时日，就会延误治疗而失去病愈的机会。

《冷庐医话》例云："余戚秀水王氏子，年方幼稚，偶患身热咳嗽，父母不以为意，任其风寒嬉戏，饮食无忌，越日发疹不透，胸闷气喘，变症毕现，医言热邪为风寒所遏，服药不效而卒。此不调治所致也。"现在临床上也常有这样的报道，如《误诊与教训》这本书中，列举一女，20岁，黏液性大便不愈而不积极就诊，偶尔到医院就诊又拒绝医生作肛门内诊，如此，按痢疾治疗长达8个月，最后诊为直肠癌晚期，从而失去了治愈的机会。疏忽大意的原因很多，有缺乏医疗常识，不懂得早治防变的道理，也有出于经济或羞涩、存在隐私等情况。因此必须引起医务工作者的注意。

二、讳疾忌医，病不择医

患者得了病，不愿意找医生诊治，或者不愿意服药，往往听之任之，这种人称为讳疾忌医。《明医杂著》云："世人遇病而犹恣情任性，以自戕贼者，是固不知畏死者矣。又有一等明知畏死而怕人知觉，讳而不言，或病已重而犹强作轻浅态度以欺人者，斯又知畏死而反以取死，尤可笑哉！"说的就是这种讳疾忌医的人。隐去其情，或避重就轻，固执己见，都可能促成误诊误治。

所谓病不择医，是指患者听信旁人或游医服用一些与病情无关的药石，或套用别人曾经服用过的偏方、验方，结果病情未见好转，反加严重。如今听信某些广告或传单，不到医院诊治，盲目地滥用某些药品，从而延误病情，也属于病不择医带来的后果。

三、迷信权威，流于俗弊

名医、专家具有丰富的理论和临床经验，能够治好许多常规疗法欠佳的疑难病证，赢得广大患者的信任，是无可否认的事实。但是不论哪一个名医、专家，都只能说他在某一个学术领域有独到的研究和成就，不能说对所有的病种都有绝对的把握。找名医专家治病是不错的，但不宜过于迷信。在临床上，可以见到这样的现象，患者因求医心切，不惜一切代价托熟人、找关系，找某个专家治病，而这个医生又碍于某种关系，维护自己的声誉，虽然这个病不在自己专业特长范围之内，也不加推辞地、凭某种印象给予治疗，时间一长，病不见好，却延误了治疗机会。

民间有些习俗也可导致误诊误治。例如北方某些地区有产后服用定坤丹滋补气血的习俗。产后出血过多，气血虚寒之人，服用滋补气血的定坤丹，对于恢复产妇的健康，固然适宜；如果瘀血留滞，就可能后患无穷。《黄河医话·诊余闲谈正俗弊》载一产妇，顺产二日，少腹痛甚，急结拒按，恶露不下。细询之，乃产后微见血，偶有头晕体倦，别无不适，家人予服定坤丹半粒，未见动静，稳婆又予一粒，至夜半恶露绝，腹痛甚。知其乃产后误补，瘀血作祟，授以桃仁承气汤加味三剂，恶露下，腹痛消，调理一周而愈。这就是俗弊所生之害。

民间还有"未病先药"的习俗。叶桂《医验录》载："黄某，六月畏寒，身穿重棉皮袍，头戴黑羊皮帽，吃饮则以火炉置床前，饭起锅热极，人不能入口者，彼犹嫌冷，脉浮大迟软，按之细如丝，此真火绝灭，阳气全无之症也。方少年阳旺，不识何以至此。细究其由，乃知其父误信人云：天麦二冬膏，后生常服最妙。遂将此二味熬膏，令早晚服勿断，服之三年，一寒肺，一寒肾，遂令寒性渐渍入脏，而阳气寝微矣……"这个案例说明"未病先药"往往带来严重的变证。"未病先药"为什么会造成这种情况，清代罗谦甫曾云：无病服药好比"壁里添柱"，若"无故发兵"。这是无益徒劳所生的危害。

四、不守医嘱，不善调摄

《医学心悟》说"病家误，在服药，服药之中有窍妙，或冷或热要分明，食后食前皆有道"，是说服药要遵守医嘱。又说"病家误，好多言，多言伤气最难痊，劝君默口存神坐，好将真气养真元"，是讲患者要遵守医嘱静心调养，防止过劳而复发。又说"病家误,不戒口,口腹伤人处处有,食饮相宜中气和,鼓腹含哺天地久";"病家误,不戒慎,闺房衽席不知命,命有颠危可若何,愿将好色人为镜"。病后不仅要调节饮食,更要保养元气,无犯先天后天之本。《格致余论》就有一例因不守医嘱,不加调摄的教训:一患噤口痢者,因不听从医者的劝阻,恣口大嚼,遇渴又多啖水果,月余后,虽欲求治,效不显,又月余而死。上述四种患者误,仅是举例而言,在临床上,病家失误还有许多。《医四书》将患者失误归纳有以下 10 种情况:①病者骄恣悖理。②轻身重财。③听从师巫。④忧思想慕。⑤讳疾忌医。⑥不能择医。⑦家室不和。⑧不明药理。⑨但索写方。⑩奉待非人。这些情况,都应引起医患双方的注意。

第二节　医者方面的原因

一、粗枝大叶,主观臆断

中医诊病是凭借四诊搜集到的病情资料,运用八纲等辨证进行综合分析,做出诊断治疗的。如果医者不能详细地审察病情,不能准确地分析病情,就会直接导致失误。诚如汉代张仲景所说的那样:"按寸不及尺,握手不及足,人迎、趺阳三部不参,动数发息不满五十……明堂阙庭,尽不见察,所谓窥管而已,夫欲视死别生,实为难矣。"这是从诊断方法不详而言的。临床上更多见的则是观察病情不细、考虑不周而发生失误。如有位 45 岁的农村妇女,1 周前感神疲乏力,纳呆失眠,腰痛,少腹作胀,尿频尿急,当地作尿感治未见好转,头晕,泛泛作恶。旁人云因其子外出,惦念不已而发病,两脚软弱,故搀扶来诊。医者听信其言而认为思虑过度,劳动感受风寒而用祛风通络治也不效。请妇科医生检查,未见异常。最后因呕吐,不能进食,巴氏试验可疑阳性,脑脊液检查证实为结核性脑膜炎,收入病房,用抗结核疗法治愈。这里面医者未能细察主要症状,如头痛、呕吐性质,没有注意从神经系统检查,而是听信旁人,所以引起误诊误治。凭主观想象或人云亦云地处理一些疾病,亦易致误。又如一 76 岁老人陈某,15 年前患结肠癌,曾手术切除,自后身体一直健康。近 1 周来,大便不通,少腹手术一侧又扪及一块状物,几个医院均要患者入院作进一步检查,并认为手术也无希望。要求中医服些中药,也觉无能为力而未给处方。后患者竟排出一粒硬屎,顿觉少腹轻松。用火钳从便桶中钳出硬物,用水冲洗之后仔细辨认,原来是一个"鸭屁股",是十几天前赴宴,拣得一块鸭肉,觉得未烧酥,碍于亲朋面前不便吐掉而囫囵吞下,于是发生前述的病证。这件事也能说明询问欠详可以导致误诊的(《长宁医卒》)。总之,若医者有疏忽,主观想象,不从多方推敲,很容易发生失误的。

二、基础知识缺乏,临床技能不实

唐代孙思邈云:"凡欲为大医,必须谙《素问》《甲乙》《黄帝针经》……张仲景、王叔和等诸部经方……并须精熟如此,乃得为大医",是说中医经典和历代医家学说是必须学习和掌握的,否则就会误人。《医验录》说:"盖不学则无以广其识,不学则无以明其理,不学则不能得其精,不学则不能通其权,达其变,不学则不能正其讹,去其弊,如是则冒昧从事,其不至杀人也几希矣。"

学习经典著作关键要做到理论联系实际,学以致用,卓有成效。不能呆板、八股,死于句下。那种认为古方古法字字句句皆真理,甚至于强调不能越雷池一步,用古方不可缺一味,一定要按古方中药物剂量的比例使用,而不按照患者当前的病情和体质状况而灵活变通的做法,既与经典精神相违,也与客观实际不符。学习各家具有独到的见解和诊治经验,同样要通其微意,各适其用,否则也会因运用不当而发生诊治失误。

临床技能,这里主要是指诊断方法和辨证治疗用药等能力。诸如望、闻、问、切的基本知识,"观其脉证,知犯何逆,随证治之"的思想方法,以及药物配伍,药物剂量等都不够明确,临床治病鲜有不误的。《医学心悟》说:"医家误,脉不真,浮沉迟数不分清,却到分清浑又变,胸中了了指难明。"又说:"医家误,失时宜,寒热温凉要相时,时中消息团团转,惟在沉潜观化机。"就是讲的这种情况。这无非是要求我们一定要加强临床基本知识和技能的训练,如果基本知识掌握得不扎实,也就谈不上灵活应变的能力了。

三、固守局域,缺少定见

中医治病一向以"天人合一""整体审察""四诊合参"作为基本原则和指导思想。具体到诊断和治疗时,应注意人体脏腑组织器官之间的各种生理病理关系,又当从它们的相互联系和影响加以全面考察分析。如果一味地把目光注意在某脏病变上,即所谓"见病治病""专病专方",或者只注意了那些次要的、非本质的症状,忽略其主要的、本质的症状,或者只满足于自己所了解的某些知识,在这些知识范围内展开"阵地战",这样治病难免不发生偏误。

所谓定见,就是说诊断和治疗疾病一定要有胆有识,无论是病情深重或病情轻浅,都能做出与之相应的正确的诊断和治疗,如果是患者处在危急险阻之际也能够处事不惊,拿出"起死回生"之术。所以定见应是有主见,做出符合客观的确定不移的医疗措施。有定见的医生,应是知识全面,经验丰富和老到。《医学心悟》说:"医家误,鲜定见,见理真时莫改变,恍似乘舟破浪涛,把舵良工却不眩。"缺少定见的医生,往往因当治不治,不当治而治,而铸成大错。

四、药性不明,药材伪劣

药物性味有寒、热、温、凉之别,升降浮沉之异。中医治病必须药证相符,如果攻补寒温不对证,虚虚实实也不知,引经报使概不明,重病药轻,或轻病药重,或轻重不分,均可发生误治。即使辨证明确,药证也符,但药物的质地欠佳,甚至是伪劣药材,同样是枉费心思,达不到治疗效果。此外,药物炮制不当或药物煎服方法不当,也难生效。

病例1:主观臆测,不作过细分析案

一青年,患奇寒病证已7年,冬天重裘难温,身居暖室不敢出门一步,盛夏不能吃西瓜,也需于无风无冷处度过,以往所服中药都是细辛、肉桂、炮姜、附子、鹿角胶、鹿茸之类,但总难愈病,若1周不服此药即寒冷难以度日,望诊面色无华,较为消瘦,脉细,舌质淡、苔白,唯一特征两掌心烧灼如焚,十分难受,试握体温计为36.7℃。忆及《续名医类案》卷六的恶寒门中有用大承气汤、银花汤治愈冷得出奇的怪病,现在捕捉到掌心烧灼这个特征,肯定为真热假寒,取用葶苈大枣汤2剂入腹,5剂后全身舒而温暖。(《江苏中医》)

评析:此即由于缺乏仔细分析,仅从患者的外在表现,一味地使用热药,结果久治无效。后来医者从"掌心烧灼如焚",证属真热假寒,改变以往治法,才使病情得到控制。至于热伏于内为何不用清热的白虎汤,而是用葶苈大枣泻肺汤,这是因为"肺主皮毛,(本方)可使久困之邪热从玄府排出体外",又是活用之法矣。

病例2:专科专病致误案

一女性患妇科病,先在某医院做妇科检查,后到另一个医院行激光治疗。10天后,病人感到愈治病愈重,阴道分泌物奇臭,并感周身不适,又去另一家医院作妇科检查,述说了病史及阴部奇臭,医生不加分析,就做了简单的处理。1周后,患者张口困难,再去一家医院就诊,先由五官科检查,无异常发现,后转口腔科,因口张不开,无法检查和治疗,一推了之。后来到中医院求治,经用针灸,无效。再到一家医院,先后经内科、神经科、骨科、口腔科检查均未发现本科疾病。患者只好再转一家医院,内科诊为"精神紧张",妇科检查"子宫无异常",口腔科诊为颞颌关节炎,而病情有增无减。患者回到原来就诊的综合医院,此时患者已牙关紧闭,颈项强直,角弓反张,该院仍未做出

诊断,最后邀请传染病院的医生会诊,确诊为破伤风。由于辗转诊断,延误治疗机会,无法挽救而死。(《误诊与教训》)

评析:这是医者缺少全面诊查病情,只限于本科范围内的考虑,故贻误了病的治疗。

第三节　中医学本身的原因

中医学是我国人民在向疾病作斗争的过程中积累起来的宝贵财富,有悠久的历史,具有较为完整的理论体系和丰富的治病、防病经验。但这样的评价绝不是说它已完美无缺。从临床实际来看,中医也有局限的一面,例如中医对病因病机注重宏观分析,缺少微观研究;中医诊断和治疗效果的评定也缺少客观指标,以及症状的量化和无症状的认识等方面亟待改进,这些情况也往往影响了中医学自身的发展。

一、病因病理缺少微观分析

尽管先民们很早就认识到"炮生为熟,令人无腹疾"(《礼纬·含文嘉》)、"齲齿得之食而不嗽"(淳于意《诊籍》),以及有"阴阳毒""杂气"等类似于现代病菌、病毒的说法,但由于"无形可求,无象可见,无声复无臭"而未能引起古人们进一步去研究的兴趣与可能。

虽然古代医书中也有使用清热、解毒等药物治愈肿毒、痈疽、疥癣、痢疾、结核等病的记载,但由于没有微观观察的仪器,而不知道去观察病菌和开展病理检验,也不清楚病理变化的本质。虽然知道某些清热解毒药治疗某些肿毒,但由于当时社会科学技术的状况,限制了开展对药物药理作用的研究,而使得中医中药停留在法则上,缺少严格的使用标准。例如中医知道"痨虫"有相互传染的发病特点,也懂得"杀其虫以绝其本",但在当时的实际运用药物治疗中除了以中药百部杀虫外更多的只是从患者的体质和外在表现辨证,或采用"滋阴降火",或提出"保养元气,爱惜精血",或从肾保肺,或补土以生金,不能采取抗结核病菌的有效治疗而使得疗效欠佳,夺走了无数的生命。这种对病原认识不深,对某些疾病缺乏特效药物是当时中医治病的最大缺陷,也是造成误诊误治的主要原因。

中医发病学的原理是"因发知受",即以患者出现的症状来确定疾病的病因病机的。如风邪致病是从风"善行而数变""风性疏泄"等特点作为诊断依据的。凡出现游走不定,汗出脉浮缓之类症状者,称之为风性病变。又如内伤疾病,中医皆归结为"七情"过度。如《素问·玉机真脏论》说:"忧恐悲喜怒,令不得以其次,故今人有大病矣。"情志过极确实可以诱发各种疾病,譬如癫狂、失眠、吐血等;情志因素可使内脏器官、形体结构发生某些改变,如痰核、肿胀等,调理情志、怡养精神也有利于机体恢复健康,这都是事实。但是将各种内伤病变全都归咎于七情,也就失去进一步研究的意义。反过来说,内脏、形体损伤性病理改变又不一定靠情志所能解释清楚的。所以中医发病学还存在着过于笼统的缺陷,这在某种程度上,容易造成内伤病的辨治失误。

再从治疗法则来看,中医虽有"阴病治阳,阳病治阴""寒者热之,热者寒之""虚者补之,实者泻之"等总的治疗原则,后世医家从实践中还有"攻邪所以救正,补正即可祛邪"或"正旺邪除,邪去正复"的说法,许多情况下,特别是急性炎症性的疾病(感染病菌、病毒等),中医目前仍然拿不出有效的治疗措施,比如黄疸病,古人以身黄、目黄等来诊断,用清利湿热等方药治疗,而对肝、胆方面的病理变化了解得并不透彻,这些都是中医今后研究的方向。

二、证的实质和症状的量化问题

辨证论治是中医治病的优势。"证"的实质究竟是什么?现代教科书中表述为"疾病过程中所处一定阶段的病位、病因、病性及病势等所作的病理概括"。比较时髦一点的说法是"在致病因素作用下,机体内外环境、各系统之间相互关系紊乱所产生的综合反应"。实际上就是能够反映疾病本质的一组临床表现,所以有理解为"证型"的,有说成是"证组"的,也有当作是"症候群"的等,说得比较模糊。

中医辨证方法很多,有八纲、脏腑经络、病因、气血,以及六经辨证、卫气营血辨证、三焦辨证等。这些辨证各不相同,各有侧重,又自成体系。在运用过程中,也无成法,关键要看病理表现,对号入座,同时要看医生的取向,显得难以规范和统一,模糊性的程度确实很大,很随意,使用起来也就没有绝对的把握。

"症"是指一个症状,如头痛、发热、口渴、脉浮等,概念比较清楚,但每一个症状又有不同的表现,其轻重程度、大小、范围又有差别。例如发热的表现有翕翕发热、时发热、往来寒热、潮热、蒸蒸发热等;热的程度有大热、小有热、微热、里有热等。这些表述固然使人有一个大概的印象,但究竟有多少算大热、称小热?阳明发热与阳虚外越发热除了证候不同外,有没有量化标准?这些问题亟待明确,一旦掌握不好,就容易发生误诊误治。

三、对无症状病变缺乏认识

通常来说,中医诊病是以"有诸内必形诸外"的思想方法为出发点的。望、闻、问、切的诊病资料又都是靠医生的感觉器官获得的。这对于显性症状的病变来说，只要细心观察，是容易辨认的，而那些不显露或尚未显露的病变就难以识别了。有许多隐性病变，在不懂得现代医学的中医手中就可能被误诊。

以上三点仅是举例而言，能不能说成是中医的缺陷，也不能完全肯定。但有一点是可以肯定的，那就是对中医的研究不能停止，因为还有许多我们认知达不到的地方，现在就下定论，显然是不合适的。

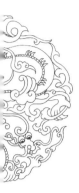

第三章　中医常见的诊法失误

历代医家将中医诊断分为四诊(望、问、闻、切)和辨证(八纲、脏腑、气血等)两大部分。故中医诊法失误也从四诊误和辨证误两方面加以阐述。

第一节　四诊误

一、望诊误

医生没有按照望诊的基本要求、基本内容和方法观察病情,而做出与病情不符的诊断,称为望诊误。具体地说,就是对病人的神、色、形态、舌象和排出物缺乏实地考察和分析,没有将望诊资料与其他的诊法结合起来分析而造成的诊断失误。

（一）不知察色之要致误

察色之要妙,全在察神。《医门法律》云:"色者,神之旗也,神旺则色旺,神衰则色衰,神藏则色藏,神露则色露。"又云:"五脏之精华,上见为五色,变化于精明之间,某色为善,某色为恶,可先知也。"说明病人的神色是病体反映于外的最重要的一种表现,从神色的异常表现中,可以了解病情的改变。故该书特别提出"凡诊病,不知察色之要,如舟子不识风汛,动罹复溺,鲁莽粗疏,医之过也"。

察色诊病的内容和方法,中医讲得比较具体。①以色诊推断病因病机。如色青为痛,色黑为劳,色赤为风,色黄者便难。又如鼻头青,腹中苦冷痛者死,鼻头色微黑者有水气,色白者亡血等。不明于此,有可能发生误诊。②以病色判断疾病的危恶。如青如草兹,赤如衃血,黄如枳实,黑如炲,白如枯骨,为色之恶。又如赤色出于两颧,大如拇指,病虽小愈,必猝死;黑色出于天庭,大如拇指,必不病而猝死等。懂得这些情况,就能及早采取治疗措施而不至于诊断失误危及病人的生命。③以病与色的相应判断病的性质。如肺热病者,色白而毛败应之;心热病者,色赤而络脉溢应之;肝热病者,色苍而爪枯应之;脾热病者,色黄而肉蠕动应之;肾热病者,色黑而齿槁应之等。掌握神色的变化,还可了解病情的顺逆、危恶,提前做出恰当的治疗。

（二）不知异常体态主病致误

不同的疾病，往往出现不同的异常体态。如《素问·脉要精微论》中说："头倾视深，精神将夺矣……背曲肩垂，府将坏矣；腰者肾之府，转摇不能，肾将惫矣……"又如心气虚者，可见到病人"叉手自冒心"，肺气上逆喘而肺胀者出现"但坐不得卧"等。阴阳寒热真假也可以根据病人情志的喜恶状态加以识别，如"病人身大热，反欲得衣者，热在皮肤，寒在骨髓也；身大寒，反不欲得衣者，寒在皮肤，热在骨髓也"。一般来说，动者、强者、仰者、伸者多属阳、属热、属实；静者、弱者、俯者、屈者，属阴、属寒、属虚。有些特别体态应当引起医者的高度重视。如颈项强直，角弓反张，四肢抽搐等多属急性热病，或肝风内动。若热邪内结见到"目中不了了，睛不和"为邪热内灼真阴，必须迅速清除热结。不了解这些变化，就会延误治疗时机，后果严重。

（三）望诊不与病情、其他诊法相参致误

从中医诊断的整体观念出发，所有的望诊资料应该结合病情进行全面分析，才能做出较为正确的诊断。以舌诊为例，一般情况下，舌质（体）、舌苔的变化与病情应该是统一的。如舌红苔黄、舌淡苔白滑，前者提示体内有热，后者表明内有寒湿。但由于疾病的病理变化十分复杂，舌体和舌苔有时又可能出现不一致的情况，如红绛舌与白苔并见，这种情况下必须结合病情，综合分析，若在外感热病中见此舌象，多为营分有热，气分有湿；内伤杂病，则为阴虚火旺，夹痰浊食积。如果单凭舌象就做出诊断，就可能发生差错。望诊也要与问诊、脉诊等资料综合判断，否则容易误诊。

病例1：忽略望诊致误案

一老媪，发热经月，汗虽出而热不退，遍求诸医，均予发汗退热剂，服后汗出，热势稍退，移时复热，屡治无效，已达疲惫难起的地步。宗老诊治，时值荷月，而门掩窗闭，且悬门帘，入其室，热气蒸腾，医者早已汗流浃背，而病人却倚坐坑上，腰下覆被，背披棉衣，额鼻有汗。问其所苦，但云身痛头痛，不敢着风，诊其脉浮缓，望其舌苔薄白欠润。前医之方，除桑菊、银翘之剂外，还有人参败毒饮，参苏饮等。乃方以桂枝汤原方2剂……1剂知，2剂愈。（《燕山医话》）

评析：此外感发热，何以久治不愈？从表面来看，是汗不如法，屡治无效。实际上则是前医失于观察病情，病人畏恶风寒，舌苔薄白、风寒表虚、营卫不和之证显然，故用解肌发汗的桂枝汤治愈。外感发热有表寒、表热、表虚、表实之分，如果不分表寒表热，而仅以桑菊、银翘等解表热之方治表寒之证，故久治不效。

病例2：拘于舌象忽视主证致误案

张某，男，20岁，工人。1个月前，因右下腹突发疼痛，伴大便秘结不通，拟为"慢性阑尾炎",予服中药苦寒泻下,肌注青霉素、链霉素,药后腹泻不止,日行 5~6 次,邀中医诊时,阅其舌质暗红而苔黄厚腻,脉弦滑,即按湿热论治,用王氏连朴饮加减,服药 3 剂,病势有增无减,仍腹痛泄泻。再诊时考虑到病人的大便无黏液脓血及里急后重感,泻后肛门亦无灼热,且腹痛喜温喜按,口虽渴而喜热饮,舌苔虽黄腻而不燥,于是改为温中阳法,处方党参 9g,白术 9g,干姜 9g,吴茱萸 6g,乌药 9g,砂仁(后下)5g,草豆蔻(后下)6g,炙甘草 6g,药进 3 剂,腹泻减轻,再进 5 剂痛泻全止,舌苔已退,舌仍暗红,改用人参健脾丸,调理善后,3 个月随访未发。(《燕山医话》)

评析:此病人初诊拟为慢性阑尾炎,医者囿于炎症而用苦寒泻下,寒药伤中,故服后泄泻不止。复诊又拘于舌苔黄腻而用清热化湿药,结果又重伤其阳,而腹泻有增无减。由于病人没有湿热之证,而辨证又属喜温喜按的虚寒腹痛,故用温中取效。足见观察舌象必须结合全身症状,才不发生失误。

二、问诊误

唐代孙思邈说:"问而知之,别病深浅,名曰巧工。"又说:"未诊先问,最不误事。"问诊是获取病情最主要的方法,许多病理信息都要依靠问诊才能知道。问而不详或问而不得其要,皆可导致误诊。

(一)问而不求详细致误

问病也是有门道的。一是要有的放矢,即针对病情实际,问清主症,发病时间,以及既往病史等;二是要求详细。即要求问清与病相关的各种因素,如发病的诱因,治疗经过及用药情况。《医学传心录》谓:"必须徐徐问其所苦何物,所欲何物,所疑何物,年之少长,形之肥瘦,饮食起居若何,二便通塞若何,所发之始与今之方病,病经几日,曾服过何药等。"问而不求详细,或有疏漏,都有可能促成误诊。而那种"不让病家开口,便知病情根源"的说法,既是对中医诊病方法的不了解,也是自欺欺人的一种伎俩。

(二)问而不得其法致误

如何才能问而得法?清代喻昌提出要注意两个"情"字。一是"笃于情"。喻氏曰:"医仁术也,仁人君子,必笃于情,笃于情则视人犹己,问其苦,自无不到之处。"是说在问诊时,医者的感情一定要真诚,和蔼可亲,视病人为自己的亲人,这样病人才愿意把真实的情况讲给医生听,医生才不至于因不了解真情而发生诊断失误。二是要问清"受病之情",亦即"临病人问所便"之意。他说:"便者,问其居处、动静、阴阳、寒热性情之宜。如其为病热,则便于用寒;问其为病寒,则便于用热之类,所谓顺而施之也。"关于问病情的方法,喻氏认为,其一,要问清初病与久病的不同变化之情。如初病口大渴,久病口中和

（大渴属阳明热证,口中和为阳虚湿阻）,若不问概以常法治之,宁不伤人乎!其二,问清未病之前与已病之后的不同状况。若未病素脾约,才病忽便利（病人平素胃中有热,大便干结,而今忽下利,显现脾虚泄泻,当从脾胃治之）,若不问而计日施治,宁不伤人乎!其三,要问清旧病与新病。如未病之先有痼疾,已病重添新患（痼疾与新病同时存在,要根据其轻重缓急而治,一般情况下,先治新病,或兼顾旧病）,若不问而概守成法治之,宁不伤人乎!其四,要从不同角度询问病情。如疑难证,着意对问,不得其情,他事间言,反呈真面（从正向问诊不明时,可从反面,旁门推敲）,若不细问,而急遽妄投,宁不伤人乎!其五,要有针对性地问病。不得漫无边际,道听途说。更不能让病人的戚友或旁人在那里言虚道实,指火称痰。问病情是问诊最关键的一步。《灵枢·邪气脏腑病形》所谓"问其病,知其处,命曰工",每一个医生都要在问病情上下功夫,以减少诊断失误。

（三）问而不得其因致误

中医治病十分注重"审因论治"。《医原·问证求病论》说:"病藏于中者也,证形于外者也。工于问者,非徒问其证,殆欲即其证见,以求其病因耳。"由表及里地分析病情,目的是了解病因,问清发病原因,不仅有助于了解疾病的本质,而且可以大大减少或避免误诊。

弄不清致病原因与医患双方都有关系,有病人叙述不清的,也有医生对某些病种缺乏深刻理解的,更多的则是疾病本身隐蔽性和复杂性造成的。一般来说,中医病因分为内因、外因、不内外因三种。所以首先要分清外感与内伤,接下来要弄清外感六淫中何气使然,七情内伤何脏为患,并对生活环境、病源传播、医疗状况等都要逐一询问。以脾胃病为例,其病之因,与病人的嗜好与厌恶有关,以其好恶而知虚实和病之所在。《王氏医存》说:"胃乃阳土也,阳主臭,土之臭香,胃虚则思香、思膻、恶腐。脾乃阴土也,阴主味,土之味甘,脾虚则思甘、畏酸、恶辣。"对此《冷庐医话》列举朱震亨治叔祖泄泻,脉涩而带弦,询之喜食鲤鱼,以吴茱萸、陈皮、生姜、砂糖探吐胶痰而泻止。薛己治一老人,似痢非痢,胸不宽,用治痰和止痢等药无效,询知素以酒乳同饮,为得酸则凝结,得苦则引散,遂以茶茗为丸,时用清茶送三五十丸,不数服而瘥。沈宗常治一人胀而喘,三日食不下咽,视脉无它,问之进食油腻之物,曰:脂冷则凝,遂用温药,温之得利而愈。可见问清病因是减少误诊误治最重要方法之一。

（四）不问现在主要证候致误

疾病的发生发展既有阶段性的特点,又有兼夹性的病理状况,因此在问诊时,既要了解原有的疾病或病人体质,以及已经治疗和用药情况,更要问清现有的症状,以及现有症状产生的根源。在临床上,常有这样的现象,即医生听信病人口述,或根据前医诊断,在没有弄清现有症状情况下就出示医疗方案,其误诊误治发生的可能性就很大。泥于病名,忽略证情,就会出现肝病治肝,胃病治胃等辨证用药不恰当的失误。

病例1:问不详细致误案

一翁姓女患者,发病20余天。初为外感寒邪,服药身痛除而发热不退,汗多湿透内衣,口渴、心烦、便秘,脉浮大而数,舌红苔薄黄。某医诊为"阳明经证",处以白虎汤不效。药证相符,何以服之不应?细询其热不甚高(38℃左右),口渴不多饮,汗出甚于夜,诊脉虽浮大而重按无力。再察其舌红为阴虚之象,苔薄黄而干,系内热津伤,综合分析,虽证象白虎,但病机非阳明气分大热,辨证以阴虚内热立论,投以当归六黄汤5剂。患者热退汗止,诸症悉除。(《长江医话》)

评析:此病初诊阳明热证,用白虎汤不效,原因出在问诊上。医者以为症见口渴、心烦、便秘、多汗热证无疑,却没有细询,发热不甚高,渴而并不多饮,所以,随便诊为阳明热证,使用白虎汤是不恰当的。

病例2:不问病因致误案

朱丹溪治一富商,患腹胀,百药无效,反加胃呕食减,询知夏多食冰浸瓜果,取凉太过,脾气受寒,前医用寒凉重伤胃气,今以木香,官桂健脾和胃,肺气下行而愈。(《冷庐医话》)

评析:寒证用寒凉药是误治,后改用温中健脾和胃而愈。一反一正,剖析病因是成败关键。

病例3:不问现在症致误案

翟某,男,48岁,农民,炎暑劳作田间,突感胸膺闷痛不止,周身汗出,恶心呕吐,四肢厥冷,顷刻晕厥于地,不省人事,急送医院。血压100/70mmHg,心电图示急性广泛性前侧壁心肌梗死,舌质红,苔厚腻而微黄,脉沉细,诊为胸痹心痛,病机为气虚痰阻,经过吸氧、含服速效救心丸、静脉滴注低分子右旋糖酐加丹参注射液,以及服用益气养阴、化浊宣痹、开窍止痛中药煎剂,3日后,诸症未减。其时舌质暗红,苔黄燥,脉细弦而迟,而询问其家属,获知已5日未解大便,触其左下腹似可扪及条索状包块,结合脉症,遂以阳明腑实,阴液耗伤而急予增液承气化裁,处方生大黄(后下)、黑玄参各15g,大生地黄、紫丹参各30g,北沙参20g,麦冬12g,川黄连9g,3剂,1日1剂。水煎浓汁,分2次鼻饲。首次药后2小时,即解出大量褐色糊样大便,神志清醒,后调治月余,心电图正常而出院。(《中医失误百例分析》)

评析:本病突发心肌梗死,呈现外脱之状,予以急救治疗,虽无不对之处,但是后续治疗没有跟上,询问了解到病人已5日未解大便,舌苔厚腻黄燥,肠腑燥结，故以通腑泻实，使得病情迅速好转。说明辨病必须与辨证结合，综合其要，方能治愈。

三、闻诊误

闻诊，是从病体发出的异常声音和气味判断疾病的一种诊断方法。以语声为例，声音从喉舌而出，除局部某些病变，如感冒等引起声音重浊之外，一般疾病、小病之人不会影响声音变化的。只有久病、危重病症的病人声音、语言才会发生改变。危症病人突然语声发生改变，表明其病已到急需治疗的时候。气味异常，也是内在病变外露的表现。所以闻声音、嗅气味对于病变性质的确定有着重要的参考价值。

（一）忽略闻诊致误

从语声的异常测知脏腑气血功能状况和病变，古代医著中有许多论述。如《金匮要略》云"病人语声寂然，喜惊呼者，骨节间病；语声喑喑然不彻者，心膈间病；语声啾啾然，细而长者，头中病"，《医门法律》谓"言而微，终日乃复言者，此夺气也，谓言语善恶不避亲疏者，此神明之乱也"等即是。病体发出的异常气味，如汗液臭秽，多因湿邪或湿热郁久所致；口臭多属胃中有热；排出物臭秽混浊，又为湿热内伏之病。而排出物清稀无特殊气味者，又多为寒邪、寒湿之邪致病。所以在病情复杂、真假难分之时，辨别排出物的气味也可以帮助分辨病因病机。临床上若囿于病人的外在表现，不从病体内发出的语声改变、排出物的异常气味分析，很容易导致误诊。

（二）不知声音与五脏相参致误

《医门法律》说："《内经》本宫、商、角、徵、羽五音，呼、笑、歌、哭、呻五声，以参求五脏表里虚实之病。"例云："肝木在音为角，在声为呼，在变动为握。心火在音为徵，在声为笑，在变动为忧。脾土在音为宫，在声为歌，在变动为哕。肺金在音为商，在声为哭，在变动为咳。肾水在音为羽，在声为呻，在变动为栗。"这样，根据病人发出的声音及其变动表现也可以判断出五脏病变之善恶。不明于此，不辨五脏表里虚实，难免发生误治。

（三）不闻呼吸出入致误

《医门法律·辨息论》说："呼出心肺主之，吸入肾肝主之，呼吸之中脾胃主之，故惟脾胃所主中焦，为呼吸之总持。"指出呼出吸入与脏气的关系。呼出吸入异常的病变，古人也有许多论述，如曰："吸而微数，其病在中焦实也，当下之即愈，虚者不治。在上焦者其吸促，在下焦者其吸迟，此皆难治。呼吸动摇振振者不治。见吸微且数，吸气之往返于中焦者速，此必实者下之，通其中焦之壅而即愈。若虚则肝肾之本不固，其气轻浮脱之于阳，不可治矣。"闻呼吸而知其病所主。若不闻吸入呼出,同样可以发生诊治失误。

病例:忽略闻诊致误案

王某,男,50岁,农民。患者自3个月前与人争吵之后则胸闷不畅,咽中如有物梗状,继而时时嗳气,吞咽困难,后则胸膈痞塞,灼热疼痛,食后即吐,甚则仅可饮水,难以进食,自认为食管癌。某医院X线食管钡餐摄片检查示钡剂通过困难,下1/3处似有肿块。而行纤维胃镜检查也因通过困难而告失败。屡经治疗而无效,病情逐趋加重。中医诊治此病,除上述见症外,以其口干咽燥,大便干结,精神困顿,情绪低落,舌质红,边有瘀点,苔薄白少津,脉弦细,诊为痰瘀内结,食道不利。拟以化痰散结,活血祛瘀。处方:姜半夏、广陈皮、瓜蒌仁、象贝母、青礞石、昆布、广郁金、紫苏梗、怀牛膝、当归尾、苏木屑各10g,广三七(冲服)、生大黄(后下)各3g,3剂,1日1剂,水煎服。3日后复诊:自诉近日药汁也难进,即饮即吐出,多夹痰涎,时时太息,余症如前,舌象未变,脉弦细有力兼小滑,复审其证,当属肝郁气滞,化火煎液,气痰交阻,闭塞胸膈,故从疏肝理气,化痰泻火,开胸通闭,和胃利膈为治。处方:炒山栀子、姜竹茹、姜半夏、青陈皮、醋柴胡、广郁金、瓜蒌皮、薤白头、砂仁壳(后下)、紫苏梗、炒枳实、粉干葛各10g,代赭石15g(先煎),绿升麻、生大黄(后下)各3g,3剂,如前煎服。2剂后未再吐出,得大便1次,口干咽燥好转,胸膈痞解痛减,3剂后可进稀粥。原方加减,症情悉除。胃镜检查:通过顺利,诊为轻度食管炎及贲门痉挛。调整饮食,直至正常,随访未发。(《中医失误百例分析》)

评析:本病证属于噎膈,但从发病及其症状分析,应为肝气郁结化火、痰浊阻结之象,前医囿于食管钡餐检查"似有肿块"而作"食管癌"诊治,故未效。后医闻知时时太息而诊为肝郁气滞,以疏肝理气为主进行治疗,故愈。是忽视闻诊致误之例也。

四、切诊误

切脉是中医特有的一种诊病方法。根据脉象的异常既可单独诊断某病某证,又可以验证其他诊法是否符合病情,古今医者无不以切脉作为重要辅助诊法的。但由于切脉运用存在着标准难定、医者的手指感应也有差异,所以许多人存有"心中了了,指下难明"的叹言。无疑给切脉诊病涂上了一层神秘的色彩。其实中医诊法是有严格规程的,学习切脉诊病不仅脉理要精通,而且在实践中还要不断地摸索和反复推敲。脉法不真,缺乏师教,均可发生切诊误。

（一）脉法不精致误

脉诊是一门精微要妙的技术,历史医家对切脉方法提出很高的要求。喻昌说:"必先凝神不分,如学射者先学不瞬,自为深造,庶乎得心应手。"《脉学发微》认为掌握脉学"非得负笈从师,耳提面命不可",说的就是学习脉诊不仅要心细手巧,而且一定要有名师传授,如果仅仅了解一些基本常识,甚至连浮、沉、迟、数都分不清,更不用说要判断病与脉相应与不相应等复杂状态和脉的变异了。脉法不精发生误诊是显而易见的。

脉法不精常有如下几种表现:一是为了招揽病人,往往用切脉炫耀自己,曰:病家不用开口,便知病情根由;二是切脉方法、指尖搭脉部位不正规,由此常脉、变脉的认识也就难以弄清;三是切脉草率,诊脉不满 1 分钟,不到 50动就停诊,这样就不能全面地认识病脉;四是处理不好脉与病证的相互关系。《症因脉治》云:"盖执脉寻因寻症,一时殊费揣摩,不若以症为首,然后寻因之所起,脉之何象,治之何宜,则病无遁情,而药亦不至于误用也。"这种以症寻脉,用脉应症的方法,值得参考。

（二）色脉不合参致误

喻昌《医门法律·合色脉论》说:"色者目之所见,脉者手之所持,而合之于非目非手之间,总以灵心为质。"又说:"不合色脉,参互考验,得此失彼,得偏遗全,只名粗工。"强调了色与脉合参的重要性,色脉合参是指诊病必须全面分析。如果独持一脉,不参其证或只见其证而不参其脉,均可因不得其全而发生误诊。

（三）脉象与主病之属性认识不清致误

脉之现象有属阴、属阳的区分。浮、大、数、滑、实脉属阳;沉、细、迟、涩、伏、虚属阴。然而阳脉不一定是阳证,如浮、数可见于阳热实证,也可见于虚证。同样阴脉也不一定都是阴证,如阳热内盛也可见沉脉,迟脉等。所以脉之现象与病的属性临床上不得混淆。拘于脉之属阴属阳,忽略病体上的阴证阳证,也就是只注意脉的现象而忽略病的机理,最容易发生误诊。

脉之现象与病理不一致,临床上又称为辨脉证真假。《罗氏会约医镜》云:"证实脉虚者,必其证为假实也;脉实证虚者,必其脉为假实也。如外虽烦热,而脉见微弱者,必火虚也。腹虽胀满,而脉见微弱者,必胃虚也,宜从脉之虚,不从证之实。本无烦热,而脉见洪数者,非火邪也。本无胀满,而脉见弦强者,非内实也,此宜从证之虚,不从脉之实也。凡此之类,但言假实,不可言假虚。盖实有假实,虚无假虚。假实者,病多变幻,此其所以有假;假虚者,亏损即露,此其所以无假也。大凡脉证不合者,中必有奸,必先察其虚以求根本,庶乎无误,此不易之要法也。"

先将这段文字的含义,表3示意于下:

表3　辨脉证真假示意表

病证	真假辨证	从舍
证实（烦热、腹胀满） 脉虚（脉微弱）	假实证	从脉舍证
证虚（无烦热、无胀满） 脉实（脉洪数、弦强）	真虚证	从证舍脉

按：证实脉虚者当以脉虚为真；而证虚脉实则以证为主。这是通常处理的方法，因为治病总要以顾体虚为本。正气内存，邪不可干，这是治疗基本原则。不过也有例外，如《伤寒论》中有"少阴病，六七日，腹胀，不大便者，急下之，宜大承气汤"的条文。讲的是病人有少阴心肾阳虚证的同时，又有腹胀不大便的燥实内结存在，显示既虚且实病情危急，这种情况就不能按照常规处理了。表中"烦热""胀满"均是举例而言。

又如《慎斋遗书》所谓："脉不可拘，如浮因表而来者可汗，浮因里而来者可下，若但知浮为表、沉为里，非善治也。而其沉分坚硬有力，则知此浮，非因表固，乃里热实，火炎脉浮也，宜从沉分坚实施治。故凡疑似之证，细察两手尺部及六部沉分，方可辨其真也。"辨脉的真假不仅要注意脉证有常有变的各种情况，而且要针对脉证不符的病变实际，采取舍脉从证或舍证从脉，并制定有效的治疗措施。

病例1：忽于脉诊致误案

汪石山治王宜人，产后因沐浴，发热呕恶，渴欲饮冷水，谵语若狂，饮食不进，体素丰厚不受补，医用清凉，热增剧。汪诊之，六脉浮大洪数，曰："产后暴损气血，孤阳外浮，内真寒，外假热，宜大补气血。"与八珍汤加炮姜八分，热减大半……（《冷庐医话》）

评析：初诊医者见热用凉，不知体虚发热，是从症不从脉之误，故其热反剧。汪氏脉证合参，诊为虚阳外越发热，用大补气血之药，治其本，故病减。充分说明脉证合参之重要。

病例2：脉与证病理属性辨认不清致误案

壶仙翁治一例风热不解，两手脉俱伏，时瘟疫大行，他医谓阳证见阴不治，欲用阳毒升麻汤升之。翁曰：此风热之极，火盛则伏，非时疫也，升之则死，投连翘凉膈之剂，一服而解。（《名医类案》）

评析：前医之误，即在拘脉沉伏属阴之说而误用阳证之药，直至纠正了这种错误，正确地诊断病情才取得治疗效果。足见脉象与病变的属性是不能混同的。

病例3：行医不慎，脉诊不细致误案

苏州曹某，状修伟多髯，医名著一时，而声价自高，贫家延请每不至。巨

室某翁有女,待字闺中,因病遣仆延曹。仆素憎曹,给以女已出嫁,今孕数月矣。吴俗大家妇女避客,医至则于床帏中出手使诊。曹按女脉,漫云是孕,翁大骇异。次日延医至,使其子伪为女,诊之,复云是孕。其子褰帏启裤视之,曰:"我男也而有孕乎?……"(《冷庐医话》)

　　评析:此案说明为医者诊治一要谦虚谨慎,二要细心踏实、全面分析。傲视病家,主观行事,则最易发生误诊。仅凭脉断病不结合病情,亦易失误,甚至贻人以笑柄,毁了自己也毁坏中医的声誉。

第二节　辨证误

　　辨证误,就是辨别疾病症状、体征,以及在判断病位、病情、邪正盛衰等过程中发生的临床思维失误。辨证是治疗的依据和前提。只有辨证准确才能确保治疗上的成功。而辨证失误,不仅使整个治疗失去意义,而且由于用药不当可产生许多不良的后果。

　　中医辨证形式很多,有八纲辨证、病因辨证、气血津液辨证、脏腑经络辨证、六经辨证和分型论治等。熟悉和掌握这些辨证,确实能够有效地指导实践,能够治愈不少病证,但绝不能说,掌握了这些知识,就能确保诊断无误。要避免或减少临床失误,除了进一步掌握和灵活运用这些辨证知识之外,还要在临床中不断地探索、不断地总结自己和他人的经验和教训。辨证误的研究与分析,正是从前医治病失误中寻找失误的原因,并找出防止失误的具体方法,若能将这些失误上升到理性的高度加以认识,那么减少辨证失误的目的是能够实现的。常见的辨证失误有以下几种情况。

一、不用中医理论指导致误

　　中医辨证应以中医理论作指导,这是毋庸置疑的,但在临床上不按照中医的理、法、方、药规律办事的现象是普遍存在的。违背中医基本理论不仅失去了中医治病的优势和特色,还可导致误治变证的发生,影响中医疗效和声誉。不用中医理论辨证往往表现在以下几个方面:

　　(一)中医理论运用不全致误

　　中医理论运用不全,是指医者所掌握的中医理论知识欠缺、不深,或者缺乏融会贯通的能力而发生的各种辨证失误。清代医家程国彭所谓"知其浅而不知其深,犹未知也;知其偏而不知其全,犹未知也。以卑鄙管窥之见而自称神良,其差误殆有甚焉。"(《医学心悟·自序》)反映在学习上,就是读书不明其理,不能根据具体的病种运用不同的辨证方法。例如伤寒病不会运用仲景理论;温热、瘟疫不知河间、叶桂温热辨证;内伤病不会运用东垣、丹溪等各家学说辨证方法。

（二）不用中医脏腑相关理论辨证致误

中医对病因病机的认识是采用辨阴阳、寒热、虚实，分辨内因、外因、不内外因，以及辨别气血、痰湿、瘀血方式进行的，但这些辨证最终都要落实到脏腑经络气血相关认识上。历代医家运用脏腑相关理论治病，确能取得成效。例如"肝主筋"，筋脉挛急宜养肝血；"脾主肌肉"，肌肉痿软当从脾论治等。不以脏腑相关理论指导辨证，不明病之所在和根源，常可发生失误。

（三）不会知常达变致误

凡病不外寒热、虚实、表里、阴阳。但辨寒热虚实有易也有难。特别是对寒热虚实真假的鉴别上，常有误识发生的。古代医家之所以反复列举辨别真假的验案，从一个侧面也说明真假证辨别中最易发生失误的。真假不辨有主观方面的原因，如辨认不细，不会由表及里、去伪存真，以及缺少动态分析病情等。也有客观方面的因素，如病人的症状不显，缺乏特异性，甚至被一些假象所迷惑。虚火、实火的病机相隔霄壤，一旦误识误辨，祸如反掌。真假之证多发生在危重症或复杂症病人的身上，故凡遇见多方治疗无效的病例，或经治疗后病情有增无减时，就应该怀疑病情是否有真真假假的存在。

（四）不知四诊合参，不会同中求异致误

四诊合参，同中求异，异中求同，以及因人、因地、因时制宜是中医辨证论治的一个重要原则。《医门法律》指出："凡治病，参合于望色、切脉、审证三者，则难易若视诸掌，粗工难易不辨，甚且有易无难，医之罪也。"王安道说得尤为明确："设不能以四诊相参，而欲孟浪任意，则未有不复人于反掌间者。"四诊合参就是要细问病情，知其病之来由，现有症状及病体盛衰，然后结合望诊，包括神色、舌象、二便，再参合脉象，以判定病之所在，审定属寒、属热、是虚、是实。若有疑似则分析其异同。若有病与脉象不一致时，则进一步从人的体质与病的具体情形采取"舍脉从症"或"舍证从脉"做出判断。若舌象与证候不相符合，亦应参考脉象，或舍舌从症，或舍症从舌。色诊内容也有取舍，例如面色暗黑多主肾病，然病人素来肤色偏黑或高原地区、冶炼工人也可见之。总之，色脉舌象的从舍，在辨证时均要做出具体分析，做到取之有据，弃之有理。否则就会出现差之毫厘，谬以千里。

二、辨证不识标本致误

张介宾《类经》中说："标，末也；本，原也。犹树木之有根枝也。"马莳释云："标者病之后生，本者病之先成。"本就是疾病的主要方面，是病机的所在。标是病的次要方面、现象的部分。辨证的一个重要内容,就是要分清病的标本,要明确疾病的表里、寒热、虚实、真假与缓急,以之为治疗提供足够的依据。

（一）不辨标本致误

《医门法律》中说:"凡病有标本。更有似标之本,似本之标,若不明辨阴阳逆从,指标为本,指本为标,指似本者为标,似本者为本,迷乱经常,倒施针药,医之罪也。"中医治病最重要的就是辨明标本。也就是要分清阴阳,"或本于阴,或本于阳,知病所由生而直取之,乃为善治"。再就是分清病与逆变的关系,寻找病的源头。例如"因寒热而生病,因病而生寒热者,但治其所生之本原,则后生诸病不治而愈"。

（二）不辨标本中气致误

喻昌云:"百病之起,多生于本。六气之用,则有生于标者,有生于中气者。"古代医家以"六气本标中气"解释《伤寒论》六经辨证。并认为"六气本标中气不明,不可以读《伤寒论》"足见辨标本中气之重要了。"六气本标中气"的具体内容,见于《素问·六微旨大论》与《素问·至真要大论》,前者以六气分主六经,区分六经的性质。如曰:"少阳之上,火气治之,中见厥阴;阳明之上,燥气治之,中见太阴;太阳之上,寒气治之,中见少阴;厥阴之上,风气治之,中见少阳;少阴之上,热气治之,中见太阳;太阴之上,湿气治之,中见阳明。所谓本也,本之下,中之见也,见之下,气之标也,本标不同,气应异象。"六气的性质是少阳为火,阳明为燥,太阳为寒,厥阴为风,少阴为热,太阴为湿。六气之间的关系(少阳相火与厥阴风木,阳明燥金与太阴湿土,太阳寒水与少阴君火)实际上是脏腑阴阳表里的关系。根据这些关系可以推断六气病证的变化,预测未来。

《素问·至真要大论》又根据六气变化的特点,提出"少阳、太阴从本,少阴、太阳从本、从标,阳明、厥阴不从标本,从乎中也。"从本就是指病理变化以本气为主。如少阳从火,太阴从湿而化。从本从标是指病理既可从阳化热,又可以从阴化寒。从中见者,阳明中间为湿土,燥从湿化;厥阴中间为少阳相火,本从火化。这些关系,可供人们去思考,但要真正付诸实际,尚需结合病人的具体情况分析,具体地对待。

（三）关于"急则治标,缓则治本"

"治病必求于本"这是中医治病至关重要的原则。然而临床上能够求本论治者并不容易。喻昌所谓:"今世不察圣神重本之意,治标者常七八,治本者无二三,且动称急则治标,缓则治本,究其所为缓急,颠倒错认,举手误人。"对口头上急则治标,缓则治本的说法提出质疑。他认为所有的病"皆治其本",只有"中满及大小二便不利,治其标"。因为"中满则胃满,胃满则药食之气不能行,而脏腑皆失所禀,故无暇治其本,先治其标,更为本之本也;二便不通,乃危急之候,诸病之急,无急于此,故亦先治之"。

至于病气之标本,又自不同,喻氏云:"病发而有余,必累及他脏他气,先治其本,不使得入他脏他气为善;病发而不足,必受他脏他气之累,先治其标,不使累及本脏本气为善。"是以祛除病邪至关重要。

三、不知辨别疾病传变致误

病变向愈的方向转化称为顺证。如里证出表,阴证转阳之类即是。反之疾病由浅入深,由轻转重,称为逆证,属传变病证。临床上重视现有的证情,忽略其传变证情,也容易发生误诊。《伤寒论》所谓"伤寒一日,太阳受之,脉若静者为不传,颇欲吐,若躁烦,脉数急者为传也。"是说脉证变化是判断传与不传的重要依据。叶桂撰《外感温热篇》云:"温邪上受,首先犯肺,逆传心包。"指出温热病传变与伤寒的区别。掌握疾病传变规律,不仅可以预测未来、判断生死,而且为治疗提供正确的方法。《伤寒论》云:"太阳病,发热而渴,不恶寒者为温病。若发汗已,身灼热者,名风温。风温为病,脉阴阳俱浮,自汗出,身重,多眠睡,鼻息必鼾,语言难出。若被下者,小便不利,直视失溲。若被火者,微发黄色,剧则如惊痫,时瘛疭。若火熏之,一逆尚引日,再逆促命期。"从温病误用辛温发汗引起的风温变证,到误下误火引起的热极伤阴证,都是不辨误治变证发生的结果。辨别疾病的传变,对防止失误意义重大,不可忽视。

四、不辨时令、地域发生误诊

同一个病人或患同样的病证,只是发生的时令不同,其辨证和治疗就可能相异。以外感咳嗽为例,冬季多风寒,春季多风温,夏季多夹湿,秋季易夹燥邪,这样治疗用药就有明显差异。临床上不知道顺应天时季节变化,也会导致用药失误。有些疾病因生活习性、地区的关系,如高原地区多风寒,民喜嗜酒、食辣,故这些地方人患感冒与居于平原地区的人患感冒就有明显的区别。高原地区人患感冒,一方面要外散风寒,另一方面要内清湿热。由于高原空气稀薄干燥,卧地而生,最易感受湿邪,所以这个地区的人群常有燥湿兼病的情况。不明于此,也可发生误治。

五、专病专方与专科辨证致误

专病专方如肺炎用麻杏石甘汤、半身不遂取补阳还五汤、子宫肌瘤用消癥丸、胆道蛔虫病用乌梅汤、高脂血症用降脂方、糖尿病用降糖丸等,因其简便,易于临床观察,容易被人们所接受。但由于病人体质、发病原因等不同,专病专方也可能出现与病情不符的情况。专科门诊,能够反映其诊治特色,可以使得许多病人获得最佳的诊治机会,受到病人的欢迎。但若一味依赖于专科,或医者只注意局部病证而忽略其病的整体,也可能会造成辨证失误。笔者遇到 1 例患者:梁某,男,50 岁,患高血压病已 3 年余。在某医院专科治疗,常服重镇清肝、泻火降压之药,如生白芍、生杜仲、怀牛膝、生石决明、白菊花、夏枯草等久治无效,遂来诊治,经过详细询问,以其头昏,肢体肿胀,入夜尤甚,以及口中干苦,舌苔薄白微黄,脉弦细,辨为邪在少阳,三焦不利,方用小柴胡汤原方,3 剂后口苦大减,水肿渐消,血压亦恢复正常。可见单从专方重镇清肝之品降血压,不以辨证论治入手,是难以生效的。

第四章　中医常见的治法失误

中医治法失误，分为治疗决策性失误和治疗方法失误两类。治疗决策性失误包括失时治疗致误和治病用药失宜致误。失时治疗致误指治疗时机掌握不好，如治病不分初、中、晚期等；治病用药失宜致误指用药不分轻重缓急，以及过分强调祛邪或扶正等。治疗方法失误，主要指适应证掌握不当所发生的误汗、误下、误和、误清、误补的失误。

第一节　治疗决策性失误

正确的治疗源于正确的诊断，前已有述，然而中医临床上也存在着诊断正确而治疗决策失误的情况。决策性失误常常反映在医生对病情的了解不够全面，以及思维方法上的偏误。

一、失时治疗致误

许多疾病，如果在初期得不到及时正确治疗就使病变由表及里，由寒化热，由此及彼地发生变化，并酿成大病或重病，失去治愈的机会。因而，及时、准确地治疗是医生的第一要务。失时治疗致误可有以下几种情况：

（一）没有把握疾病阶段性特点治疗致误

疾病有初、中、晚期的不同变化，病邪有在表（在经络、卫表、气分等）在里（在腑、在脏、在营分、血分等）的区别，因此在治疗原则和方法上就应具体分析，区别对待。在表在外"当解其外"以祛邪为主；在里在内以扶正祛邪为主。叶桂所谓"在卫汗之可也，到气才可清气，入营犹可透热转气，如犀角、元参、羚羊角等物。入血就恐耗血动血，直须凉血散血，加生地、丹皮、阿胶、赤芍等物，否则前后不循缓急之法，虑其动手便错，反致慌张矣。"表里层次分不清，初、中、晚三期不分，往往出现治表犯里，治上犯下，引邪内陷病不得愈的种种变化。

（二）不知堵截疾病传变致误

仲景治杂病有"见肝之病，知肝传脾，当先实脾"之训，叶桂治温热病有"务在先安未受邪之地"之诲，吴瑭治湿温病提出"治上不犯中，治中不犯下"

之戒,皆是针对病的传变而言的,防止传变不仅要祛邪扶正,还要堵住传变之路。即从疾病传变的规律出发,及时地采用"堵""截"的治疗方法,让其消灭在萌芽时期,否则病情已经传变,或等到病情变得深重时再来治疗就十分被动了。

（三）不及时消除兼夹隐患之邪致误

病情常有兼夹,如夹食、兼瘀、痰阻等。故在治疗时必须及时清除这些兼夹隐患之邪。对此喻昌做了这样的比喻和解释,他说:"传经之邪,而先夺其未至,则所以断敌之要道。横暴之疾,而急保其未病,则所以守我之岩疆。如夹宿食而病者,先除其食,则敌之资粮已焚。合旧病而发者,必防其并,则敌之内应既绝。"叶桂治温病也十分重视祛兼夹之邪,如温邪"在表,初用辛凉轻剂,夹风则加入薄荷、牛蒡之属;夹湿加芦根、滑石之流。或透风于热外,或渗湿于热下,不与热相搏,势必孤矣。"又云:"热传营血,其人素有瘀伤宿血在胸膈中,夹热而搏……当加入散血之品,如琥珀、丹参、桃仁、丹皮等。不尔,瘀血与热为伍,阻遏正气,遂变如狂发狂之证"。若"中夹秽浊之气,急加芳香逐之","平素心虚有痰者,必须兼养心化痰"等,这种及时消除兼夹隐患病邪的做法和用药经验,非常可贵,值得重视。

（四）不及时顾护正气致误

《伤寒论》六经病证的治则,概括起来,不外乎祛邪和扶正两个方面,而治疗过程中又始终贯穿着"扶阳气""存津液""保胃气"的精神。固护阳气,保存津液,保护和补益胃气,有达到邪去正安的目的,有助于防止病情进一步恶化。《伤寒论》323条所谓"少阴病,脉沉者,急温之,宜四逆汤"。见到脉沉微细,表明病人阳气已经阳气大虚,急温阳气可以防止下利、厥逆的发生。吴瑭治温热病十分重视保护人体津液,他说"留得一分津液,便有一分生机"。治疗外感热病,特别是在清热方中宜佐以甘味生津液。如《温病条辨》中云:"太阴温病,气血两燔者,玉女煎去牛膝加元参主之。"就是清热、护阴的实例。

二、治病用药失宜致误

治病用药无论是祛邪或是扶正,均要根据病情的虚实程度决定祛邪、扶正药的种类及剂量,不宜太过与不及。诛伐无过,可伤人正气;补之太过、太早不仅治疗无效,还可能发生留邪的变证。

（一）虚虚实实致误

《素问·五常政大论》曰"无盛盛,无虚虚,而遗人夭殃。无致邪,无失正,绝人长命",是说治病用药不可犯实证用补,虚证用泻的错误而遗祸于病人;不能因用药不当而断送其性命。《伤寒论》29条也是这么说的:"伤寒,脉浮,自汗出,小便数,心烦,微恶寒,脚挛急,反与桂枝欲攻其表,此误也。"其中脉浮、自汗出、微恶寒是指病在表,小便数是阳虚不能摄津,心烦,脚挛急又是阴液不足失于濡润的缘故,此属阴阳两虚又感受外寒之证,治当扶阳解表。若不考虑正虚而单以桂枝汤解表,则犯虚虚之戒矣。临床上见新产妇人贫血、头昏、目眩、心悸等症,因不细察恶露、腹证、舌脉,或养血滋阴,或大补气血,而证情加重者,即所谓犯实实之戒者也。

（二）追求"稳妥"与"速效"致误

稳妥有治病用药小心、谨慎的一面。如表证发汗,"一服汗者,余勿服",里实攻下,"得下,余勿服"。若里实而夹虚者,或夹实证尚不确定的情况下,用小剂量试服等,这对防止因用药鲁莽而伤害人的正气是必要的。稳妥也有怕担风险的一面,正如《医验录》中所云:"但见药味则至浮至淡,数则至少至微,举方不令人惊,误服亦无大害,此今人所以稳妥也。吾恐不痒不痛,养癰为患,虽不伤人于目前,必贻病患于异日,人方喜其稳妥,孰知大不稳妥者,即由之而伏也。又若病人服药,不增不减,无是无非,到口无臭味之可憎,入腹无功过之所指,此今人之所谓相安也。吾恐因循日久,邪气不退则日进,正气不长则日消。人方幸其相安,孰知其大不相安者,即随之而至也。"这种不据病情,一味追求平稳,也就值得商讨了。这种稳妥不仅治不好病,反而有害于病人矣。

一般来说,药证相符,可有"一剂知,二剂已"或"复杯即已"的速效。但是在临床上过分追求速效又容易造成欲速则不达的现象。如妄用劫剂治病,就是属于这种情况。何谓"劫剂"？徐大椿说:"世有奸医,利人之财,取效于一时,不顾人之生死者,谓之劫剂。劫剂者,以重药夺截邪气也。夫邪之中人,不能使之一时即出,必渐消渐托而后尽焉。今欲一日见效,势必用猛厉之药,与邪相争,或用峻补之药,遏抑邪气,药猛厉则邪气暂伏,而正亦伤。药峻补则正气骤发,而邪内陷,一时似乎有效,及至药力尽而邪复来,元气已大坏矣。如病者身热甚,不散其热,而以沉寒之药遏之;腹痛甚,不求其因,而以香燥之药御之;泻痢甚,不去其积,而以收敛之药塞之之类,此峻厉之法也。若邪盛,而投以大剂参附,一时阳气大旺,病气必潜藏,自然神气略定,越一二日元气与邪气相并,反助邪而肆其毒,为祸尤烈。"《柳州医话》中说:"热补药之劫剂,初劫之而愈,后反致重,世不知此,以为治验,古今受其害者,不可胜数哉？"又云:"阴虚证,初投桂附有小效,久服则阴竭而死,余目击数十矣。"足见为求速效而妄用劫剂,生误案者,并不鲜见矣。

（三）治病不分缓急先后致误

病证有表里、新旧、浅深之别,其治自有缓急先后之异。《伤寒论》第90条云:"本发汗而复下之,此为逆也,若先发汗,治不为逆;本先下之,而反汗之为逆,若先下之,治不为逆。"就是根据病情的缓急,要分出先后提出的。表证急,即宜汗,里证急,即宜下,反之则误。一般来说,表里同病之治疏于缓急者有以下几种情况:一是忽于里证的虚实。里证属虚(阴虚、阳虚、气虚、血虚)则里证急,当先治里。如"伤寒医下之,续得下利清谷不止,身疼痛者,急当救里;后身疼痛,清便自调者,急当救表,救里宜四逆汤,救表宜桂枝汤"。下利清谷,属脾肾阳虚,故虽有表证,宜先温里。若里属实证,就不一定要先治里证了。二是忽于里实证急重。若是表里同病之人,里证属实,实而不急不重当先治表,表解再治里实,里实而又急又重,则不得循此方法。如表证兼膀胱蓄血轻证,当先解表,表解后再治瘀血;若膀胱蓄血证势急重,则宜先下瘀血。三是忽于病证的新旧。新病从急,宜先治;旧病从缓,宜后治。

当然,表里先后治则又须结合病的浅深而灵活处置。例如表里证轻缓,可不分先后,采用表里同治的方法。表实兼里热用大青龙汤解表清热。表实兼少阴阳虚用麻黄细辛附子汤,温经解表,就是属于这种方法。不明于此,也可导致治疗上的错误。

(四)不明用药宜忌致误

中药有四气五味,升降浮沉和归经之异,用药有宜、不宜、避忌之分。药证相合,用之易效。药证不合,治之难效。故医者首先要了解证与治、治与药的宜忌,否则也会发生治疗上的错误。其一,药证不相宜致误:用药必与病证相合,《医学心悟》论阳明本证用药法云:"阳明病,邪热在经,发热头痛、目痛、鼻干,唇焦漱水,宜解肌,用葛根汤;经病传腑,热蒸自汗,口渴饮冷,白虎加人参汤治之,此散漫之热,可清而不可下;阳明腑病,邪热悉入于里,其证潮热谵语,腹满便闭,宜承气汤,下其积聚之热,清之无益也。若夫病当用承气,而只用白虎,则结聚之热不除;当用白虎而遽用承气,则散漫之邪复聚而为结热之证。夫石膏、大黄同一清剂,而举用不当,尚关成败,何况寒热相反者乎!甚矣!"《医门法律》亦指出:津液内亡作渴,禁用淡渗五苓,汗多禁利小便,小便多禁用发汗,咽痛禁发汗利小便。大便快利,禁服栀子。大便秘涩,禁用燥药。吐多不得复吐。吐而上气壅滞,大便不通,止可宣散上气,禁利大便。脉弦禁服平胃而虚虚,脉缓建中而实实。均为药与证不相宜。其二,不明药物配伍宜忌致误:古人在实践中总结出的中药"十八反""十九畏"即属药物配伍中不相宜的典型例子。而实践中又有用干姜不得用莲肉,用川芎不得用牛膝,发散药中不用白术等,这些经验也值得参考。其三,不明药物归经宜忌致误:如肝病宜用白芍,不宜用白术;脾病用茯苓,不用当归;肺病用参芪而不用生地黄;肾病用地黄,不用桔梗等。又如归经理论,肺火用门冬,心火用黄连,胆火用黄芩,肾火用泽泻等也是常用的方法。其四,不了解七情和合与药物炮制发生的失误:使用中药治病,必须懂得药物之间的相须、相使、相恶、相畏、相反、相杀、单行等七情关系。根据药物的这些关系配伍用药,以消除药物之间的毒副作用,达到相辅相成,提高治疗效果。与此同时,还要掌握药物炮制的功效。如酒制能升能行,姜制和胃兼散,入盐能走肾软坚,醋制主肝经舒筋止痛,米泔和中去燥,乳制滋润生血,蜜制缓润助阳等。不了解药物的这些关系和作用,往往难以取得满意治疗的。其五,不了解用药剂量致误:"不传之秘在方量上"用药多少当根据病情而定,例如外感风寒,邪盛于外,当以大剂发散,如麻、桂、大青龙汤之属。若邪微游行肤表,身不痛而痒者,宜小剂发汗,如桂麻各半汤等。不从病情考量,剂量过小、过大,皆可发生治疗失宜。

第二节　治疗方法失误

一、汗法失宜

《素问》曰"其有邪者,渍形以为汗",是说邪在肌表当用汗法,通过发汗而将表邪透达于外。张介宾所谓"由表入者,亦必由表而出之",可见汗法的目的在于祛除表邪以安定正气。一般来说,外感表证初起,用发汗解表当属于正治。而误多为发汗药的性能与证情不相宜或发汗不当,取汗过多所致。

（一）汗药与病证不相宜致误

表证有风寒、风热、风湿及燥、火之邪所致。风寒表证又有表虚营卫不和,表实卫闭营郁之异。前者用桂枝汤辛温解肌发汗,后者用麻黄汤辛温开腠发汗,表热证多属感受温热之邪,发汗宜用辛凉,如桑菊饮、银翘散等。若表寒用辛凉清热或表热用辛温祛风,均可发生误治,甚者发生严重变证。

邪在肌表又有轻、重之分,轻者宜小汗解邪,如《伤寒论》中桂枝麻黄各半汤,其中桂枝麻黄剂量仅仅是原来的1/3。大青龙汤与桂枝二越婢一汤均治风寒表证内有郁热的病证,前者主治热郁于经发生烦躁,证情较重;后者主治热多寒少,证情较轻,所以前方中的麻黄的剂量竟是后方的8倍。若风寒表证兼有肺气不利咳喘者,又宜随证加减,如风寒表虚兼喘用桂枝加厚朴杏子汤,伤寒表实兼水饮咳喘的使用小青龙汤等。不分表寒、表热,不辨邪气轻重,不注意兼证用药,均可发生误汗。

（二）汗不如法致误

表证发汗,宜"令遍身絷絷,微似有汗者益佳,不可令如水流漓",否则发汗太过,"病必不除"。徐大椿所谓"发汗不误,误在过多"汗出太过,不仅治不好病,甚则耗津伤阳。所以仲景一再提出"一服汗者,停后服"。发汗不及,同样也治不好病。《伤寒论》185条云:"本太阳,初得病时,发其汗,汗先出不彻,因转属阳明也。"不彻,指汗出不透,邪不得尽出,加之辛温药助邪化热入里,于是转成里热炽盛的阳明病。皆汗不如法的失误。

（三）虚人外感发汗致误

阴阳气血不足之人患有外感表证者，不可直接发汗。《伤寒论》有"咽喉干燥""尺中迟""尺中脉微"等禁用麻黄汤发汗之戒，故凡虚人外感当先养气血，待正气恢复，再用汗解，反之则误。

（四）杂病误汗

《续名医类案》云："杂合病，当杂合治，不必先治感冒，须视其形色、强弱、厚薄，且与补中、化食、行滞。中气一回，伤滞稍行，津液自和，通体得汗，外感之邪自解。若不审求，只顾表散外邪，又不究兼见之邪脉，亦不穷向所得之病因与性情，执着巧施杂合治法，将见正气日虚，邪滞不出，皆拙工之过也。"是说杂合病兼有外感表证，当注意清除杂合病邪，不能只顾发汗，否则汗之伤正，邪滞难除，终难治愈。

（五）温疫病、风湿病汗法致误

温疫病大多感受温毒、疫疠之气而发。初起可见外感表证，但不宜混同于风寒外感而用汗解。温疫发汗，必变证峰起。吴有性说："伤寒投剂，一汗而解；伤寒汗解在前，时疫汗解在后。"温疫病，温毒之邪内盛，误汗津液被劫，故宜复其津液为要。邪热深入少阴、厥阴均宜复脉。温疫与伤寒的主要区别是伤寒不发斑疹，温疫病则有发斑发疹，疫病斑疹不可发表，强发其汗，徒伤表气。古人认为"火者疹之根，疹者火之苗也，如欲其苗之外透，非滋润其根，何能畅茂，一经表散，燔灼火焰，如火得风，其焰不愈炽乎，焰愈炽，苗愈遏矣。疹之因表而死者，比比然也……"（《温热经纬》）可见，温疫病虽有表证不得用汗法。

风湿病乃风与湿邪相搏为患也，虽微夹表邪，可用发汗，但又不宜大汗。若大发汗，病必不除。喻昌说"第汗法与常法不同，贵徐不贵骤，骤则风去湿存，徐则风湿俱去也。"章楠亦云："治风湿者，必通阳气，调其营卫，和其经络，使阴阳表里之气周流，则其内湿随三焦气化，由小便而去。表湿随营卫流行，化微汗而解。阴湿之邪既解，风邪未有不去者。若大发其汗，阳气奔腾。风为阳邪，随气而泄。湿邪阻滞，故反遗留而病不愈也，此治风湿与治风寒不同者。"是知风湿病可汗而不得大发汗。《金匮要略》治风湿在表，用麻黄加术汤、麻黄薏苡附子汤，可资佐证。

（六）用辛燥之品发汗致误

发汗药的选择，亦有讲究。《素问》云"薄则发泄"是宜选用清轻流动之药发汗为佳。清轻流动之药，宣通流畅，不易留邪。若用辛燥药，易伤脾胃，故当慎用。仲景用桂枝汤，以啜粥资养汗源。张锡钝发汗解表主张用怀山药粥送服阿司匹林，亦可见得古人发汗祛邪，十分注重保护中阳。对于久病胃阴不足之人，古人提出要在发汗方内酌加麦冬、生地黄、石斛等，目的也是防止辛温刚燥伤害胃津。

病例：体虚外感误汗案

辛卯冬月，有同道长子患伤寒病，畏寒头痛，发热无汗，屡服发散，汗不能出，热不能止，变痉而逝。其次子旋得此症，连进发表，皮肤干涩，发热愈炽，同道骇稀请观，告余曰，明是寒邪伤营，见症俱属外感，奈何汗之不应，又岂死症耶？余曰：辨证虽真，未能相体故耳。郎君关弦尺迟，面白露筋，及中气虚而血不足，故寒邪外感，非滋其血液，何能作汗。汗既不出，热何由解？宜与当归建中汤。同道又欲减除贻糖，余曰，建中之用，妙义正在于此，且糖乃米谷所造，所谓汗生于谷也。如法啜之，果微汗热退而安。（《谢映庐医案》）

评析：气血不足，外感风寒，宜先培补中气，滋其源，微汗而愈。其辨在于"尺中脉迟"用当归建中汤之旨亦十分明白。可资参考。

二、下法失宜

下者，攻也。攻其肠府里结之邪也。下法具有通肠、荡实热、排燥屎、下瘀血、逐水饮等功用。《伤寒论》承气汤，是通里泄热除结的有名方剂。书中论述各种肠府热结证的同时，也列举了不少误下的条文。归纳起来，有当下不下之误，有不当下而下之误，有下而不得其法之误等。临床上，不辨证、不注意病人体质，以及配伍与用药剂量不当，都可发生误治等。不可不明察。

（一）当下不下致误

阳明肠府燥结，当用承气汤攻下。然而燥结有腹满痛、不大便的典型证，也有腹满痛、便下清水、气味极臭的不典型证。若便下污水黏腻，气蒸极臭，即所谓"热结旁流"，当下而不下，即属失治。有不敢用下，而邪热内结伤阴，病深重者，正如《医学心悟》所说："近世庸家，不讲于法，每视下药为畏途，病者也视下药为砒鸩，致令热证垂危，袖手旁观，委之天数，大可悲耳。"是当下不下，坐失良机致误。

（二）不当下而下致误

病不在阳明之里，或在太阳或在少阳而医反下之，是不当下而下也；痛在上脘，心下硬满攻之而利不止者，是病机偏上，误攻所致；阳明中寒，下后腹满如故，是误下中阳衰败之证也；表证"大下后，寸脉沉而迟，手足厥逆，下部脉不至，喉咽不利，唾脓血，泄利不止者为难治，麻黄升麻汤主之"，是误下邪陷，伤阴伤阳的证治。如此不当下而下并发生变逆的病证，《伤寒论》中还有许多，不再列举。

（三）不辨热结浅深，概用攻剂致误

肠府燥实有初结、燥屎已成、复结等区别，其治法有和下、缓下、峻下及小剂量试探之法。有宜和胃气、可与、急下之论。均说明下法的运用，应根据病情、病势和病人正气状况，予以取舍和调整，不得概用大剂攻下伤正。若证轻药重，攻逐太过，令病人正气受损者，即为误攻。

（四）下后津伤体虚致误

《温病条辨》曰："下后数日，热不退，或退不尽，口燥咽干，舌苔干黑，或金黄色，脉沉而有力者，护胃承气汤微和之；脉沉而弱者，增液汤主之。"又曰："阳明温病，下后二三日，下证复现，脉不甚沉或沉而无力，止可与增液，不可与承气。"是说下后津液不足，邪实尚未清除，此时不可再用承气，只能用增液，以补药之体作泻药之用。故温病津液不足，素体阴虚之人，不可大下，否则便为误治。针对这种情况，后世创制了许多变通的通下方法，如应下失下，正虚不能运药者，用新加黄龙汤。兼肺气不降者，用宣白承气汤。兼小便赤痛，烦渴者用导赤承气汤。邪闭心包者用牛黄承气汤等。

病例：应下失下案

苏州柴行倪姓，伤寒失下，昏不知人，气喘舌焦，已办后事矣。余时欲往扬州，泊舟桐泾桥河内，适当其门，晚欲登舟，其子哀泣求治。余曰：此乃大承气汤证也。不必加减，书方与之，戒之曰：一剂不下，则更服，下即止。遂至扬，月余而返，其人已强健如故矣。古方之神效如此。凡古方与病及证俱对者，不必加减，若病同而证稍有异，则随证加减，其理甚明而人不能用。若不下者，反下之遂成结胸，以致闻者遂以下为戒，颠倒若此，总由不肯以仲景《伤寒论》潜心体认耳。（《洄溪医案》）

评析：此病虽经大承气汤治愈，但为何演变到昏不知人的地步，显然是应下失下造成的。若能早点用下，就不至于如此严重。徐大椿所谓，病与证俱对，用大承气汤不必加减。是有胆有识，果敢用药也。所谓，以反下成结胸为由，畏于用下，也是造成应下失下的主要原因。

三、和法失宜

和法含义较广，张介宾云："和方之制，和其不和者也。"戴天章则谓："寒热并用谓之和，补泻合剂谓之和，表里双解谓之和，平其亢厉谓之和。"故凡能调理脏腑气血失和的方法，均可称为和法，而在具体运用时，通常以调治肝胆气机的方法，称为"和"法。如肝气郁滞用四逆散、逍遥散，和解少阳气机不利者用小柴胡汤等即是。这里重点分析小柴胡汤运用中的失误。

（一）方法不合，发生误和

小柴胡汤为和解少阳枢机之要方。成无己曰："太阳转少阳邪在半表半里之间，与小柴胡汤以和解之。"关于小柴胡汤的治疗作用，吴瑭讲得比较明确，他说："小柴胡以柴胡领邪，以人参、大枣、甘草护正，以柴胡清表热，以黄芩、甘草苦甘清里热，半夏、生姜两和肝胃，蠲内饮，宣胃阳，降胃阴，疏肝，用生姜大枣调和营卫,使表者不争,里者内安,清者清,补者补,升者升,降者降,平者平,故曰和也。"是以小柴胡汤旨在扶正达邪,调和肝胆。若病证不在少阳肝胆,虽有胸胁满痛,亦不宜用之。仲景云:"得病六七日,脉迟浮弱,恶风寒,手足温,医二三下之,不能食而胁下满痛,面目及身黄,颈项强,小便难者,与柴胡汤,后必下重。本渴饮水而呕者,柴胡汤不中与也,食谷者哕。"此表病里虚,误下后导致脾胃更虚,寒湿郁滞经脉故胁下满痛,治宜温中散寒除湿。若误认为少阳枢机不利而用小柴胡汤,必致脾虚气陷而增加泻利下重的病证。"本渴饮水而呕"是水气不化的症状,亦不得误认为少阳之呕。若不加细辨滥用此方也可发生误治。高鼓峰在《医家心法》中说:"想其平日以逍遥散,小柴胡汤用之得手,故教人亦不论虚实,总以此二方为先务,不知用此二方治伤寒。虽似稳当,实倚杀机,世人不觉其误,信手乱用,受其害者甚多。"可见方与治证不合,而一味用小柴胡汤者,也可以伤害人体的。

（二）温病热重精伤用小柴胡汤致误

小柴胡汤有黄芩清热,故温病初起也可用之。正如章太炎所云:"近世治温病者,独于小柴胡汤严为致戒,而于犀角、羚羊角反恣用无忌,如桑菊饮所治病证,本至轻浅,而入营,则已加入犀角,何必忌小柴胡也。"说明小柴胡汤并非温病忌用之方。《温病条辨》就有"少阳疟,如伤寒证者,小柴胡汤主之。渴甚者,去半夏加栝蒌根;脉弦迟者,小柴胡加干姜陈皮汤主之"之例。此言少阳疟如伤寒证,表明属于寒重而热轻的证候。如果热势偏重,就不得用小柴胡汤了。

温热病阴精严重受伤者,也不宜用小柴胡汤。《温病条辨》有云:"温病耳聋,病系少阴,与柴胡汤者必死。六七日以后,宜复脉辈,复其精。"温病耳聋乃少阴精脱之证,绝非少阳风火上扰、清窍壅滞的"两耳无所闻"可比,故精伤耳聋不宜用小柴胡,误用必下竭上厥而死。

（三）不明柴胡证随证加减致误

小柴胡汤是治疗少阳病半表半里证的主方,然半表半里证有正虚邪入化热证和少阳胆火证两类。治疗"血弱气尽腠理开,邪气因入"的半表半里热证,当以小柴胡汤主之,这是没有问题的。如果治疗少阳胆火旺盛的病证,使用小柴胡汤(原方柴胡半斤)就要酌情加减使用。据有关用方经验介绍:少阳胆火证用本方时柴胡宜减量,黄芩宜重用。可作参考。

不明柴胡证的随证加减,也容易误用柴胡汤。如兼表证,可辅以桂枝辛散;兼里实证可辅以承气泄降;兼水饮内结证可加瓜蒌根、牡蛎、桂枝、干姜等。

病例:悬饮误用和解案

李养晦,患伤寒,苦右胁痛,医用陶节庵法,以小柴胡加枳壳、桔梗,服之无效。已十七日,万脉之,沉弦且急。曰:此蓄水证也。经云沉潜为水支饮。

脉弦急必得之饮水过多。问曾服何方？以前药对。万曰：只用此方，再加牡蛎，以浅其蓄水可耳。一服而痛止。（《续名医类案·伤寒》）

评析：悬饮胁痛，用小柴胡并不为错，此证以水饮内结为主，故加牡蛎散结一服而痛止。

四、清法失宜

"热者清之"凡热证、火证，宜用清法治疗。清法有寒凉清热与滋补清热两大法门。前者用于实热证，后者用于虚热证。外感温热之邪属实热，内伤、七情、劳役之热多属虚热。其中阴虚发热宜养阴清热，气虚发热宜甘温除热。至于脏腑之热，如肺火、心火、肝火等，又宜从清肺、清心、清肝等法治之。湿热证宜清热燥湿。不辨虚实，不从邪的性质用药，当清不清，不当清而清，皆可导致清法失误。

（一）见热治热致误

外感发热并非都属热证。外感风寒发热恶寒，舌苔薄白属于表寒证。此等发热不宜用清法，只能用辛温解表退热，否则即属误治。又阴虚发热宜养阴，阴气得复，其热自清；气虚发热，宜补中益气，中气一复，其热自除。此等发热，也不得用清法。龙雷之火上炎，多由阴虚液泄所致，证以阴虚为主，故不宜苦寒直折，而当以血肉有情之品，使身中阴阳协和方息。如仲景猪肤汤治少阴咽痛，即属此例。见热治热，不仅无济，苦寒伤中还可造成各种变证，甚则危及生命。《伤寒论》厥阴病，阳气来复发热，误用黄芩汤彻热，发生"除中"死证，就是误用清法的结果。

（二）寒凉过度，胃阳受伐致误

白虎汤主治阳明胃热证。石膏辛寒，与知母相配有强大的清热效果。吴瑭所谓："用之得当，原有立竿见影之妙；若用之不当，祸不旋踵。"又曰："孟浪者，不问其脉证之若何，一概用之，甚至石膏用至斤余之多，应手而效者固多，应手而毙者亦复不少。"指出清热之药过度，寒凉内伐胃阳，后患无穷的情况，必须引以为戒。

黄柏、知母能清下焦肾经虚热，故肾虚有热者，常配以使用。若不以病情需要，用之不当，亦可寒伤其肾者。《寿世保元》指出："世俗补阴丸以知母、黄柏为主，但可施于壮盛人，纵欲相火多者可矣；若虚损不足之证已成者，及五十岁外人服之，则元阳精气，由何而生？知母黄柏辛苦大寒，虽曰滋阴，其实燥而损血；虽曰降火，其实苦先人心，久而增气，反能助火败胃，故下焦有火，可暂用而不可久也。"

（三）清而无效，不知补配致误

如上所述，阳明独胜之热，非白虎而不能化险为夷，若惑而不敢使用，就会坐失良机。如若清而无效，又当改从他治。对此，程国彭说："凡病清之而不去者，犹有法焉，壮水是也。"是说使用各种清法无效，而下焦虚火依然存在者，当改从补水以配火，所谓"壮水之主，以制阳光"者是也。这个方法，具有普遍指导意义。即久清、久渗、久燥等药治而不效，应改从相应的补剂方药治之。否则一味地清、一味地利水、一味地祛风，就会铸成大错。

（四）清热药配伍失当致误

不同的热证，应配伍不同的药味。历代医家对此说法较多。程国彭说"风寒闭火则散而清之"；"暑热伤气，则补而清之"；"湿热之火，则或散，或渗，或下而清之"；"燥热之火，则润而清之"；"伤食积热，则消而清之"。而病情不同，清热方法亦异。如有补血清热法，《医门法律》指出："东垣发热恶热，大渴不止，烦躁肌热，不欲近衣，其脉洪大，按之无力者，或无目痛鼻干者，非白虎汤证也，此血虚发燥，当以当归补血汤主之。"有清透法，如朱震亨所云："轻手按之热甚，重手按之不甚，此热在肌肤，宜清之，用地骨皮、麦冬、竹茹之类。"有发散郁火法，如"若重手按之热甚而烙手，轻手按之不觉热，此病在肌肉之内，宜发之，用东垣升阳散火汤、火郁汤之类。"不明这些方法，单知热者清之，就会发生误治。

（五）不知用特种药清特种火致误

中医在长期实践中，积累了许多清火特效药物。诸如青黛可清泻五脏郁火，玄参能泻无根之火，山栀子屈曲下行、能清降三焦游火从小便泄去。又如知母、黄连合用清降胃火之功大增；石膏、麻黄合用有较好的宣肺清热平喘作用；黄芩、芍药同用，共奏清热止痢，坚阴止痛之功等。针对不同的病因病机，正确地选用这些清热药物，对提高清法治疗效果，减少失误也是有重要意义的。

病例1：发热误清案

阁老李序庵患发热，有门生馈坎离丸，喜而服之。余曰："前丸乃黄柏知母，恐非所宜。《内经》有云：'壮火食气，少火生气。'今公之肝肾二脉，数而无力，宜滋其化源，不宜泻火伤气也。"不信，服将两月，脾气渐弱，发热愈甚，小便涩滞，两拗肿痛。公以为疮毒。余曰："此肝肾二经亏损，虚火所致耳，当滋补为善。"遂朝用补中益气汤，夕用六味地黄丸，诸症悉除。余见脾胃素虚，肝肾阴虚而发热者，悉服十味固本丸。与黄柏、知母之类，反泻真阳，令人无子，可不慎哉！（《医林误案》）

评析：不分虚实，但见发热，便用知柏，药不对证，故热不仅不减，反伤阴气。幸丸药性缓，及时调治，尚可得愈。

病例2：温病清解不愈，又调治无方致误案

金禄卿室，患温，顾听泉连进轻清凉解而病不减。气逆无寐，咳吐黏痰，舌绛咽干，耳聋谵语，旬日外，始延孟英诊焉。曰：体瘦脉细数，尺中更乱，竟是阴气先伤，阳气独发，所谓"伤寒偏死下虚人"……再四研诘，乃知发病前一日，徒然带下如崩，是真液早经漏泄矣。否则药治末讹，胡忽燎原益炽？痉厥之变，不须旋踵。禄卿坚恳勉图。孟英以西洋参、生地、二冬、二至、元参、犀角、黄连、鸡子黄、知母为方，另用石斛、龟板、鳖甲各 120g，左牡蛎 480g，煮汤代水煎药，顾听泉又加阿胶，且云：我侪用此育阴镇阳，充液息风大剂，焉能津枯风动，痉厥陡生乎？服 2 剂，果不能减。后惑旁言，而祷签药，附、桂、干姜，罔知顾忌，径至四肢拘挛而逝。是误药速增其毙而增其惨也。(《回春录新诠》)

评析：此例屡治不验，致温邪久羁深入阴分。其动风痉厥，虽以加减复脉养阴息风，无奈区区 2 剂，杯水车薪，无济于事，加之病家惑于旁言，迭进温燥，误而又误，无异于火上浇油，热炽阴涸，气绝而亡也。

五、补法失宜

"虚者补之"，"损者益之"，故凡阴阳气血虚损之证者，当以补益之法治之。补益方法，可分药补和食补两类。以草、根、木、皮、金、石、丹、砂调治人体正气者，称为药补。以谷、肉、果、菜充养人体正气者，称为食补。药助元气而祛病气，食养体气而不消病气。故虚损之病体，必先药补，使元气复初而再以食补。无病之人，不须药补而只宜食补。

药补，即补法，包括补气、补血、补阴、补阳、温补脏气，以及多种补剂综合运用。补益正气与祛邪气，既相对应又相联系。补正可以祛邪，攻邪亦可助正。古人有"养正积自消，邪去正自安"之说，把祛邪与补正放在同等重要位置上来理解，颇具辩证法思想。

补法失宜，专指误用药补，是补法运用不当，补而病不得愈，抑或使病情加重或产生留邪等变证。《医学心悟》所谓："有当补不补误人者，有不当补而补误人者，亦有当补而不分气血，不辨寒热，不识开合，不知缓急，不分五脏，不明根本，不深求调摄之方以误人者。"现就常见的补法失宜，作一介绍。

（一）药补方法掌握不好致误

凡脏腑气血阴阳不足之证，其证虚、脉虚者，当随其所在脏腑，或补气，或补血，或补阴，或补阳，或气血双补，阴阳双补。若虚火上浮者，当补阳以引火归原，或滋阴以制之。不明于此，易致误补。

若病人体内有客邪，积滞郁热，反见神昏体倦，脉细涩者，当以先祛邪，后补正，反之闭门留寇，邪难从出，亦为误治。若表证兼里虚者，当先治其里虚，后解其表邪，反之则误。若血虚有热，当凉血行血；血脱者，首当益气，所谓"有形之血，不能速生，无形之气，所当急固"，违背这些治疗原则施补，便为误矣。

（二）不明脏腑相关理论补虚致误

五脏虚损补法，可分正补、相生补和先后天补三种。针对某脏虚损进补者，称为正补。如《难经》所云"损其肺者，益其气；损其心者，和其营卫；损其脾者，调其饮食，适其寒温；损其肝者，缓其中；损其肾者，益其精"即是。相生补者，子虚补母之意也。如肺虚者补脾，补土生金也，余脏皆此。补先后天，指补肾与补脾两种。先天之本在肾，肾寄真阴真阳，肾精充盛，五脏皆盛；后天之本在脾，脾胃化生精血，脾气健旺，五脏亦旺。脾肾功能正常，生机茂盛。至于补脾、补肾何者为重，何者为先？程国彭说："脾弱而肾不虚者，则补脾为亟；肾弱而脾不虚者，则补肾为先；若脾肾两虚，则并补之。"一般来说，青壮年肾虚者宜补肾，老年人肾虚则宜补脾为优。

（三）不分病体虚损程度，补药剂量使用不当致误

中医对病体虚损程度虽无确切的衡量标准，但临床上总有一个大致的范围。例如气虚偏重者，当以补气为主；血虚偏多者，补血药偏多，剂量亦重。《伤寒论》治心阴阳两虚证用炙甘草汤，方中炙甘草四两，生姜三两，人参二两，生地黄一斤，桂枝三两，阿胶二两，麦冬半升，麻仁半升，大枣三十枚。其中生地黄、麦冬、阿胶补阴养血；桂枝、人参补养心气。补阴药味既多，量亦重；补阳药味少而量亦轻，说明本证以心阴虚为主。取其补阴养血为主，使血脉得养而心阳振奋。又如厚朴生姜半夏甘草人参汤主治腹满，方中重用厚朴、生姜、半夏行气消满，轻用甘草、人参健脾益气。其中行气消满之药明显多于健脾益气之药，说明其胀满的性质当属虚少实多之证。不明虚实程度，不能量病用补，就难以取得治疗效果。

（四）不明补药配伍致误

其一，不了解补阴药与补阳药互用致误。张介宾云："善补阳者，必于阴中求阳，则阳得阴助而生化无穷；善补阴者，必于阳中求阴，则阴得阳升而泉源不竭。"是说滋阴而不忘补阳，补阳而不忘益阴。由于滋阴药多腻滞，补阳药多温燥，故滋阴方中佐以温阳行气之药，则滋而不腻；补阳方中佐以益阴之品，则温而不燥。滋阴与补阳药同用，有助于提高补肾的效果，不明于此，其效难求矣。其二，不了解补药与泻药配伍致误。补药多为阴柔腻润，用之不当，每易滞膈，妨碍气机运化，所以补药之方当配有一定的理气之品，如补中益气方中用陈皮，补血方中用川芎，补肾方中用茯苓、泽泻等，皆取静中求动，动静相生之义也。不知此，可致误补。其三，不了解补气与补血配伍致误。补气与补血药的互用，历代医家都有论述。如《张氏医通》认为："血虚而用血药，必兼气药为主，血脱者益气，为血不自生，须得阳和之药乃生，阳生则阴长也。若单用血药，血无由而生，反而伤犯中州之患"。《医家四要》说得尤

为明确："气为血之帅，血为气之配，气既病矣，则血不得以独行，故亦致血病，是以治气药中必兼理血之药，如当归、赤芍、牛膝、红花等品，亦可选而用之。"气血药互用，是从气血生理病理提出的一种用药方法。当然在实践中，仍须结合病情，防止滥用，以免产生不良反应。例如，气虚不宜用芎辛耗散阴血，血虚不可用参芪助阳损阴血，带有升提的气药，尤当禁忌。《续名医类案》所谓："补中益气汤为东垣内伤外感之第一方，后人读其书者，鲜不奉为科律，然不知近代病人多阴分不足，上盛下虚者十居九焉。即遇内伤外感之证，投入辄增剧。非此方之谬，要知时代禀赋各殊耳。阴虚人误服补中益气，往往暴脱。"这种情况也应当引起注意。

（五）不了解老幼、产妇、病后用补有宜与不宜致误

世人皆以为老年人、幼儿、产妇及大病之后宜补，而不了解这类人中也有不宜用补或不宜用某些药补的。其一，老年人不宜滥用温补。老年人气血渐渐衰退，阳气由之不足，适时调补阴阳，当属合乎自然，但不得一味地使用温补。《格致余论·养老论》中说："人生至六十、七十以后精血俱耗，平居无事，已有热证何者？头昏、目眵、肌痒、溺数、鼻涕、牙落、涎多、寐少、足弱、耳聩、健忘……奚止乌、附、丹剂不可妄用，至于好酒腻肉，湿面油汁，烧炙煨炒，辛辣甜滑，皆在所忌。"是说老年人若无明显的阳气虚损，不宜过多地使用桂附、鹿胶等温阳壮阳之品，否则容易暗耗真阴。滥用温补，甚则反促寿命。至于人参之类补品，气虚者可用，阴虚内热或患有邪实病证者，也不宜服用。老年人施补，必先审其体质，量其有病无病，病之属虚属实、属寒属热，随其证而选用药补。若凭人们的主观想象，滥用温补，多易误伤真阴。其二，幼儿不宜峻补。清代医家沈金鳌云："婴儿脏气未全，不胜药力，周岁内非重症，勿轻易投药，须酌法治之，即两三岁内，反受药累，此幼科之要诀也。"是说幼儿脏气娇嫩，不得妄用药物峻补。宜以营养丰富的食物，帮助生长发育。近年有些孩儿家长，为助生长益智，服用温补气血的"保健"药品，使得幼儿生须者有之，幼女乳隆、阴道见红者也有之，均属滥补或补之过也。其三，产妇患病不宜妄补。产妇因气血耗损，适当服用调补气血之品，亦属顺理。但产后体虚而复感外邪，或产后恶血留滞发热者，多不宜药补。《时病论》所谓："倘有时邪者，得补益剧；内有恶露者，得补弥留，双证叠加，不自知其用补之咎耳。"一般来说，产后有病当随证调治。如血虚有寒，宜用四物汤加炮姜补阴敛阳；恶血留滞发热，当兼治恶血；伤食发热，兼治食滞；外感发热兼治外邪。产后患病用补而生变逆之证者，临床并不少见，故亦当引起人们的注意。其四，病后脾弱，或邪气未尽者，不宜早补。病后，特别热性病之后，脾胃之气未复，一般不宜早补。否则滋腻滞胃，易生食滞、心烦等证。若病后脏腑气血虚损而又邪气未尽者，当以养胃兼清邪热。如《伤寒论》397条所云："伤寒解后，虚羸少

气,气逆欲吐,竹叶石膏汤主之。"是伤寒病已解,余热尚未清除、气液两伤的证治。若病后食滞,脘腹胀满,发热心烦,仲景又有用枳实栀子清热除烦;夹有宿食阻滞者,当酌情加入大黄,以除实邪的实例。这些证治方法,足以说明病后脾胃虚弱不宜过早使用药物峻补。病后,使用食补者,亦应有所节制,否则,"以病新瘥,人强与谷"(勉强进食),就会造成"日暮微烦"的症情。

病例1:湿热病证误补案

一中年男性胃痛(十二指肠球部溃疡)到某院中医科治疗。该院正开展用黄芪建中汤加减治疗溃疡病的疗效观察。病人服后3天,突然感觉头晕目眩,如坐舟车,旋转不定,耳鸣如潮,恶心,烦急,到某医院急诊,予以对症治疗。缓解后,继服溃疡药,2剂后,上述症状又现,另有大便干,小便黄赤,舌边尖红,苔黄腻,脉弦滑有力。余诊为湿热郁蒸、中焦阻滞,投以清热利湿、化浊导滞:生薏苡仁15g,蔻仁6g,半夏10g,厚朴10g,枳实10g,黄连粉3g(冲),栀子10g,藿香10g,佩兰10g,滑石10g,竹叶6g,酒大黄6g,3剂后上症消失。随证辨治而愈。(《燕山医话》)

评析:中焦湿热证宜清热化湿,此服黄芪建中甘温补剂,湿热益增,故病突发眩晕、恶心、烦急。此误发生在方剂"疗效观察"之中,显然是缺少辨证论治所致。

病例2:阳明实邪未除误补案

彭某,女,23岁,妊娠恶阻,恶心呕吐,厌食倦怠,其母怜其消瘦体弱,给服生晒参10g煎汤饮服,尔后,呕吐加剧,以致水食难入,心烦,腹胀脘闷,渴不引饮,形体更加瘦弱,大便秘结,常在10天以上,用开塞露导引,方能得解,排出量极少。妇检:"宫体无异常发现,于左下腹触及一串糖葫芦样块物"。除静注葡萄糖液、内服大黄苏打片外,再给中药,处方:炒党参9g,炒白术9g,炒枳壳4.5g,炒六曲9g,远志9g,川续断9g,竹茹4.5g,木香3g,4帖。服后未能改善病情。转中医治疗。症见频繁呕吐,心烦口干,脘腹胀痛,大便13天未解,形体消瘦,动则欲汗,脉细滑少力,舌尖红,苔少腻黄,证属阳明腑实,惟祛邪庶可扶正。炒川黄连4.5g,姜竹茹9g,制半夏9g,炒枳实9g,川厚朴6g,广藿香6g,佛手片6g,大腹皮9g,火麻仁9g,当归6g,广木香6g,3帖后呕减神安,欲大便但数至圊而不能得。前方去木香、藿香、佛手加炒大黄、生姜、北沙参、香谷芽,计13帖,呕止便通,食加神振。(《长宁医萃》)

评析:此恶阻用补疗效不显。正如徐大椿所言:"故虽甘草、人参,误用致害,皆毒药之类也。"大黄苦寒,凉血泻实,一般孕期不宜使用,本用之,而使恶阻消除,机体恢复健康,亦即《黄帝内经》"有故无殒"之旨矣。

病例3:误用人参致目盲案

郑某,形体丰满,素喜进补,数日前将上好人参60g纳入鸭腹煮食,5日后觉目光模糊,10日后两目青盲,不能视物,遍治罔效。求诊于余,余曰:"五脏六腑之精,上输于目,因食参太多,气机遏塞,清气不能上蒸,精气不能上注,故盲也。"按益者损之之意,可用食疗法,嘱服梨汁一碗,使大便日利 2~3 次,10余日后,两目已能见物,服至 1 月,两目复原,能察秋毫矣。(《长宁医萃》)

病例 4:老人感邪误补案

苏州某官之母,伤于食,又感风邪,身热不食,医者以其年高体虚,发散中杂参、术投之,病转危殆……为补药所误,乃用大黄、槟榔、厚朴、莱菔子之属,一剂病如故。众疑其谬,某谓药力未到,复二剂,泄去积滞无算,病遂瘳。(《冷庐医话》)

评析:上三案均属误补。录此仅供参考。

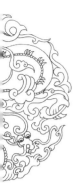

第五章　中医误诊误治的防范措施

中医误诊误治是可以避免的。避免或尽量减少失误不仅是医务工作者和广大病员的殷切期望，也是医者最基本、最重要的职责和使命。历代医家为此做出了不懈而又巨大的努力，并总结出了许多卓有成效的防误经验和见解，值得我们认真去思考和借鉴。

第一节　中医学对医者素质的要求

一、医者的思想与品德要求

（一）以国家利益和民族利益为重的思想

医务工作的对象是病人，病人期望着医生，解除其疾苦。因而医者的职责既重大，又神圣。明确了这一点，才能立志精研医学，树立全心全意为人民服务的思想。

（二）具备无私奉献的精神

唐代大医家孙思邈认为，作为医生，对待自己的工作，不仅要精神安定、专一，而且不能有私欲和贪求。一旦遇到危急重症病人时，亦"不得瞻前顾后，自虑吉凶，护惜生命"。必须做到"见彼苦恼，若己有之，深心凄怆，勿避险巇，昼夜寒暑，饥渴疲劳，一心赴救"。就是要急病人之所急，想病人之所想，全身心地投入救治，绝不能因私事耽搁抢救病人的时间，更不能有借故推脱的思想和做法。古代医家朱震亨提出，只要是为了病人，"虽百里之远，弗惮也"；清代名医何鸿舫，为了使病人得到及时的治疗，他自己置备了许多药罐和炭炉，免费为病人服务。这种不计个人安危和得失的思想，不仅受到百姓的称赞，更重要的是可以提高治疗效果，减少临床失误。

（三）要把病人当亲人，更不能乘人之危，夺人钱财

汉代医家张仲景之所以被后人奉为"医圣"，不只是他的精湛的医疗技术，更重要的是他有"上以疗君亲之疾，下以救贫贱之厄，中以保身长全"的全方位为病人服务的思想。而对那些只知钻营名利，不去留神医药者，"居世之士深感痛切"。仲景仁爱救人，赤诚济世的崇高思想，为历代医家所推崇，是医界之典范。把病人当亲人，关键是要落实到具体的行动之中。孙思邈说："若有疾厄来

求救者,不得问其贵贱贫富,长幼妍媸,怨亲善友,华夷愚智,普同一等,皆如至亲之想。"又说:"医人不得恃己所长,专心经略财物,但作救苦之心……又不得以彼富贵,处以珍贵之药,令彼难求,自炫功能,谅非忠恕之道。"是说对待所有的病人,都要一视同仁,要把病人当作亲人一样地认真诊治。

凭借自己的专长,医疗中存心谋取钱物者,是不能成为一个好的医生的;对富贵的病人,处以珍贵之药,令彼难求,以此炫耀自己才能者,也非良医所为。因为这些地方最能反映出医者品德,当然也就与医疗的质量相关了。

（四）谦虚谨慎,力戒自满

"勤求古训,博采众方"这是汉代张仲景撰写医学巨著《伤寒杂病论》取得成功的一句至理名言。勤奋地追求、学习,广泛地搜集、总结他人治病经验,如果没有谦虚的思想与品德是难以办到的。《外科正宗》的作者陈实功所谓:"同道之士,不可生轻侮傲慢之心,切要谦和谨慎,年尊者恭敬之;有学者师事之;名重而自高者,逊让之;技精而未显者,荐拔之。"只有这样,才能获得更多的有用的知识,才能成为知识渊博、技艺精良、病人欢迎的医生。

（五）求真务实、善于总结的思想

"医司人的生命",实事求是地诊治疾病是从事医疗工作必备的品德。《小儿卫生总微论》中云:"疾小不言大,事易不云难。"任何半点虚假都会给病人带来损失。而要做到这点,必须不断地学习和总结临床得失。成功的治疗经验固然要好好总结,失败的教训同样要引起足够的重视。善于总结才能不断地改进,才能成为高明的医师。

以上简要地介绍历代医家对医者思想素质、道德作风的基本要求。如今我国医学界也十分重视医疗质量,并强调首要任务是树立良好的医德医风,要求医务工作者实行"救死扶伤"和全心全意为人民服务的良好思想,因此古人对医者的思想素质要求仍有重大的现实意义,值得继承和发扬。

二、医者的知识结构与智能素质要求

（一）加强经典著作的学习

中医经典著作包括《黄帝内经》《伤寒论》《金匮要略》《神农本草经》等,是中医学的精华。清代徐大椿所谓:"一切道术,必有本源,未有目不睹汉唐以前之书,徒记时尚之药数种而可为医者。"现代许多著名的中医学家,根据自己切身的体会,几乎一致认为学习中医,以精读经典的原著最为关键。近40多年的高等中医教育的实践也已证明:凡是重视和加强了经典原著课程教学的,培养出来的学生,中医理论水平较高;由于基础扎实,中医临床工作的后劲也大。

为什么学习中医,一定要学好经典著作? 这是因为其一,经典著作,是我国古代医家长期实践经验的总结。中医对人体生理、病理的认识，诊断与治疗的方法，方剂药物的配伍及护理等医药知识都做了详尽的记载。理法方药高度综合，示人以规矩和治法。其二，经典著作言简意赅，注重实用，又经历了数千年、亿万次的反复实践检验和充实，其论断已十分精辟，学术思想已臻成熟。其三，经典原著是一种诊治疾病的认识体系，经过原著课程严格训练之后，临床思考的系统性、逻辑性大大地增强，所以经典原著是培养中医临床创新能力不可缺少的教材。其四，按照经典理法方药的理论治病，其疗效就高。经方，以及后世创立的温病方不仅治外感热病，而且能治"一切病"，包括一些新发的疑难杂病，这是古今医家的普遍共识。因此，提高中医技能，减少贻误，必须深求经典要旨。《医验录》概括地指出"惟学则能生人，不学则适足以杀人"，令人深思。

（二）通晓历代医家学术思想

历代医家从各自的实践中总结出许多富有特色的治疗方法，值得我们去好好学习和继承。前辈医家所谓"外感法仲景，内伤法东垣，湿热法河间，杂病法丹溪"，特别是明清时期的医家如李中梓、喻昌、吴有性、叶桂、柯琴、吴瑭等对医家们的贡献也很大。《时病论》云："如阅古吴叶香岩之《临证指南》，可知临时之圆变，用药之灵机。阅若耶章虚谷之《医门棒喝》，可知名家之疵谬，醒医家之聋聩。阅淮阴吴鞠通之《温病条辨》，可知寒伤于足经，温伤于手经。阅吴门周禹载之《温热暑疫全书》，可知温热暑疫受病之源各别。"说明对各家的学说和经验的学习，可以弥补自己的不足，提高自己的医疗技能。如今各地出版与发表的医论、医话、医案可谓汗牛充栋，阅读并吸取各家之长对于识证、辨证及活跃思维，减少贻误都是大有裨益的。

（三）注意辨疑、纠偏理论的学习

《四库全书提要》对喻昌《医门法律》一书评价中指出："此书专为庸医误人而作，其分别疑似，既明毫厘千里之谬，使临证者不敢轻尝；其抉摘瑕疵，并使不寒、不热、不补、不泻之方，苟且依违，迁延致变者，皆无所遁，其情状，亦可谓思患预防，深得利人之术者矣。"这段话有两层含义：一是要注意辨别似是而非的内容。有些说法，表面看似乎有理，实际上是不明确的，属于毫厘千里之谬。运用疑似理论指导实践，是很容易发生偏误的。二是不可用平淡方剂治疗疑难病证。平淡方剂不能针对疑难病的特点，起不到以药性之偏调整脏腑之偏的治疗作用，故难以愈病。至于历代医家所论有其实用的一面，也有偏颇的一面。在学习与运用的过程中，应该做到互参互合。《医学正传》云："每憾世医多蹈偏门，而民命之夭于医者不少矣……若不参以诸贤所著，而互合为一，岂医道之大成哉。"《证治汇补》也说："古人之说，各有一长，取其所长，合为全璧。"由于各家学术思想产生的时代不同，经历与民病种类和体质的差异,因而存在着今人用古方发生偏差之误。防止失误须要学习古方古法,而对古人的见解同样要一分为二,接受其正确的一面,纠正其不合临床、不合传统医理的一面,这样才能减少失误。

（四）多读名医医案

出自名家之手的中医医案,既融汇了中医理法方药,又蕴含着他们治疗的智慧和技巧。是指向病魔的"战斗方案",是临床经验的结晶。黄煌教授在他的《医案助读》中写道:"自成独到的医案,发挥经义,透彻事理;能反映中医学术的丰富多彩;又深入浅出,读时如入万花丛中,开心悦耳,胸旷神怡;有时能激发热情,拍案叫绝,有时又津津有味,悠然神往,真是一种特殊的享受,循循善诱的教学。"多读名家医案,可以起到以下几个作用。

1. 训练辨证论治的技能,培养知常达变的本领。清代俞震在《古今医案按·自叙》中写道:"闻之名医能审一病之变与数病之变,而曲折以赴之,操纵于规矩之中,神明于规矩之外,靡不应手而应,始信法有尽,而用法之巧无尽也。成案甚多,医之法在是,法之巧亦在是,尽可揣摩。"余景和在《外证医案汇编·序》中讲得尤为明确:"医书虽众,不出二义。经文、本草、经方,为学术规矩之宗,经验方案笔记,为灵悟变通之用,二者皆并传不朽。"

2. 丰富辨证论治知识,为我所用。多读名医医案,可以增加以下几种临床知识:一是"家系学"知识,国外有一种杰出科学家的家系学的说法。即凡有创造发明的科学家(如诺贝尔奖获得者等)与他继承的学术背景是分不开的。中医传统的学习和研究,也是通过医案的揣摩和经典条文的推敲进行的。欲为中医,经典不可不读,医案亦不可不读。如清代何其伟所著《斅山草堂医案》,其学术渊源,可追溯到南宋,至何其伟已传二十三代。孟河马培之的学术经验,家传已有七世。他们的医术精湛、脉理精细和治效显著是不言而喻的。二是独具一格的诊疗方法。今人姜春华名老中医在《名老中医之路》中说:"我学习每家医案,能收到或多或少的养料,如王孟英的养阴疗法,薛立斋的平淡疗法,吴鞠通的用药剧重,在临床上各有用处。"周学海在《全国名医验案类编》中也说:"每家医案中必有一生最得力处,细心遍读,是能萃众家之所长矣。"医家独特的经验和学术思想,可供临床借鉴和一辈子受用。中医医案,文理并茂,所述病机、症状简而明达,学习名家医案,于登堂入室,最有帮助。若能注意评注模仿思路与术语,对中医写作增色尤多。

第二节　提高中医诊治能力的经验与做法

历代医家在防止临床失误方面,积累了不少的经验,他们的做法,很值得效仿和借鉴。

一、起手二法

（一）未病先防，已病防变

刘锡《活动便览》中说："古人谓良医治未病，犹良相治未乱。"懂得了疾病的发生原因，制定有效的防病措施，是临床工作者义不容辞的任务。《黄帝内经》所谓"食饮有节，起居有常，不妄作劳，故能形与神俱而尽终其天年"。具体来说，在饮食方面，应尽量地不食过寒、过热、过量、过快、过硬之食物。张介宾说："大都饮食之伤，必因寒物者居多。"故无论四时，常令暖食为宜。饮食应有时间和节制，暴饮暴食或过饥、过饱、过硬易伤肠胃而引发疾病。缓缓进食，充分咀嚼，才能消化吸收。起居运动亦应顺其自然，违背自然规律，很难保持健康。劳逸也勿使过极，过劳伤气，过逸滞气，都能影响健康。治未病的另一个含义，就是在发病之初就要及时地进行治疗，防止病邪内传，发生变证，先除其患病之邪，对防止其他并发症也不失为起手的一个重要举措。

（二）先议病，后议药

历代医家主张治疗疾病，应当"先议病，后议药"。喻昌的《寓意草》中说："故治病必先识病，识病然后议药，药者所以胜病者也。识病，则千百药中，任举一二种用之且通神；不识病，则歧多而用眩。"议病就是通过望闻问切推断"十二经受病之所""审阴阳表里无差忒也"也就是先要了解病因、病位、病性。《医学心悟》中说："凡病之来，不过内伤、外感，与不内外伤三者而已。内伤者，气病、血病、饮食，以及喜、怒、忧、思、悲、恐、惊是也。外感者，风、寒、暑、湿、燥、火是也。不内外伤者，跌打损伤，五绝之类是也，病有三因，不外此也。至于变证百端，不过寒热虚实表里阴阳八字尽之，则变而不变矣。"后议药，是根据病情而确立相应的治法和"胜病之药"，《医学心悟》说："论治法，不过七方与十剂。七方者，大、小、缓、急、奇、偶、复；十剂者，宣、通、补、泻、轻、重、滑、涩、燥、湿也。精于此则投治得宜也。"

先议病后议药，实际上就是要先识病情，知病从何起，药以何应。先做到心中有数，不至于盲目蛮干。先议病后议药才能做到"有是病即有是药；病千变，药亦千变"。它与只议药不议病，那种试图以一方包治百病，以为验方可以不受任何理论约束，随意施用的认识是完全不同的。《儿科方要》说："每见庸人不辨是非，惟以口道听之方，一概混用，往往至于相误。"可见，先议病后议药是防止临床失误的一个重要思维方法。

二、谋略三法

中医治病应做到有智、有勇，智勇双全。智包括计谋、治病策略；勇则是要有胆有识，做到胆大心细与灵活变通。

（一）胆大心细，灵活变通

孙思邈所谓"行欲方而智欲圆，心欲小而胆欲大"，就是说在诊断明确的情况下，治病要果断、慎重。果断是指当用则用，无所顾忌。张介宾认为：治病用药本贵精专，尤宜勇敢，若新暴之病，虚实既得其真，即当以峻剂直攻其本，拔之其易。若危安在举动之间，即用药虽善，若无胆量勇敢，而药不及病，亦犹杯水车薪，尚恐弗济。心细就是要细心诊断，心态沉稳，用药周密。《医林改错》明确地指出，医生临诊"必须亲自其证……断不可徒取虚名，恃人立论，病未经见，揣度立方，倘不知病源，方不对症，是作活人之心，遗作杀人之事，不可畏欤"！心细沉稳虽包含着谨慎从事的诊断和治疗，但过于小心、轻描淡写地不敢用药也是无济于事的。故胆大与心细必须统一。

灵活应变，是指医者诊治疾病应根据病人的现有证情及其变化状况，采取变通的方法。不可呆板"八股"。《伤寒论》所谓"观其脉证，知犯何逆，随证治之"就是说不论何病、何时、何变，都要具体分析，灵活对待。具体来说，要根据病人的体质、年龄立法遣方。年老之人最忌伐削；年少赋薄用药分量尤宜酌减。再就是要根据病变的不同阶段调整药物与剂量。如恽铁樵所谓"病之初期发热与末期发热迥然不同，初期之热，肌肉不削，津液不竭，涕泪汗溲以药行之则行，末期则相反。以初期之方施之末期，非但不效，反足增病。如口渴唇干舌燥，初期以凉药解之则解，末期则反增痞满。又如初期热病，汗之而汗，攻之而便，分利之而溲，施之末期，发汗则失血，攻之则息高"。注意病变的不同阶段，分期施治也是减少失误的重要方面。此外要注意随病的变化用药。《时病论》对暑温过服大寒药所致的病例中说："即如是证，过服寒凉，热证未去，而寒证又生，此病一变也。暂时用温热之剂，先破寒凉之气，此药一变也。服之肢体回温，舌苔仍燥，此病又一变也。即舍热药，转用凉剂收功，此药又一变也。"此病中因病理三变，故治法用药亦三变，可谓灵活应变用药之范例也。

（二）除邪安正，治病救人

除邪与安正是治疗中必须处理好的一对矛盾。处理得好，病除而正安，处理不好，邪虽去而正已衰。临床上因乱施攻伐，造成变证坏证者，并不少见。《医门法律》云："若以肺气虚热，白虎汤法施之，则脾气从之下溜，转促其阴之亡耳。"沈明宗亦说："病在表而医反下之，诛伐无过，致伤脾之气，所以下利清谷。"仲景《伤寒论》中因攻下致死、清泄过度而发生除中死证者，论述尤详。故每一个医者在运用除邪方药时，应该慎重对待。

如何才能做到邪除正安呢？古人提出以下几点经验：

其一，必须掌握药物的正、副作用。《脚气钩要》说："药者毒也，世俗不解药之为毒之过也。"是说凡药皆有有益的一面，也有毒害人体的一面。犹如

"水能载舟，亦能覆舟"的道理一样。医生用药，是以药物的偏胜，以矫正病的偏向。所以不仅要掌握药物的治疗作用，做到有的放矢。又要了解各种药物的负面效应。峻攻之药如此，补益之品同样如此。参、芪、归、术补气补血，利人处虽多，但邪滞于中，用之也有留邪之害。《理瀹骈文》说："杀人不必在峻药也，即和平之药，亦能因循置人于死。"了解药物的正副作用，还有利于变弊为利，济世活人。《医余》书中曾打了一个用药如用兵的比喻："药者，凶毒也；兵者，凶器也。善用者则为良药，为义兵；不善用则为恶药，为不义之兵。"医生的职能就是要用其利而不用其弊，变其弊而为利。

其二，对证用药，轻重得宜；治病用药，务求切病。《近代中医流派经验选集》对用药切病，提出四要："一切见证，二切病因，三切气候，四切体质。"要求做到"轻药亦切，重药亦切，曲折亦切，概括亦切"，这样才能达到"战无不胜，攻无不克"的效果。

其三，根据病人的体气用药。病人体气不足，宜先补正，后祛邪，或攻邪与补正并施。仲景治病十分注重病人的阳气、阴精，所以或汗或下始终贯穿"扶阳气，存津液"大法。叶桂治温病，更以保存津液为"第一要义"。张介宾则把对胸中之大气的维护提到非常重要的位置上来，他说："一生之活者，阳气也……得阳则生，失阳则死。"喻昌对此大加发挥，在《大气论》中说："气聚则形存，气收则形亡。"又说："大气一衰则出入废，升降息，神机化减，气立孤危矣，如之何其可哉。"故他主张祛邪治病，必时时顾及胸中之气。如"水饮据胸位，以桂枝去芍药，加麻黄附子通胸中之阳气。胸痹心痛，以薤白白酒通阳。若胸中之阳不亏则用枳术汤足矣，用枳必用术各半"。这些经验是十分可贵的。

其四，调脾保胃气。脾胃为人体的后天之本。古人认为，治病必靠胃气来载行药力。故调脾保胃对于人体的健康，乃至于康复病体，至为关键。治病首要安抚病人的神，神安则病易愈。《慎斋遗书》中说："神之所以安者，气也，气得其平，则神安而无病，然神气之所以因之衰旺者，胃也。能治病者，必不亡胃。"所以书中提出"诸病不愈，必寻到脾胃之中，方无一失"。临床上凡久病、难疗之证，当以调理脾胃。各种疾病如果见到有吐泻表现的，亦以调治脾胃为先。脾胃功能恢复，不仅有助于药物生效，而且各种疑难疾病也容易康复。

如何才能做到治病又不伤胃气？以下几种方法可以参考：一是祛邪方中佐以甘温之品，如解肌发汗、清热止利方中用甘草、大枣等。又如白虎和白虎加人参汤清胃热亦用甘草和胃保胃。二是峻药不可久用。如承气汤的使用，"得下，余勿服"等。三是辛香温燥之品宜暂而不宜久用。防止燥伤胃阴。四是病轻不宜大剂、重剂，防止因药力过重伤及胃气。《幼科发挥》说："调理但取其平,补泻无过其剂……辛热走气以耗阴,苦寒败阳而损胃。"又说:"今之调脾胃者,不知中和之道,偏之为害,喜补而恶攻,害之攻者大,害于补者岂小小哉。"指出用药不宜太过,攻药如此,补药亦应如此。

(三)兵法用药

古人有"用药如用兵"之说。孙子兵法《谋攻篇》说:"故知胜有五:知可以战与不可以战者胜,识众寡之用者胜,上下同欲者胜,以虞待不虞者胜,将能而君不御者胜。"就是说知道可以打或不可以打的,知道多兵与少兵不同用法的、官兵有共同欲望的、以己有备对敌无备的、将帅有指挥才能而国君不加以牵制的才可以取得战争的胜利。医生治病,攻邪安正,与用兵之道也有相通之处,所以说,用药如用兵,懂得用兵之道,对医生治病,也是有益而无害的。

清代柯琴著《伤寒论翼》六经正义第二,曾就六经辨证的治法,以兵法作喻,谓"先明六经之路,才知贼寇所从来"。"明六经地形,始得握百病之枢机,详六经来路,乃得操治病之规则"。其间他把邪入太阳地面便用的汗法,称作"麻黄为关外之师,桂枝、葛根为关上之师,大小青龙为关内之师""柴胡桂枝汤,是两路分击之师也"。还有清野千里的白虎,清宫除盗之承气等说法,比喻生动而形象,可以参阅。

清代徐大椿也有"向导之师"(即根据经络用药)、"行间之术"(离间瓦解)、"一病而分治之"(用寡以胜众,使前后不相救,而势自衰)、"数病合治之"(力捣其中坚,使离散无所统,而众悉溃)等用药如用兵的治病方法。当然,任何疾病的治疗都要从具体病情出发进行周密思考。正如吴瑭所云:"兵贵神速,机圆法活,去敌务尽,善后务细。"这些都是治病时要注意的地方。

三、辨疑似证三法

中医有"疑难病证"之说,其实,疑难病证就是无法明确断的疑似病证。俗话说"世上无难事,只怕有心人"。只要经过努力,再难的事也是可以攻克的。而缺少辨别疑似病证的能力就会导致治疗失误。《医阶辨证》中云:"一旦临疑似之证,若处云雾之中,不辨东西南北,几微之际,瞬杀人。"所以辨疑似病证是每一个医者必须掌握的。

(一)现象与本质不一致的辨别

疾病的症状(表现)与内在的变化(如病体的反映)往往是一致的。例如发热,其表现应当不欲近衣,口渴而欲饮水等,这是真正的热证。有时又不一致,如发热,反欲近衣,口虽渴反不欲饮,这就是现象与本质的不一致。通常称这种发热为假热。辨寒热虚实真假,仲景《伤寒论》已有明训。历代医家也有许多好的经验。喻昌治"徐国桢伤寒六七日,身热目赤,索水到前,复置不饮,异常大躁,将门牖洞启,身卧地上,辗转不快,更求入井。一医汹汹,急以承气与服。余证其脉洪大无论,重按无力。谓曰,此用人参附子干姜之证……"就是现象与本质不一致最好的例证。

识别寒热虚实的真假,最主要的方法是:一要看病人内在的反映。如《医学心悟》说:"一病之寒热,全在口渴与不渴,渴而消水与不消水,饮食喜热与喜冷,烦躁与厥逆,溺之长短、赤白,便之溏结,脉之迟数以分之。"热病必消水作渴喜冷,小便必短少而赤,脉象必数而有力。反之则为寒证。又说:"一病之虚实,全在有汗与无汗,胸腹胀痛与否,胀之减与不减,痛之拒按与喜按,病之新久,禀之厚薄,脉之虚实以分之。"胀、痛不减,拒按,新病、脉实为实证,反之为虚证。二要细察似有脉症,特别是对久病、禀体虚弱的病人常有"似有症""似有脉"的存在。如久病积聚中呈现的"大实有羸状,至虚有盛候"的症状,即是假象。又若临床上按之痛,面红气粗,脉来有力者,多为真实证;若默默不欲言,肢体不欲动,眩晕昏花,或虽倦怠而稍动则舒,虽不食亦有思食或能食之时等多为虚假之证。张介宾说:"虚实之要,莫逃乎脉,如脉之真有力,真有神者,方是真实证;似有力,似有神者,便是假实证。"三是证、脉、舌综合分析。杨乘六说:"证有真假凭诸脉,脉有真假凭诸舌。果系实火,则舌必干燥焦黄而敛束且坚卓也,岂有重按全无脉者,而尚得谓之实证?满舌俱胖嫩者,而尚得谓之实火哉?"四是考察治疗经过。病人满胀、不欲食似属实证,已用泻实而反下利不止则为假实;病人脉细数,身热似为热证,若已使用苦寒清热而反吐者,多属假热。

（二）虚实错杂的辨别

虚实错杂,是指虚中夹实的一类病证。包括虚人患实邪,如禀体素弱而感外邪、伤食积等。强人体受损,如禀体虽壮而失血、劳损等。虚实错杂的临床表现又各不相同:有时通体皆虚,一二处独见实证;通体皆现实象,一二处独见虚证。这种情况下,一二处独见的虚证、实证最为吃紧。这种独见证,张介宾称为"独处藏奸",故凡有"独处藏奸"的病情,都应作虚实错杂对待。以便得到合理的治疗。

（三）试探性治疗

对于寒热不清,虚实难辨的病人,先采用一些方药进行试探性治疗,也不失为一种策略。如心下痞满,究属虚实,一时辨不清楚。可用泻实之下法试治,若治后痞满加甚,则属虚痞。何以知之?下后中气益虚,升降之机失旋,故痞由满而硬结,故知为虚。届时当改用补虚理气,即可治愈。试探性治疗,只是在病情疑似难辨的情况下,不得已而采用之的方法。随处滥用,往往促成真情隐伏,造成误诊误治。

（四）疑似病证治疗原则的确定

其一,重在培补,不宜夺邪。如证在阴虚阳虚疑似之际,水亏者,只宜大补其阴,不得再伐其阳;火虚者,只宜大补元阳,不得再伤阴气。《医门法律》云:"实者阴阳因有余,但去所余,则得其平;虚者阴阳有不足,再去所有,则两者俱败。"

其二,摆正祛邪与扶正的关系。一般来说,外感以祛邪为主,内伤以扶正为主,虚实不显的宜祛邪与扶正并举。《医学正传》提出:内伤重而外感轻者,为内伤夹外感证,治宜先补益而后散邪,或以补中益气为主治,加散邪药,当以六经脉证参究,各加本经药治之。或外感重而内伤轻者,为外感夹内伤证,治法宜先散邪而后补益,或以辛凉等解散药为君,而参、术、苓、芎、归等药为臣使,是其治之也。《医家四要》也指出:内伤夹食者,此不足中之有余也,治以消导为主,补脾为佐;又有内伤而夹寒者,此亦不足中之有余也,治以温散为主,补气为佐。又有内伤而犯欲者,此不足中不足也。治以十全大补汤为主。内伤与外感疑似之际,不可妄用发散和寒凉,以防止散邪伤正,寒凉伤脏。

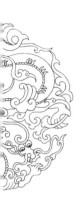

第六章 常见病证误诊误治及防范措施

第一节 内科常见病证

一、感冒

【概述】

感受风寒暑湿及病毒之邪而发生的恶寒发热、头身疼痛、鼻塞流涕、脉浮等症称为外感病。古代称为太阳表证,有恶风汗出脉缓的中风表虚证、恶寒头身疼痛脉浮紧的伤寒表实证,以及发热、口渴、不恶寒的称之为温病。若感受具有传染性旳疫毒之邪称为流行感冒,疫毒疾病初期也可见到感冒症状,常被误诊为普通感冒。一般感冒有表寒、表热、表虚、表实及寒热虚实夹杂等情况,治疗用药均有所不同。当注意识别,以免发生误诊误治。

【辨证论治失宜】

(一)救误病例举隅

病例1: 初某,男,3个月,因发热4天,咳嗽,气促,抽风2次,住院查体温39.4℃,脉搏106次/min,发育营养中等,右肺叩诊稍浊,两肺呼吸音粗糙,有干啰音及小水泡音,以右肺为著,肠鸣音略亢进。血常规:白细胞总数12.9×10^9/L,中性粒细胞0.68,淋巴细胞0.32。胸透:右肺上下均可见片状阴影,肺纹理模糊。临床诊断:腺病毒肺炎。

病程与治疗:因发热、咳嗽有少量痰,伴有腹泻,日四五次,精神委顿,纳少,门诊退热消炎止咳无效,突发抽风入住院治疗。先用土霉素、红霉素,并服大剂量麻杏石甘汤,复以银翘散加味,寒凉彻热,症状未见改善。即停用红霉素。请蒲老会诊:当时高热40℃,仍无汗,面色青黄,咳而喘满,膈动足凉,口周围色青唇淡,脉浮滑,指纹青,直透气关以上,舌质淡,苔灰白,胸腹满。此属感受风寒,始宜辛温疏解,反用辛凉苦寒,以致表郁邪陷,肺卫不宣。治宜调和营卫,透邪出表,苦温合辛温法,用桂枝加厚朴杏子汤加味。

处方:桂枝五分,白芍六分,炙甘草五分,生姜二片,大枣二枚,厚朴五分,杏仁十粒,僵蚕一钱,前胡五分,1剂。

药后有微汗出,体温渐退,精神好转,喉间有水鸡声,腹仍满,膈动微减,吃奶已好转,仍便一日5次,口周围青色稍退,脉滑不数,指纹青色亦稍退舌淡苔秽白。营卫虽和,但肺气仍闭,湿痰阻滞,宜温宣降逆化痰为治,用射干麻黄汤加减。

处方:射干五分,麻黄五分,细辛三分,法半夏一钱,紫菀五分,五味子七粒,炙甘草五分,炒紫苏子一钱,前胡五分,生姜二片,大枣二片,1剂。

药后,体温已降至36.4℃,精神好转,全身潮润。……右肺水泡音较多,脉沉滑,舌淡苔退。乃表邪已解,肺胃未和,宜调和肺胃,益气化痰为治。仿厚朴半夏甘草人参汤加味。

处方:西洋参五分,厚朴七分,法半夏一钱,炙甘章五分,生姜二片,橘红五分,2剂。

药后仅有微咳……少许干啰音,脉沉细而滑,舌正常,无苔。用二陈汤加白前、紫苏子、枇杷叶、生姜各2剂,恢复正常,病愈出院。(《蒲辅周医案》)

评析:这是寒证误用凉药散热,病情不减反重;改用辛温透邪出表,立刻取效的救误案例。例中分析十分清楚,无须赘述。唐代孙思邈《千金翼方》中有这样一段话:"尝见大医疗伤寒,惟大青、知母等诸冷物投之,极与仲景本意相反,汤药虽行,百无一效……伤寒大论,鸠集要妙,以为其方,行之以来,未有不验"。也是对此病例的最好诠释。说的是大医治伤寒热病,总是不加辨别,动手就用凉药或清热解毒,结果是"百无一效";而运用仲景伤寒理论辨证用药就能"未有不验"。足见,不分表寒表热证,概用清热的治病做法,并非现在才有的,而是由来已久的误治现象。改变这种现象,只有读懂弄通仲景救误之书。

病例2:外感风寒误用温补案

余幼时在孟河,见吾师曹秋霞先生三弟,名焕美。风寒虚痰入络,肢体隐痛,彼因自开药肆,妄自立方,以参、芪、鹿胶、杞、仲、附、桂、熟地温补之品,服三四剂痛甚,服至十余剂,四肢瘫痪不能动,肌肉如死,不知痛痒,二便遗之满床,后延马培之先生及其大少君逸亭兄诊视。曰:"风寒虚痰阻络,被腻补碍塞气机,营卫不通,已成坏证,不治之病。"后延之匝月,逢骨节大肉处,色皖白,内溃,流黏水,肉如烂瓜而毙。(《余听鸿医案》)

评析:外感风寒,当以发散表邪为治。此误补留邪,变成坏证,实属不该发生的失误。

病例3:辛卯冬月,有同道长子患伤寒病,畏寒头痛,发热无汗,屡服发散,汗不能出,热不能止,变痉而逝。其次子旋得此症,连进发表,皮肤干涩,发热愈炽,同道骇怖请观,告余曰,明是寒邪伤营,见症俱属外感,奈何汗之不应,又岂死症耶? 余曰:辨证虽真,未能相体故耳。郎君关弦尺迟,面白露筋,及中气虚而血不足,故寒邪外感,非滋其血液,何能作汗。汗既不出,热何由解? 宜与当归建中汤。同道又欲减除饴糖,余曰,建中之用,妙义正在于此,

且糖乃米谷所造,所谓汗生于谷也。如法啜之,果微汗热退而安。(《谢映庐医案》)

评析:气血不足,外感风寒,宜先培补中气,滋其源,然后解邪,取微汗而愈。其辨在于"尺中脉迟"用当归建中汤治之,究其治法亦在仲景《伤寒论》中。

病例4:陈某,男,34岁,农民。早上起来即恶寒怕风,发热头痛,鼻塞流涕,服荆防败毒散恶寒稍减,发热更甚(体温39℃),咳嗽吐痰,胸中烦热,身紧无汗,口渴,小便黄,舌质红,苔边白中黄,脉浮紧带数。诊为风寒束表、火邪内郁,治用疏风散寒、清宣内热,方用银翘麻黄汤加减。金银花12g,连翘9g,麻黄6g,杏仁9g,牛蒡子9g,山栀子6g,桔梗9g,芦根15g,甘草3g,服上方2剂寒热已解,轻咳,吐痰黄稠,口渴,纳差,舌红,苔薄黄,脉滑略数。此属风寒解散,内热势孤,治宜清热肃肺,佐以健胃,拟方:金银花12g,黄芩9g,天花粉12g,紫菀9g,浙贝母9g,麦芽9g,芦根15g,甘草3g,服上方3剂,热清咳宁。(《疑难病症治验录》)

评析:病者素蕴内热,复感风寒,呈现外感风寒,内有郁热之象,治用疏风散寒,清宣内热,辨证明确,用药合理,故取得治疗效果。

(二)防范措施——注意类证鉴别

1. **风寒与风热感冒**　两者均有恶寒发热脉浮等症。风寒感冒以恶寒重、头身疼痛、舌苔薄白而润、脉浮紧为主症,治宜辛温解表,方用麻黄汤、荆防败毒散加减;风热感冒则以发热较重、脉浮数、苔薄黄而干、口渴为常见,治宜辛凉解表,方用银翘散、桑菊饮加减。

2. **湿热外感与燥邪外感**　两者均有恶寒发热,但因感邪之燥湿不同而病情有异。湿热之邪中表以恶寒发热、身热不扬,兼头身困重、苔腻、脉濡缓为特点,治宜化湿解表,方用羌活胜湿汤加减;燥邪犯表则见发热微恶风寒,兼口鼻干燥、口渴,或干咳少痰,治宜滋燥散邪,方用桑杏汤、清燥救肺汤加减。

3. **外感暑湿与温邪**　两者发热较甚,但暑邪伤表多见于夏季,暑热伤气伤阴,且多夹湿,故以发热重、恶寒轻、汗出口渴、恶心呕吐、头胀胸闷、舌苔白腻脉虚细为特点,治宜清暑益气,方用新加香薷饮,清暑益气汤加减;温邪多发于春季,温热易伤津液,故以口渴、脉浮数为主要表现,治宜辛凉解表,方用桑菊饮加减。

4. **气虚外感与阳虚外感**　两者均为体虚兼有外感。气虚外感发热者多兼怠惰嗜卧、气短、泄泻或内脏下垂,或遇劳则甚,脉弱等症,治宜补中益气汤、黄芪建中汤加减;阳虚外感发热多兼脉沉微细,恶寒肢冷等症,治宜温阳解表,方用麻黄细辛附子汤或参苏饮加减。

【辨病施治失误】

（一）疾病误诊误治

1. 传染性疾病早期误作感冒诊治　各种传染性疾病,例如麻疹、百日咳、流行性出血热、流行性脑脊髓膜炎等早期均可见到全身性的恶寒发热,头痛,全身肌肉酸痛的症状,若不注意其发病特点,极易误作感冒施治。

2. 急性气管-支气管炎症误作感冒诊治　急性气管支气管炎的发病初期,可见有鼻塞、流涕、畏寒发热等类似于感冒的症状,若忽略咳嗽、胸痛、痰多呈黏性脓性等主症而误作感冒治疗则疗效欠佳。

（二）防范措施——掌握辨病要领

1. 麻疹　小儿未经预防接种,发热、畏光、流泪,2~3天后颊唇黏膜有细小点状白色黏膜斑出现,3~4天后,皮肤出现充血性皮疹。实验室检查:眼、鼻、咽分泌物涂片染色见到巨核细胞、鼻咽部分泌物和血培养分离出麻疹病毒可确诊麻疹。

2. 百日咳　以小儿阵发性痉咳,白细胞总数明显增高,淋巴细胞占优（50%~80%）可诊为百日咳。

3. 流行性出血热　在流行区内可见到发热出血,低血压（或休克）,肾脏损害为特点的病症,可诊为本病。

4. 流行性脑脊髓膜炎　在流行季节（7~9月）见发热、头痛、呕吐、嗜睡。2~3天后有脑膜刺激征或伴有昏迷、惊厥、精神异常等症。实验室检查:白细胞总数增高,中性多核细胞居多,可做出诊断。

5. 急性气管-支气管炎　除一般感冒症状外,大凡见到咳嗽、胸痛为主要症状,1~2天后咳出黏液性脓痰,或伴有血丝者,可诊断。

【文献摘要】

1. "内伤脾胃,乃伤其气;外感风寒乃伤其形。伤其外为有余,有余者泻之,伤其内为不足,不足者补之。内伤不足之病,苟误认作外感有余之病而反泻之,则虚其虚也。"（《脾胃论》）

2. "伤寒过二三七日不愈者,因气不足也,扶原为主,从脾胃调理,庶不枉人性命。"（《慎斋遗书》）

3. "杂合病,当杂合治,不必先治感冒,统视其形色,强弱厚薄,且与补中、化滞、行滞。中气一回伤滞稍行,津液自和,通体得汗,外感之邪自解,若只顾表散外邪,又不究兼见邪脉,亦不穷向所得之病因与病情,执着巧施杂合治法,将见正气日虚,邪滞不出,皆拙工之过也。"（《续名医类案》）

4. "脾肾阳虚者,遇表寒外束,可酌用麻黄附子细辛汤,发表温经之力更强,但用此可不可久,表解即止,防其温散太过。"（《谢昌仁临床医学经验》）

二、咳嗽

【概述】

古人以有声无痰谓之咳;有痰无声谓之嗽,有声有痰谓之咳嗽。咳嗽既是一个症状,又是一个独立的病证。在临床上治疗咳嗽,首先要分清外邪犯肺引起的咳嗽与内伤咳嗽。清代医家陈念祖对此说得明白:"外感之咳,其来在肺,故必由肺以及他脏,此肺为本而他脏为标也;内伤之咳,先因伤脏,故必由他脏以及肺,此脏为本,而肺为标也。"因而咳嗽之治,不仅要分辨外感、内伤,而且要弄清病情之标本,方不致误。此外"肺为娇脏"用药稍有不慎,如配伍、剂量不当,多难生效。

【辨证论治失宜】

（一）救误病例举隅

病例1:陈某,男,31岁。盛夏夜间受凉后出现恶寒发热,鼻塞流清涕,头身疼痛,咳嗽痰多,质清稀。曾用感冒冲剂、川贝精片、多西环素、螺旋霉素等治疗2天,病情未好转,咳嗽加重,咳则胸痛,夜间需服可待因、安定（地西泮）方可入睡,遂来医院诊治。体温39.5℃,咽部充血,右肺中部语颤增强,叩诊呈浊音,呼吸音减弱。血常规:白细胞11.8×10^9/L,中性粒细胞0.85。胸片示右肺中叶有一3cm×3cm边界模糊不清片状阴影。诊断为右肺中叶肺炎。患者体温虽高,但询之却恶寒重,发热轻,无汗,咳引右胸痛,声音重浊,吐白色泡沫痰,饮食少思,精神欠佳,小便清长,舌色不红,苔白腻,脉浮紧,一派风寒袭表,肺失宣肃之象。病既属风寒实证,则不惑于"夏月无正伤寒"之说,遂用辛温重剂以解表散寒,宣肺止咳。予麻黄汤合葛根汤,大制其剂:麻黄、桂枝、白芍、大枣、杏仁各15g,葛根30g,甘草、生姜各10g。急令煎汁,不分昼夜,每3小时服1次。服药2小时后微微汗出,体温开始下降,24小时体温降至正常,恶寒发热顿减,咳嗽减轻。原方再进1剂,咳嗽再减,但见口干,咳嗽少痰,咳痰不爽,由于已有化热之象,故改用清金化痰汤加减治疗,服药4剂,病获痊愈。(《新中医》)

评析:本例恶寒发热咳嗽、身痛、痰清稀,医以肺部炎性病变,用感冒冲剂(辛凉解毒)与消炎药治之,病情不减反重,显然药不对症。后从中医辨证分析,诊为风寒表实证,用重剂辛温解表散寒,宣肺止咳,病情减轻而愈,此同样是运用仲景方法取得的成效。

病例2:一男子,三十五岁,因连夜劳倦不得睡,感嗽疾,痰如黄白脓,嗽声不出。时初春大寒,医与小青龙汤四帖,觉咽喉有血腥气上逆,遂吐血线,自口中左边出一条,顷遂止。如此每一昼夜十余次。诊其脉弦大散弱,左大为甚,人倦而苦于嗽。丹溪云:"此劳倦感寒,因服燥热之剂以动其血,不急治,恐成肺痿。"遂与参、芪、术、归、芍、陈皮、炙甘草、生甘草、不去节麻黄,煎成入藕汁,服两日而病减嗽止。却于前药去麻黄,又与四帖而血证除。脉之散大未收敛,人亦倦甚,食少,遂于前药去藕汁加黄芩、砂仁、半夏,至半月而安。(《宋元明清名医类案》)

评析:这是元代名医朱丹溪的治验病例。病人因感受湿邪发病,湿邪在体内化热,热邪灼肺引发咳嗽,前医不按辨证施治,用小青龙汤治之,小青龙汤中有麻黄、桂枝辛温助热,灼伤肺络,于是咯出血丝,显然是没有按照小青龙汤适应证使用所致,丹溪识得发病之根本,采用参、芪、术等健脾化湿,藕汁加芩、夏等清热化痰止血,从而得以痊愈。

病例3:周某,女,38岁。感冒发热后咳嗽半月,干咳无痰,气急而促,入夜咳剧,咽干口燥,胸闷不畅,咳引胁痛,身无寒热,纳呆寐差,溲黄便干,舌质淡胖嫩,苔薄白,脉沉细无力。先以热病伤肺阴,用清燥救肺汤化裁,沙参、麦冬、生石膏、炙枇杷叶、桑皮、知母、桔梗、阿胶、甘草。服5剂,告曰:大便已畅,干咳不减。又思药力未到,前方加大阿胶用量,继服5剂,服药后不仅干咳未减,反致胸闷纳呆更甚,无奈另请某医诊治,某医辨为肺气虚甚,用补中汤加五味子、乌梅愈之。余反复思之,热病后之干咳,虽阴虚居多,但病人既无阴虚之午后烦热,且舌淡不红,脉亦不数,怎能偏执阴虚一端? 验之临床,始发现热病干咳不已,确有不少属肺气虚损之症,采用补气敛肺法治之,确有良效。(《北京中医》)

评析:肺阴虚与肺气虚均为虚证,但临床表现并不尽相同,气虚以咳声低弱、气短自汗畏风、容易感冒、乏力为主,治疗宜补气固表,选用补中益气合玉屏风散为主;肺阴不足则见干咳少痰、声嘶或痰中带血、口燥咽干,或有潮热盗汗,舌红少苔脉细数无力,治宜滋阴润肺,方用沙参麦冬汤。此病人似乎两相兼有,单用养阴治疗,效果不显,后采用补气法才取得良效。说明治病必须仔细分辨。其间从脉从舌而不从症的做法,也值得参考,故录此。

病例4:张氏,产后感风咳嗽,用辛散轻剂不效,改用阿胶,五味子,当归,潞参,茯苓,甘草,甜杏仁研炒,一啜而安。可知橘、桔、芎、苏,体虚慎用。(《类证治裁》)

评析:本例旨在说明内伤咳嗽,如产后感风,或是体虚感受外邪,治疗方法应先调治气血,待正气恢复,咳嗽自愈。若直接使用辛散解表则不会生效。

病例5:扶某,女,51岁。因淋雨受凉,出现发热恶寒,咳嗽身痛,以感冒论治3日不效,且咳剧,胸痛,气促。查血常规:白细胞13.8×10^9/L,中性粒细胞0.79,淋巴细胞0.21。西医诊断为大叶性肺炎。以中西医结合,先用麻杏石甘汤、清燥救肺汤、定喘汤,配合庆大霉素、青霉素、氨苄西林、头孢菌素等治疗,1周后虽寒热退,但咳嗽不止,夜间为甚,彻夜不得眠,胸痛,吐黄白稀痰,量多,纳差乏力,脉细结,舌质淡暗,苔淡黄、根部稍厚,面色少华。以脾肺气虚,寒饮阻肺辨证,治以补益肺脾,散寒化饮,拟六君子汤合小青龙汤加减:太子参20g,白术10g,茯苓10g,法半夏10g,陈皮10g,麻黄7g,桔梗10g,白芍10g,五味子5g,干姜7g,细辛3g,蒲公英12g,甘草5g。4剂咳喘渐平,渐撤西药,再守方4剂,咳嗽渐止,睡眠明显改善,纳食倍增。仍以六君子汤加味调理半月而愈。(《中医杂志》)

评析:大叶性肺炎病人,用麻杏石甘等药清肺,配合抗生素消炎治疗是临床常见的方法,用药后炎症虽已消退,但本证属于感受风寒,使用寒凉之药;消炎药同属苦寒,两寒叠加,致肺气失宣,故咳嗽不止。结合夜间为甚,彻夜不眠,痰多、纳差、脉细结、乏力显示病体脾肺气虚,故用六君子汤合小青龙汤加味,调理而愈。

病例6:程右,肺素有热,风寒外束,腠理闭塞,恶寒发热,无汗,咳呛气急,喉痛音哑,妨于咽饮,痰声辘辘,烦躁不安。脉象滑数,舌边红,苔薄腻黄。邪郁化热,热蒸于肺,肺炎叶举,清肃之令不得下行。阅前服之方,降气通腑,病势有增无减,其邪不得外达,而反内逼,痰火愈亢,肺气愈逆,症已入危。急拟麻杏石甘汤加味,开痹达邪,清肺化痰,以冀弋获为幸。净麻黄,生石膏,光杏仁,生甘草,薄荷叶,轻马勃,象贝母,连翘壳,淡豆豉,黑山栀子,马兜铃,冬瓜子,鲜芦根(去节),淡竹沥(冲服)。(《丁甘仁医案》)

评析:本证属于邪热壅肺之咳嗽,并未显示肠腑有燥热内结之证情,就用降气通腑,是误用下法。好在邪气未陷,仍在肺中,故用麻杏石甘汤加味,热清痰除而愈。

病例7:张友樵治一酒客,夏月痰喘气喘,夜不得卧,服凉药及开气药不效,有议用金匮麦冬汤者。张诊之,右寸数实,此肺实非肺虚也,投以人参则立毙矣。遂用葶苈五钱焙研,滑石五钱煎服,立愈。明年复感客邪,壅塞肺气,喘咳复作,医以葶苈进不效,反烦闷汗泄。张诊其右寸浮数,口渴恶热,冷汗自出,喘急烦闷。曰:"此热邪内壅,肺气郁极,是以逼汗外越,非气虚自汗也。服葶苈反烦闷者,肺热极盛,与苦寒相格拒也。夫肺苦气上逆,本苦以泄之。而肺欲散,又当急食辛以散之。"与麻杏甘石汤一剂。肺气得通,喘止汗敛,诸症悉平。(《续名医类案》)

评析:酒客体内多湿热,夏令患痰浊气喘,前医用凉药、开气药,皆不对证,故不效;张氏医诊得右寸脉数实,为肺热实证,用葶苈、滑石,泄肺气,利湿邪而愈。次年发病,他医复用葶苈不效反增,显然病情有变,张氏诊脉右寸浮数,为外感热邪,用麻杏甘石汤,使肺气得通,诸症悉平。足见同一个病人患同一种病,由于病因、病理不同,治疗方法亦应有所区别。总之,中医治病,必须遵循随证施治的原则,方能立于不败之地。

病例 8:儒者张克明咳嗽,用二陈、芩、连、枳壳,胸满气喘,清晨吐痰,加苏子、杏仁,口出痰涎,口干作渴。薛曰:"清晨吐痰,脾虚不能消化饮食也;胸满气喘,脾虚不能生肺金也;涎沫自出,脾虚不能收摄也;口干作渴,脾虚不能生津液也。"遂用六君、炮姜、肉果补脾,更用八味丸以补土母而愈。(《宋元明清名医类案》)

评析:《素问·咳论》云:"五脏六腑皆令人咳,非独肺也。"说明诸脏腑功能失调,皆可病及于肺,导致咳嗽。此为脾虚不能化生精血,营养周身,反生痰浊贮肺,肺气不利,咳嗽不除。前用二陈等理气化痰,效不明显,后用六君、八味,补其脾肾功能,促进运化故愈。亦即"补土生金"之大法。

病例 9:王某,男,2 岁零 10 个月。2 天前因饮食不节而致咳嗽,五更咳甚,咳剧时呕吐,吐出饭后咳嗽暂息,手足心发热,夜卧不宁,不思饮食,小便黄,大便秘结。舌质红,苔白,中心厚腻,指纹沉滞。肺部 X 线透视未见异常,体温 36.8℃。查血常规:白细胞总数 9.8×10^9/L,中性粒细胞 0.40,淋巴细胞 0.52,嗜酸性粒细胞 0.08。曾服西药增效联磺片、川贝止咳糖浆,无效。证属食积咳嗽,治拟消食导滞,化痰止咳。予保和丸方加减:连翘、陈皮、半夏、茯苓各 7g,莱菔子、槟榔各 5g,山楂、神曲、香附、炙款冬花各 8g,枇杷叶 3 张,水煎服。1 剂。二诊:服上药后大便已解,昨晚咳嗽明显减轻,纳差,舌质正红,舌苔薄白。上方去槟榔、香附,续服 1 剂,诸恙遂平。半月后家访,咳嗽愈后未再复发。(《上海中医药杂志》)

评析:本例是食积于胃肠引发的咳嗽。故宜消食导滞,化痰止咳。

病例 10:曾治周嘉兴,每夏至患咳嗽,服降火化痰之药而益甚。诊之脾肺肾三部脉皆浮而洪,按之微细。予曰:"此脾土虚不能生肺金,肺金不能生肾水,而虚火上炎也。"朝用补中益气汤加麦冬,夕用八仙长寿丸加愈。(《宋元明清名医类案》)

评析:此证由脾虚并累及肺肾所生的咳嗽,宜从三脏调之。用降火化痰,药不对证,自然不会生效。

病例 11:谢自成治曹某,女,12 岁。患者自 2 岁起即经常咳嗽气喘,喉中痰鸣。好发于冬春两季,虽进开肺化痰、温肾纳气之品,疗效不佳。9 日前因感寒而致咳嗽气喘,痰白清稀,近 2 日尤为加剧,且以夜间为甚,纳食尚可,尿频数,面目浮肿、淡白少华,唇微发绀,舌体胖嫩质淡,苔薄白,脉濡细。此乃痰浊阻肺,肾不纳气。脾为生痰之源,徒治肺肾,尚不为法,用燠土胜水法以建培土生金之功。方以甘姜苓术汤合苓甘五味姜辛汤加味:熟附片、白芥子、炙甘草各 8g,茯苓 15g,炮干姜、海浮石、白术各 10g,五味子 6g,细辛 2g,沉香 5g,生姜 3 片。连服 4 剂,喘息稍平。遂守本方出入,连服 30 余剂而愈,观

察半年未复发。(《上海中医药杂志》)

　　评析：此例诊为脾、肺、肾三者功能失调引起的咳嗽，而忽略健脾这个最根本的要素，徒治肺肾，故疗效不佳。

　　病例12：李士材治一人，发热干咳，呼吸喘急。始用苏子降气不应，乃服八味丸，喘益急。诊之，见其两颧俱赤，六脉数大。此肺肝蕴热也。以逍遥散用牡丹皮30g，薏苡仁15g，兰叶9g，连进2剂，喘吸顿止。以地黄丸料，用麦冬、五味煎膏，及龟胶为丸。至10日而康。(《续名医类案》)

　　病例13：熊寥笙治某患者，男，30岁。咳嗽2月余，服中西药至今未效，多为祛痰散寒、清热润燥之剂。症见咳嗽吐痰，早晚为甚，气上逆则咳剧，时作寒热，头晕胁痛，胸闷不舒，疲乏少食，口苦咽干，痰涎壅塞，咽喉如物梗阻，神情抑郁，苔薄白，脉微弦。证属七情郁结，气郁生痰，肺道不利而咳，肝之病也。宜疏肝解郁，理气化痰，用逍遥散合半夏厚朴汤加味：柴胡9g，当归9g，白芍9g，云茯苓9g，白术9g，薄荷9g，苏叶3g，厚朴9g，法半夏9g，金钱橘9g，川贝母6g，甘草3g。服6剂，药后咳嗽气逆减，喉间有物梗阻感消失，寒热不作。又服4剂。逍遥丸早晚吞服以善后。(《中国现代名中医医案精华》)

　　评析：上述两例皆为肝气失于条达，引发肺气失于宣降的咳嗽，宜从源流处着手，用逍遥散加味调治。

　　病例14：朱良春治某女性患者，21岁。咳嗽痰少，时夹血丝，两颧红赤，两胁隐痛，午后自感全身皮肤烘热，病已3月余。曾服中药30多剂，效不显。苔少，舌质红，脉弦细数。学生认为是阴虚作咳，又值秋令，阴虚燥咳无疑。随即予养阴润燥之剂3剂。复诊时患者诉说服药后曾获小效，但胁痛反剧，再拟前方加重药量续进之，服后仍旧罔效。乃请教朱老师。朱老师问："胁痛原来有否？"患者答："宿有两胁时痛，且情志易于冲动。"学生顿时醒悟，此并非单纯阴虚燥咳，而是肝郁化火，肝火灼金，木击金鸣，又病程较长，阴分亦亏。乃于原方中加入解郁清肝泻火药朱师称可。药用：北沙参12g，寸麦冬12g，蒸百部18g，软柴胡4.5g，黛蛤散12g(包煎)，旋覆花9g(包煎)，生白芍9g，枯芩4.5g，栝楼皮9g，粉丹皮4.5g，焦山栀4.5g。4剂后，咳已平，胁痛亦减。拟一贯煎去当归，加生白芍9g，栝楼皮9g，2剂而愈。(《上海中医药杂志》)

　　评析：本例证情比较复杂，多剂治疗均不见效果，直到弄清来源于情绪冲动，为肝郁化火，火邪灼肺原因之后，重新辨证才取得良效。

　　病例15：太仓徐姓室女，每日早起梳妆，必呛咳千余声，入夜卸妆亦然，此外一声不咳，半年来理肺治咳无功，时医束手无策，请予治之。此病不在肺而在胃，胃属土而主阴，右关脉来沉细，胃虚已著，以甘淡养胃治之。方用玉

竹、石斛、沙参、麦冬、白芍、甘草、莲米,服 20 剂痊愈。(《中国现代名中医医案精华》)

评析: 胃失和降,影响肺气肃降,上逆作咳,根本在胃,从胃从本治之,自然痊愈。

病例 16: 刘弼臣治郭某,男,3 岁。发热喘咳近半月。曾在外院诊断为腺病毒肺炎,给予抗感染治疗后,发热控制,但仍有低热,咳喘未除,继以自血疗法,同时服用麻杏石甘汤和板蓝根为主汤药多剂,肺部啰音始终不消失。刻下患儿咳逆痰多,喘憋不安,喉中痰鸣如拽锯,咳甚则泛吐痰涎,面色苍白带灰,口唇轻度发绀,腹部作胀,按之不痛,大便稀薄量少,口干渴饮水,不思食,舌苔灰腻质绛,脉弦滑而数。证属肺胃痰热郁阻,病在上中两焦。治宜苦辛宣泄,涤痰宣闭,方用半夏泻心汤合苏葶丸。药如:干姜 1g,法半夏 6g,马尾连 3g,黄芩 6g,莱菔子 3g,苏子 7g,甜葶苈 5g,炙甘草 2g。3 剂后,喘势渐平,胸腹胀满明显减轻,略思饮食,已不吐涎。惟咳逆未瘥,循上方加枇杷叶 9g,再进 3 剂,咳减喘平,肺部啰音明显吸收。继以陈夏六君加薏苡仁、款冬花理脾化痰收功。(《江西中医药》)

评析: 此例引发咳喘原因比较复杂,从症状分析。咳逆痰多腹胀便稀,不思食,属肺胃中上两焦痰气痞证,故用半夏泻心汤加味治之。

病例 17: 熊寥笙治某患儿,男,3 岁。患儿受凉伤食,发热汗出,气逆咳嗽,病已 7 日,曾服疏表宣肺之剂多付,病有增无减。每日午后壮热尤甚,彻夜咳嗽不休,小便黄少,大便秘结 3 日。舌苔微黄而燥,指纹色紫,脉滑数。辨证属表邪不解,外感夹滞,入里化热而成阳明燥实证。治宜大承气汤急下之。大黄 6g,炒枳实 6g,厚朴 6g,芒硝 6g,玄参 3g,甘草 3g。服 1 剂,当晚咳嗽大减,能食且入睡,次日晨得大便,下燥屎 1 次,午后咳嗽、高热平,竟 1 剂收功。(《中国现代名中医医案精华》)

评析: 此病已经内传阳明,故用通腑泻实治之。

(二)防范措施——注意类证鉴别

1. 风寒咳嗽与风热咳嗽　两者均属外感咳嗽,多为新病,起病急,伴肺卫表证,但有表寒与表热之别。风寒咳嗽为表寒证,以咳痰清稀,恶寒微有发热,鼻塞流清涕,无汗,舌苔薄白,脉浮紧为特点,治宜疏风散寒,宣肺止咳,方选三拗汤、止嗽散;风热咳嗽为表热证,以咳痰黄而黏稠,发热微有恶寒,鼻塞流浊涕,口微渴,舌尖红,苔薄黄,脉浮数为特点,治宜疏风清热,宣肺化痰,方选桑菊饮。

2. 温燥咳嗽与凉燥咳嗽　两者均为燥伤肺阴咳嗽,但有温凉之异。温燥多发于初秋,以干咳少痰、少汗、脉浮数为特点,治宜疏风清肺,润燥止咳,方选桑杏汤;凉燥多发于深秋,以干咳少痰、无汗、脉浮紧为特点,治宜疏风温肺,润燥止咳,方选杏苏散。

3. **肺气虚咳嗽与肺阴虚咳嗽**　两者均为虚证。气虚咳嗽症见咳声低弱、气短,兼见面色㿠白、自汗畏风、易感冒等气虚卫外不固表现,治宜补肺益气,方选补肺汤合玉屏风散;阴虚咳嗽症见干咳少痰、咳声嘶哑、痰带血丝、口燥咽干,兼见潮热盗汗、五心烦热颧红、舌红少苔、脉细数无力等阴虚内热表现,治宜滋阴润肺,止咳化痰,方选沙参麦冬汤。

4. **肺热咳嗽与肝火犯肺咳嗽**　两者均有肺失清肃的实热证候,但起病脏腑有异。肺热咳嗽以咳嗽气喘、鼻煽气灼为主症,兼见发热口渴、溲赤便秘等肺经实热表现,治宜清泄肺火,方用泻白散;肝火犯肺咳嗽以咳嗽阵作,甚则咳血为主症,兼见胸胁灼痛、急躁易怒、口苦等肝火内炽表现及痰出不爽、梅核气等气郁痰结表现,治宜疏肝解郁,行气化痰,方用逍遥散合半夏厚朴汤。

5. **痰饮咳嗽与脾虚咳嗽**　两者均有痰饮为患的表现,但病因病机有别。痰饮咳嗽可见咯痰色白量多、痰出咳止,治宜燥湿化痰,方选二陈汤合平胃散;脾虚咳嗽因脾失健运,聚湿生痰,也可见咯痰色白量多,但兼见食少、腹胀、便溏等脾虚表现,治宜健脾益气,方选六君子汤。

【辨病施治失误】

（一）疾病误诊误治

1. **多种肺系疾病误作咳嗽诊治**　多种肺系疾病,如肺结核、肺癌、肺脓肿、支气管扩张、先天性支气管肺囊肿、肺栓塞、硅肺及其他尘肺、肺含铁血黄素沉着症等均可见咳嗽症状,若不注意其发病特点,极易误作咳嗽诊治。

2. **某些传染性疾病误作咳嗽诊治**　某些传染性疾病,如流行性感冒、百日咳等也可见咳嗽症状,如辨病不明,可致病程久延。

（二）防范措施——掌握辨病要领

1. **急性气管 - 支气管炎**　本病起病较急,常先有急性上呼吸道感染症状,继而出现咳嗽、咯痰,先为干咳,后可见黏液脓性痰。伴发热,体温38℃左右。体检两肺呼吸音增粗,散在干、湿啰音,咯痰后啰音可减少或消失。血常规与胸片常无明显改变。

2. **慢性支气管炎**　以咳嗽、咯痰或伴喘息,每年发病持续3个月,连续2年或以上为诊断依据。症见晨起咳嗽,排白色黏液或浆液泡沫性痰。X线检查见两肺纹理增粗、紊乱。发展至后期可见阻塞性通气功能障碍。

3. **肺炎链球菌肺炎**　起病急骤,常有急性上呼吸道感染的先驱症状,随后出现患侧胸痛,咳嗽或深呼吸时加剧,痰少,带血丝或呈铁锈色,伴高热寒战,口唇疱疹。血常规示白细胞升高,中性粒细胞0.8以上。X线示肺叶或肺段实变。痰培养可明确诊断。

4. 肺结核　肺结核病人多有结核中毒症状,如发热、乏力、盗汗、消瘦、咯血等,经X线检查和痰结核菌检查,可以明确诊断。

5. 肺癌　病人年龄常在40岁以上,特别是有多年吸烟史,出现阵发性、刺激性咳嗽,常伴痰中带血,或慢性咳嗽有性质改变者。常伴见胸痛、气促、发热、声嘶、呃逆、消瘦等症状。X线检查发现有块状阴影或结节状影,或阻塞性肺炎,经抗生素治疗未能完全消散。经脱落细胞检查、纤维支气管镜检、肺组织穿刺、体层X线摄片或CT检查等,可以明确诊断。

6. 肺脓肿　起病急骤,高热,突然咳出大量脓痰。X线检查可见局部浓密炎症阴影,中有空腔伴液平。有效抗生素治疗后炎症可完全消退。

7. 支气管扩张　有咳嗽、咯痰反复发作的特点,合并感染时有大量脓痰,或有反复大小不等的咯血史。肺部湿啰音多为单侧性,常见于下部且较固定。X线检查常见下肺纹理粗乱或呈卷发状。支气管造影可以确诊。

8. 先天性支气管肺囊肿　多见于自幼年发病及反复肺部感染的青少年,咳嗽时间长,经保守治疗不能根治。X线检查常见单个或多个圆形阴影或环状薄壁透光区,支气管造影或高压加滤线器胸片能显示囊肿典型征象。

9. 肺栓塞　以呼吸困难为主症,可持续数小时至数日。常伴见干咳无痰、少量咯血、哮喘、头晕、晕厥或休克、心悸、气急、心律失常等症状,如伴右心衰竭,可见肝肿大压痛、肝颈静脉回流征阳性、双下肢浮肿等。

10. 硅肺及其他尘肺　有粉尘或职业接触史。X线检查可见矽结节,肺门阴影扩大及网状纹理增多。

11. 肺含铁血黄素沉着症　以咳嗽反复发作、气短、咯血、贫血、发热为主症,且缺铁性贫血常在出现呼吸道症状后明显加重。X线检查可见肺纹理增多,呈云絮片状阴影。痰或胃液中可找到含铁血黄素巨噬细胞。

12. 流行性感冒　起病急骤,以发热、咳嗽、头痛、全身不适及卡他性炎症为特征,常有流行情况。依据病毒分离和血清学检查,可以确诊。

13. 百日咳　多见于小儿,表现为阵发性痉挛性咳嗽,结束时出现鸡鸣样啼声,咳嗽后常呕吐。血常规检查可见白细胞明显增加,淋巴细胞0.5~0.8。依据咽拭子培养可以确诊。

14. 新型冠状病毒感染　本病是新发的病毒感染性疾病,传染性极强,以发热、干咳、乏力为主要表现,在1周后出现呼吸困难,严重者快速进展为呼吸窘迫综合征、脓毒症、休克、代谢性酸中毒和凝血障碍等。有基础性疾病的老年病人易转入危重期,预后不良。病毒核酸检测阳性,与已知病毒高度同源可确诊。严格管控,注意防护,可以减少发生。

【文献摘要】

1. "新咳有痰者外感,随时解散;无痰者便是火热,只宜清之。久咳有痰者燥脾化痰,无痰者清金降火。盖外感久则郁热,内伤久则火炎,俱宜开郁润燥。……苟不治本而浪用兜铃、粟壳涩剂,反致缠绵。"(《医学入门》)

2. "《内经》云:'五脏六腑皆令人咳,不独肺也。'然肺为气之市,诸气上逆于肺,则呛而咳,是咳嗽不止于肺,而亦不离于肺也。"(《医学三字经》)

3. "大抵治表者,药不宜静,静则流连不解,变生他病,故忌寒凉收涩,如《五脏生成篇》所谓肺欲辛是也。治内者,药不宜动,动则虚火不宁,燥痒愈甚,故忌辛香燥热,如《宣明五气篇》所谓辛走气,气病无多食辛是也。"(《医宗必读》)

4. "上半日多嗽者,此属胃中有火,用贝母、石膏降胃火;午后嗽多者,属阴虚,必用四物汤加炒柏、知母降火;黄昏嗽者,是火气浮于肺,不宜用凉药,宜五味子、五倍子敛而降之;五更嗽多者,此胃中有食积,至此时,火气流入肺,以知母、地骨皮降肺火。"(《丹溪心法》)

三、哮喘

【概述】

哮喘是一种以呼吸急促、张口抬肩为特征的病患。喉中发出痰鸣如水鸡声者为哮;气促连续不得息,无痰鸣声者为喘。哮必兼喘而喘病不一定兼哮。通常哮喘病往往有宿根的存在,随时有可能反复发作。哮病症状可有冷哮、热哮之异,相应地有温肺化痰和清热化痰不同的治法。而从病程分析,在发作期以祛邪治标为先;缓解期以扶正固本为主。喘病也分虚实,外邪袭肺痰火壅肺为实;治宜祛邪利肺;久喘、气不接续多为肺肾气虚证,治宜益气固元。反复发作,久延难愈的哮喘,往往呈现寒热相兼,虚实夹杂等复杂局面,必须细审细辨。

【辨证论治失宜】

(一)救误病例举隅

病例1:张,三十,幼年哮喘已愈,上年夏令,劳倦内伤致病,误认外感乱治,其气泄越,哮喘音哑,劳倦不复,遂致损怯。夫外感之喘治肺,内伤之喘治肾,以肾主纳气耳。加减八味丸,每服二钱五分,盐汤下。六服。(《临证指南医案》)。

评析:叶氏医案叙述简明,必须掌握中医理论和具备一定的实践经验者,方能领会。此言劳倦内伤致病,必累及肾精气已伤,又误用发汗散邪,肺气被夺变弱。脾肺肾气虚,呼吸困难可知,故用八味丸补脾肾纳气为治。

病例2:李某,女,20岁。见其面白、体瘦,俯卧喘息,询问病已8天,饮食不思,寐而不寐,片刻即喘,不得少宁。幸与卫生院为邻,医生每日为其注射青霉素、麻黄素、葡萄糖、氨茶碱,并用麻黄、杏仁、苏子、白果、枇杷等药 10 剂。但患者仍喘气不平，轻咳则汗出，语音低细，诊脉细小而弱，舌红苔薄。此乃肾虚气喘重证。病在上宜求其下，肺主气却归宿于肾，肾不纳气故喘，且能俯不能仰，不足之证也。麻黄、苏子、枇杷、白果只能治肺之实喘，况屡用非体虚所宜，故反汗出喘促虚象毕露，当用八味地黄汤以补肾中水火，水足则不盗母气，火旺则一片阳和。处方：熟地 15g，枣皮 12g，肉桂 3g，附子 10g，丹皮 10g，茯苓 10g，泽泻 10g，怀山药 12g，煎汤频服。第 2 天闻悉，患者服 1 剂即安。继以 2 剂并 1 剂，服后气息和平，饮食渐进，睡卧如常。（《长江医话》）

评析：此例亦属肾气不纳致喘，因发汗病情加重，不用丸剂，改用汤剂，生效更捷。

病例 3：王姓，女，年七旬，夙患咳喘病，每届严冬辄发。诊时，因重伤风寒，复发尤剧。症见咳嗽，气息短促，呼多吸少，夜间喘甚，口吐痰涎，其质黏稠，头晕心悸，五心烦热，腰酸腿软，尿黄，舌红苔剥，脉细数。此乃肺阴虚之咳喘证，法当滋养肺阴，佐以清肺化痰。方用养阴清肺汤：生地 40g，寸冬 15g，玄参 20g，川贝 15g，丹皮 15g，薄荷 5g，白芍 5g，甘草 5g，投 10 剂无效。余思：诊断用药无误，为何不效？于是翻书求教，当阅到清代陈士铎所著《石室秘录》时，有一段论述对余启发甚大。陈士铎曰："肺嗽之症……奈何兼治肾也？盖肺金之气，夜卧必归诸肾之中。譬如母子之间，母虽外游，夜间必返子家，以安其身……"余照此处方：熟地 40g，山茱萸 20g，寸冬 15g，天冬 10g，玄参 30g，苏子 5g，牛膝 10g，沙参 15g，紫菀 5g，甘草 5g，服 10 剂奏效，共服 20 剂病邪得解，咳喘宁息，调养数日，遂得复常。（《北方医话》）

评析：中医认为"肺为气之主，肾为气之根"，且肾水与肺金之间有"金水相滋"的关系。若肾之真元亏损，根本不固，则气虚失其摄纳，逆气上奔而为喘。叶桂有"在肺为实，在肾为虚"之说。故补肾纳气是治虚喘的关键。老年人、夙患喘咳，尤需肺肾双治。若虚喘忽于治肾，也很难起效的。

病例 4：熊某，女，44 岁。患者素有咳嗽气喘，时好时发。1 周前因不慎感受风寒，咳喘复作，并伴有发热多汗，胸闷胃呆，前医投小青龙汤加减，不见有效。患者现症见咳嗽气喘，入夜加重，呼吸困难，难以平卧，发热（体温 38.4℃）汗多，喉中痰鸣，吐白沫痰，心悸不安，饮食不振，大便难，脉象虚数，舌苔白腻，诊为喘证兼有表虚。治宜平喘止咳，调和营卫，用桂枝加厚朴杏子汤：桂枝 5g，白芍 5g，甘草 3g，生姜 3g，红枣 4 枚，杏仁 10g，厚朴 3g，服此方 2 剂，咳喘见减，汗亦不多，身热已退，略思饮食，大便已解。仍守原方加黑锡丹 1.5g 临卧时吞服。服药 3 剂后，喘息已平，安睡通宵，脉平，饮食亦佳，病暂告愈。（《杨志一医论医案集》）

评析：此证外感风寒咳喘而以表虚证为主，不属外寒内饮的小青龙证，故用之无效。从现有证分析，既有咳喘又有发热，汗多表虚证的存在，所以用桂枝加厚朴杏子汤，解肌祛风，调和脾胃，厚朴、杏仁下气消痰，病渐告愈。

病例5：杨某，女，35岁。宿恙哮证9年有余，每于月经前2周发病。一旦经潮，即趋缓解，发时每多求助于抗生素、激素加以治疗。此次又如前而作：咳嗽喘急，喉间痰鸣，不能平卧，口咽干燥，食欲不振，二便正常。既往经期或前或后，常伴小腹疼痛，经量适中，颜色偏暗，时夹瘀块，面色黧黑，神情委顿。两肺布满哮鸣音，心脏听诊正常，肝脾未触及，血常规等检查结果也均在正常范围。舌质暗红，苔薄白，脉弦细而涩。辨证为痰饮内伏，肺失清肃。本缓标急，急则治其标，暂以宣降肺气，化痰止哮，仿小青龙汤化裁。处方：麻黄、淡干姜各6g，川桂枝9g，杭白芍12g，北细辛4g，炙甘草、制半夏、云茯苓、五味子、炙枇杷叶各15g，3剂，1日1剂，水煎分2次服。

二诊：病情如故，苔脉如前。详询病史方知因恚怒所触发。纵观病情，顿悟病由气滞血瘀所为。胞脉瘀阻，上逆于肺，清肃失司而咳哮不已。治宜理气活血，肃肺平哮。处方：制香附30g，全当归、正川芎、怀牛膝、生石膏（先煎）、桑白皮各15g，桃仁、红花各10g，牡丹皮、杭白芍各12g，川桂枝9g，炙麻黄、炙甘草各6g。3剂，如前煎服。

三诊：诸症悉减，复予2剂病除。再予健脾益肾之剂调理善后。随访半年，月经正常，哮证也未再发作。（《中医失误百例分析》）

评析：此哮发于月经来潮之前，经后缓解，当属经期杂证，询问得之于恚怒，成因于气滞血瘀，故与小青龙汤并非对症。复诊时针对病情特点，用理气活血平喘而病除，再予健脾益肾调善后。

病例6：王某，男，56岁。素有哮喘之证，每逢感冒或过劳即发。今因劳动后汗出当风，回家即觉恶寒发热，喘咳心悸，胸紧如石压，喉中如有物上涌之状，张口吸气，服小青龙汤，发热而出大汗，头昏眩难以自主，气陷欲脱，面青肢冷，心悸短气，喘咳不得平卧，头昏眩，静则稍好，动则更甚，小便不利，舌质淡，六脉沉微欲绝。此误汗伤阳，水气上逆所致。拟方：炮附片30g，白术12g，白芍12g，茯苓15g，桂枝6g，补骨脂12g，五味子6g，生姜30g（另熬浓汁，一半入药，一半合黄糖另服）服上药后，各症好转，生姜减为15g，入药同煎，桂枝易肉桂，连服5剂而各症消失，乃以右归丸调理后而愈。（《中医误诊误治》）

评析：体虚咳喘，误用小青龙汤发汗伤阳，出现头目昏眩，小便不利，与阳虚水气上逆的真武汤证相同，故用温阳散水治之。

病例7：王某，男，67岁。素患喘疾，反复发作20余年。近因偶感外邪而再次发病，症见咳喘胸闷，动则气急，难以平卧，痰多色白，咯吐不尽，畏寒肢冷,不发热,纳食不香,二便正常,舌质淡,苔白滑,脉细而兼滑。诊为外感风寒,内伏痰饮,肺失宣降,逆而为喘。治拟解表化饮,宣肺平喘。方用小青龙汤加味,处方:炙麻黄、川桂枝各9g,北细辛3g,法半夏、云茯苓、化橘红、杏仁泥各10g,淡干姜、杭白芍、北五味子、炙甘草各6g,3剂,1日1剂,水煎取汁,2次分服。

二诊:诸症趋缓,惟感气喘、神疲乏力,舌苔同前,脉转沉细。虑其喘咳延久,年逾古稀,辛散之剂不宜过量。遂于原方减桂枝为6g,加五味子为20g,3剂,煎服法同前。

三诊:喘闷反增,痰咳不爽,神情困顿,且面色晦滞,舌质淡红,苔白滑,脉细数。细审脉证,辨证并无差误,推其病情加剧的原因,很可能是过于重用五味子的结果,以致收敛有余,辛散不足,邪气内伏,肺气壅闭,诸症势必加剧。为此仍宗原法原方为治,惟改五味子、北细辛各为4g,并加葶苈子3g。3剂,仍如前法煎服。

四诊:诸症明显缓解,原方续服4剂,肺气渐趋平复,咳喘辄然而止。

评析: 外感风寒,内伏痰饮,肺失宣降而喘,用小青龙汤治疗应该是对症的,复诊虽然气喘趋缓,但神疲乏力,脉转沉细,应该增加健脾益气之品,比较妥当,接着采取减少桂枝、重用五味子的做法就不恰当了。结果使用后病情不减反增,显然是与五味子的用量过多有关,(原方五味子的用量是半升,与该方中半夏剂量持平,约合现代7~9g,临床常用量2~5g不等)所以用方改正后,治疗取得好转。

病例8: 邓某,哮喘反复发作,已4年。每于受寒后诱发。近半月来,宿疾复发,呼吸急促,喉中有哮鸣声,咳痰色白清稀而少,胸膈满闷,面色晦滞带青,畏寒,出汗,面目虚浮。舌苔白滑,脉象浮滑。经用麻黄素等西药治疗,效果不显。中医辨证为外感寒邪,内有痰浊。治拟温肺散寒,化痰利窍。处方:炙麻黄5g,桂枝4g,白芍20g,干姜8g,细辛3g,法半夏9g,五味子9g,椒目15g。服3剂。

二诊:患哮喘明显好转,唯气短乏力,体虚汗多,舌苔白滑,脉象细滑。效不更方,守原方加生晒参10g,服5剂。

三诊:患者哮喘已平,汗多亦好转,饮食增加,精神愉快,恢复工作。(《长江医话》)

评析: 哮喘发作,使用西药,可以暂时减缓症状,但尚未消除病理产物、改变其病理根本。而中医辨证用药既祛外邪,又化痰利窍,故取得很好疗效。

病例9: 袁某翁,年过六旬,平素患高血压、动脉硬化、慢性支气管炎(喘息型)。入冬以来,喘息更重,遍服利肺化痰汤剂、丸剂。用后非但不效,反使痰涎增多。余诊时,见其头胀眩晕,咳嗽气短,胸痛发闷,夜不能卧,痰涎黏稠,吐痰成线不断,大便秘结,6~7日一行,舌苔腻而干,脉弦有力。(阅前方或以高血压头眩用清热平肝,或以气管喘息诸症用润肺化痰,或以胸痛发闷用降逆行气)后追溯病人做豆腐出身,壮年即患咳嗽,此证年深日久,久在湿热蒸蕴之中,必有顽痰宿疾内结。痰涎成线不断即是明证。又见其胸闷咳嗽,大便秘结,显然系痰热化火之症……遂投以礞石滚痰丸,每日2丸,5日后再诊,患者诸证均见大效。(《北方医话》)

评析:哮喘病证年深日久,顽痰宿结,当以攻逐陈积伏匿之痰。若用一般的理肺化痰或以对症治疗是很难取得效果的。

(二)防范措施——注意类证鉴别

1. 寒痰阻肺哮喘与痰热阻肺哮喘　两者均有顽固之痰阻塞气道而有痰鸣哮喘之症。但一寒一热迥然不同。寒痰阻肺哮喘痰色白而黏,或清稀多泡沫,伴有表寒证,面色多晦滞,口不渴或渴喜热饮,舌苔薄白,脉浮紧。治宜温肺化痰,方选小青龙汤加减。热痰阻肺哮喘痰色黄稠而黏,咳吐不爽,伴见面红自汗,口渴欲饮,舌红苔黄腻,脉滑数。治宜宣肺化痰,方用麻杏石甘汤加减。

2. 肺气虚喘与肾气虚喘　两者均属虚喘,症见呼吸困难短促,舌淡,脉弱。但肺气虚之喘,以喘促,咳声低弱,语言无力,伴见自汗,畏风或咽喉不利为主症。治宜益气定喘,方用生脉散加减。肾气虚之喘,以喘促日久,呼多吸少,动则喘甚,形瘦神惫,气不得续,伴见汗出、肢冷、面青等症。治宜补肾纳气,方用八味肾气丸或七味都气丸加减。

【辨病施治失误】

(一)疾病误诊误治

1. 支气管哮喘　本病是支气管反应性增高,支气管平滑肌痉挛、黏膜水肿、呼吸道阻塞而引起的发作性呼吸困难。当根据其发生原因进行治疗。

2. 心源性哮喘　多由左心衰竭突然发生呼吸困难,端坐呼吸。可根据心脏病史而做出诊断。

(二)防范措施——掌握辨病要领

1. 支气管哮喘　发病特点呈发作性呼吸困难,常由寒冷、粉尘、呼吸道感染或某些药物等诱发。有炎性症状者应当用抗生素治疗。氨茶碱、喘定(二羟丙茶碱)或异丙肾上腺素喷雾吸入有助于迅速缓解病情。

2. 心源性哮喘　有心脏病史,听诊时有病理性杂音。劳累或休息时感到呼吸困难,呈现端坐呼吸,夜间往往出现阵发性的呼吸困难。心力衰竭的病人可以发生脏器瘀血及缺氧症状,严重时还会出现发绀、水肿、颈静脉怒张、肝肿大、黄疸等症状。

【文献摘要】

1. "治之之法,在上治肺胃,在下治脾肾。发时治上,平时治下,此一定章

程。若欲根除，必须频年累月，服药不断。倘一曝十寒，终无济于事也。此非虚语，慎勿草草。"(《王旭高医案》)

2．"大率新病多实，久病多虚，喉如鼾声者虚，如水鸡者实。遇风寒而发者为冷哮，为实。伤暑热而发者为热哮，为虚。其盐哮、酒哮、糖哮皆虚哮也。"(《类证治裁》)

四、胸痹

【概述】

胸痹是指以胸部闷痛，甚则心痛彻背，以及短气、喘息不得平卧为主症的一类病证。本病的发生多与饮食不当，情志失调，寒邪内侵及年老体衰等因素相关。病证分为虚实两端，虚为胸阳不运，心脉失养所致；实为气滞、血瘀、痰阻、寒凝等使得胸阳不振，阻滞心脉而成。临床则以虚实夹杂并见，诚如《类证治裁·胸痹》所云："胸痹，胸中阳微不运，久则阴乘阳位，而为痹结也。"故治疗本病须分清标本缓急，采取"急则治标，缓则治本"的原则，或先祛邪，后扶正，或标本兼顾。

【辨证论治失宜】

（一）救误病例举隅

病例 1：张某，女，58 岁。主诉：胸闷胸痛反复发作 2 年，加重 2 日。现病史：2 年前开始胸闷胸痛，经心电图检查为 ST-T 改变，诊断为冠心病心绞痛，常服异山梨酯、硝苯地平、双嘧啶胺醇、阿司匹林等药，但服后副作用使其头晕乏力，不愿再服。症见胸闷胸痛，胁肋胀满，口中黏腻不爽，有异味，食少纳呆，舌暗苔白厚腻，脉弦细，情志抑郁不乐，善太息。心理社会因素：本患者为退休工人，性情温柔，易生闷气，退休后，因儿媳之事经常生气，含怒忍气在胸，不得发泄。中医诊断：胸痹（肝郁血瘀湿阻）。西医诊断：冠心病心绞痛。治法：疏肝活血，理气化湿。

处方：柴胡 10g，赤白芍各 10g，枳壳 10g，川楝子 10g，延胡索 10g，郁金 15g，丹参 15g，桃仁 10g，香附 10g，藿佩各 10g，苍术 10g，青陈皮各 6g，砂仁 3g。7 剂，水煎，每剂分 2 次服。药后自觉胸闷胸痛减轻，胸中舒适，食欲渐增，药已中病，上方加旋覆花 10g（包），继服 7 剂。三诊时胸闷胸痛未发，自觉精神较爽，改用成药气滞胃痛冲剂、复方丹参片、加味逍遥丸等调理。(《中医杂志》)

评析：冠心病心绞痛患者，除了平时服用活血止痛的成药之外，还要重视自己的身体保养，尤其是情绪、饮食、起居、活动等。从患者易生闷气、口中黏腻苔厚等表现来看，均是自身保护欠缺所致。寻求中医治疗，的确是不错的选择。中医针对病情采取疏肝理气，活血止痛，和胃化湿的治疗，合法、合理，故能迅速缓解病情。

病例 2：张建明治某老翁。主诉心前区疼痛 14 年，虽被排除器质性病变，然历治不克。以其年高而又尺脉沉弱，疑其根在肾虚，追问其夜尿症状，答曰：少。但他却因此道出：但小腹胀满则尿次必多。余再追询：溲解后腹胀宽否？回答肯定。复逼问腹宽是否心痛也随之缓？又为首肯。余乃循此思路抓住小便一症，且断下病机——肾阳式微，化水不力而内蓄下焦，逆上凌心致阻痹胸阳。治以温肾利水。用真武汤 2 剂而获竿影之效，复处金匮肾气丸吞服以固之，迄今未发。（《上海中医药杂志》）

评析：本例胸痹心痛，检查后排除了心脏器质病变。通过详细追问，又找到与夜尿相关的联系，再结合脉诊分析，断为肾阳虚水气逆上凌心所致的心痛。用真武汤温阳化湿治疗，药证相符，故获得立竿见影的效果。

病例 3：卓董峰患冠状动脉粥样硬化性心脏病，主要表现频发期前收缩、心悸不安，曾先后住院 3 次，曾用中药丹参注射液、复方丹参片、健心片与西药普尼拉明、维拉帕米、烟酸肌醇脂片等活血化瘀、扩冠降脂药物，病情未见改善。后根据心悸胸闷、体倦乏力、舌淡脉结，符合气血不足，心阳不振的病机，采用桂枝加龙骨牡蛎汤合瓜蒌薤白白酒汤进行辨治，先后服中药 300 余剂，取得明显效果，近 10 年来照常工作。（《长江医话》）

评析：本例证治处置得当，取效当在情理之中。不过频发期前收缩、心悸动、脉结等症的病机定格在气血不足之上，似乎有欠全面，因为桂枝加龙骨牡蛎汤、瓜蒌薤白白酒汤的功能是宽胸、理气、温通心阳为主，且方内并无生血之品。所以定为心阳不足，较为确切。

病例 4：王发渭等治施某，女，61 岁。患者 2 年前因心前区闷痛不适，在某医院诊断为冠心病心绞痛，经用中西药物治疗病情缓解出院，近月因家事不顺，胸闷憋气，心前区疼痛又作，给予双嘧啶胺醇、异山梨酯、复方丹参片及瓜蒌薤白半夏汤或血府逐瘀汤加减 30 余剂，症状虽能缓解于一时，然易反复。患者胸闷隐痛，日数次，持续数分钟至 10 分钟不等，伴心烦易汗，寐差多梦，心慌气短，劳累后尤甚。舌质红暗，苔薄白，脉细弦。良为老年之人，因烦劳、七情耗伤气血，致使心肝失调。治拟宁心缓肝之法，投以甘麦大枣汤加味：淮小麦 20g，当归 10g，白芍 10g，茯苓 10g，麦冬 10g，龙骨 15g，合欢皮 12g，郁金 10g，石菖蒲 10g，远志 10g，炙甘草 8g，大枣 5 枚。服药 6 剂，心绪始稳，心痛心慌减轻，寐况改善。守方迭进 12 剂，胸闷气短，急躁易汗好转。嗣后继以原方稍加出入，调治匝月，诸症若失。（《中医杂志》）

评析：胸痹多属本虚标实之证。本例气血不足，心不运血，加上情志抑郁，肝失疏泄而致气滞血瘀成痹，理当补益气血，调和心肝。单纯活血化瘀，久治亦难愈矣。

病例 5：王福昌治一患者，症见：心前区阵痛，并有烧灼感，每日发作 4~7 次，伴见心悸、心烦、耳鸣、失眠、盗汗。心电图提示 ST 段抬高，心肌缺血性改变，诊为冠心病心绞痛。久服西药未曾见效，后邀余诊。除上症外，诊见舌质红，脉细数等，辨证属阴虚血热，思之良久，从王清任"血受寒则凝结成块，血受热则熬煎成块"受到启发，悟及本病属阴虚内热，熬煎血液，而致瘀阻，乃予清热凉血、活血化瘀之法，用小陷胸汤合血府逐瘀汤化裁。3 剂服后，心绞痛竟减为每日 2 次。1 周后心绞痛基本消失，余症大见好转。调治 1 月，各症消除，心电图与治疗前对比，供血明显好转。随访 3 年，除劳累过度时自感心前区发闷外，余无不适之感。（《黄河医话》）

评析：冠心病心绞痛发作，单纯用西药治疗，不见效果。中医辨证属阴虚内热，用凉血，活血化瘀治疗，使病情得到好转。足见中药在消除致病因素、改善心肌供血状况等方面还是有一定优势的。

病例 6：房定亚治某外国驻华使节，男，41 岁。患者胸胁烧灼痛，夜间加重，失眠，颈痛伴脊背部不适，已 5 年。曾在多国诊治。做过心导管检查 2 次，以及心电图、胃镜、胸透等检查，均未见异常。因无明确诊断，疑为冠心病心绞痛，给予硝酸甘油、硝苯地平、双嘧啶胺醇等药物治疗，效果不著。近来疼痛加重，常于睡眠中痛醒，彻夜难眠。问其起居，患者言其常睡弹簧床垫，病情有日渐加重趋势，饮食正常，二便调，舌暗红，苔薄白，脉弦数。辨证治疗：过度安逸，久卧绵软，躯体长期不得伸展，经脉不舒，气血不畅，不通则痛。胸胁为少阳经循行部位，经气不利，气滞血瘀则发为胸胁疼痛；督脉为全身阳脉之总督，又称"阳脉之海"，背部为督脉所主，督脉受累，则颈痛、脊背不适。疼痛夜甚，是因为阳脉气血瘀阻。再者，阴阳不相顺接，阳不能按时入于阴，又引起失眠。治宜疏通经脉，活血止痛。药用：白芍 30g，生甘草 10g，桂枝 10g，葛根 20g，薏苡仁 30g，苏木 10g，红花 10g，丹参 15g，怀牛膝 15g，郁金 10g。服药 4 剂，大效，并嘱其改睡硬板床，上方再进 4 剂，症状完全缓解。（《中医杂志》）

评析：胸痹虽以胸背疼痛为主症，但十二经脉均行经胸背，若经脉不舒，气血不通，也可出现胸痛。拘泥于病位在心，不从全面分析，也容易发生误诊误治。

（二）防范措施——注意类证鉴别

1. **阳虚寒凝胸痹与气阴两虚胸痹** 两者均为虚证，可见胸痛、心悸、短气、自汗等气虚症状，但有阴阳之异。阳虚寒凝胸痹以面色㿠白，畏寒肢冷，舌淡脉迟为主症，治宜温通心阳，方选宽胸丸或赤石脂丸；阳虚寒凝胸痹重症阳虚欲脱，可见胸痛剧烈，冷汗淋漓，四肢厥逆，脉微欲绝，急当回阳救逆，方用参附汤或参附龙牡汤；气阴两虚胸痹以口干少津，舌红少苔，脉细数无力为主症,治宜益气养阴,方选生脉散、炙甘草汤。

2. 心血瘀阻胸痹与痰浊阻遏胸痹　两者均以标实为主,因实邪阻遏脉络,不通则痛,但病因有别。心血瘀阻胸痹以胸部刺痛,痛处固定不移,舌紫暗或有瘀斑,脉沉涩为主症,治宜活血化瘀,方选血府逐瘀汤合失笑散;痰浊阻遏胸痹以胸部闷痛,咳嗽气喘,痰多,舌苔白润,脉滑为主症,治宜化痰通阳,方选瓜蒌薤白半夏汤、枳实薤白桂枝汤。

【辨病施治失误】

（一）疾病误诊误治

本病类似现代医学中冠状动脉粥样硬化性心脏病心绞痛、急性心肌梗死。因心绞痛与急性心肌梗死疼痛部位主要在胸骨体上段或中段之后,可波及心前区,甚至横贯前胸,界限不很清楚,常放射至左肩、臂内侧,不典型者可见颈、咽、下颌部疼痛,亦有可能表现为腹部疼痛。故需与心脏神经官能症、肋间神经痛、急性心包炎、急性肺动脉栓塞、主动脉夹层动脉瘤、颈椎病、牙痛、食管病变、膈疝、消化性溃疡、肠道疾病、急腹症等作鉴别。如未注意发病特点,极易贻误病情,甚至危及生命。

（二）防范措施——掌握辨病要领

1. 心绞痛　发作常有情绪激动或饱食等明显诱因,发作时以心前区疼痛为主症,疼痛持续时间少于30分钟,含服硝酸甘油能明显缓解,不伴有恶心、呕吐、休克、心功能衰竭或严重心律失常,无血清酶谱变化。发作时心电图可有暂时性ST段与T波改变,但无异常Q波。

2. 急性心肌梗死　多突然发病,但半数以上患者有先兆症状,表现为心绞痛发作频繁程度加重,持续时间较长。发作时心前区疼痛剧烈,有"濒死感",伴大汗、烦躁不安、恶心、呕吐、休克、心功能衰竭、严重心律失常等症状,含服硝酸甘油不能缓解。血常规示:白细胞增高,血沉加快,血清酶升高。心电图有特征性改变:①ST段明显升高,呈弓背向上的单向曲线;②异常深而宽的Q波或QS波;③T波倒置。放射性核素心肌显像可提供诊断依据。

3. 心脏神经官能症　以胸痛为主症,表现为短暂的刺痛或较持久的隐痛,患者常作深吸气或叹息性呼吸。症状多在疲劳后而不在疲劳当时出现,作轻度体力活动反觉舒适,有时可耐受较重体力活动而无症状出现。含服硝酸甘油无效或10多分钟后才"见效",常伴有心悸、疲乏及其他神经衰弱症状。

4. 肋间神经痛　疼痛常累及1~2个肋间,但并不一定局限在前胸,为刺痛或灼痛,多为持续性而非发作性,咳嗽、用力呼吸和身体转动可使疼痛加剧,沿神经循行处有压痛,手臂上举活动时局部有牵拉疼痛。

5. 急性心包炎　可见较剧烈而持久的心前区疼痛，多与发热同时出现，深吸气和咳嗽时加重，早期有心包摩擦音，疼痛与心包摩擦音在心包腔出现渗液时消失。全身症状不如心肌梗死严重；心电图除 aVR 外，其余导联均有 ST 段弓背向下的抬高，T 波倒置，无异常 Q 波出现血清酶无明显升高。

6. 急性肺动脉栓塞　可见胸痛、咳血、呼吸困难和休克，伴有右心负荷急剧增加的表现，如发绀、肺动脉瓣区第二心音亢进、颈静脉充盈、肝肿大、下肢水肿等，特异性的心电图改变可资鉴别。放射性核素肺血流灌注扫描有助于明确诊断。

7. 主动脉夹层动脉瘤　疼痛一开始即达高峰，常放射到背、肋、腹、腰和下肢，两上肢的血压和脉搏可有明显差异，可见下肢暂时性瘫痪、偏瘫和主动脉关闭不全等表现。切面超声心动图检查有助于明确诊断。

8. 颈椎病、牙痛、食管病变、膈疝、消化性溃疡、肠道疾病、急腹症　这些病症的疼痛部位均与心绞痛、心肌梗死有相似之处，但疼痛性质、诱因、持续时间及原发病史、腹部体征等有明显不同。需仔细询问病史，做体格检查、心电图检查、血清心肌酶谱测定及各项相关检查，可鉴别诊断。

【文献摘要】

1. "真心痛，手足清至节，心痛甚，旦发夕死，夕发旦死。"(《灵枢》)

2. "胸痹，心中痞气。气结在胸，胸满，胁下逆抢心，枳实薤白桂枝汤主之，人参汤亦主之。""心痛彻背，背痛彻心，乌头赤石脂丸主之。""胸痹之病，喘息咳唾，胸背痛，短气，寸口脉沉而迟，关上小紧数，瓜蒌薤白白酒汤主之。""胸痹，不得卧，心痛彻背者，瓜蒌薤白半夏汤主之。"(《金匮要略》)

3. "胸痹胸中阳微不运，久则阴乘阳位，而为痹结也。其症胸满喘息，短气不利，痛引心背。"(《类证治裁》)

4. "心痛者，风冷邪气，乘于心也。……心为诸脏主而藏神，其正经不可伤，伤之而痛为真心痛，朝发夕死，夕发朝死。心有支别之络脉，其为风冷所乘，不伤于正经者，亦令心痛。"(《诸病源候论》)

5. "内伤胸痛之因，七情六欲，动其心火，刑及肺金，或怫郁气逆，伤其肺道，则痰凝气结，或过饮辛热，伤其上焦，则血积于内，而闷闭胸痛矣。"(《症因脉治》)

五、胃脘痛

【概述】

胃脘痛简称胃痛，系指以上腹部近心窝处发生的疼痛。胃痛的病因，除胃府本身饮食失节、寒温过度等发生外，也可以由其他脏病影响而来。其病机有气壅作痛，寒凝痛，饮邪停积痛，伤食痛，胃气虚痛，虫痛，热郁瘀结疼痛等。一般来说,新病、暴痛多由寒邪或实邪引起,久痛多虚或寒热虚实夹杂,或积热引起。胃及十二指肠溃疡、急慢性胃炎、胃下垂、胃及胆囊炎、胆石症、胰腺炎等病均可出现胃脘痛的。

【辨证论治失宜】

（一）救误病例举隅

病例1：柯某,胃痛来诊,谓"服前药后,胃痛益甚,昼夜不安,难以成寐"。观其处方：党参 10g,白术 10g,当归 10g……,察其舌苔,黄而且腻。余以为此乃温补之弊,转以苦辛通降之法,药用黄连 2g,吴茱萸 1g,紫苏梗 6g,陈皮 6g,半夏 10g,茯苓 10g,甘草 3g,枳壳 6g,竹茹 6g,延胡索 10g,青木香 5g,蒲公英 12g,3 剂之后,再来复诊,胃痛已减大半,纳增寐佳。（《谢昌仁临床医学经验》）

评析：前医使用温补之剂而胃痛益甚,又见舌苔黄腻,是胃有积热,乃误用补药所致,谢氏以辛通理气和胃,更正了前面的治法,药证相符,故痛减大半。

病例2：一农妇,胃脘胀闷疼痛,食欲不振,恶心,嗳气,口干苦,大便干,经胃镜检查,诊为"萎缩性胃炎"。医以"胃阴不足"治疗,服药 1 个半月,症情非但未减,反而加重,致食欲全无,体力不支,不能劳动,视其舌苔黄而厚腻,脉象濡细,病非胃阴不足,而是湿热阻于中焦,治宜燥湿清热和胃。处方：苍术 10g,厚朴 10g,陈皮 10g,半夏 10g,茯苓 15g,枳壳 10g,竹茹 10g,香附 10g,木香 10g,藿香 10g,黄芩 10g,延胡索 10g,焦三仙各 10g,甘草 7g。上方加减,服药 2 个月,舌苔转薄,诸症均除,尚感饮食欠佳,乏力,脉细,此乃湿热已去,中虚未复,拟香砂六君子汤加减,服药 1 个半月,食欲增加,精神好转,胃镜检查,萎缩性胃炎消失,报告为"浅表性胃炎"。（《黄河医话》）

评析：萎缩性胃炎多从慢性胃炎发展而来,胃阴不足或虚实夹杂是其主要病理,但是,湿热内蕴的存在,自然不宜补阴。先用燥湿清热和胃比较恰当,故病人服药月余,诸症消失。

病例3：韦某,脘腹作痛,延今两载,饱食则痛缓腹胀,微饥则痛剧心悸,舌淡白,脉左弦细右虚迟,体丰之质,中气必虚,虚寒气滞为痛,虚气散逆为胀,肝木来侮,中虚求食,前投大小健中汤均未应效,非药不对症,实病深药浅,原拟小建中汤加小柴胡汤合荆公妙香散,复方图治,奇之不去则偶之之意,先使肝木条畅,则中气始有权衡也。大白芍三钱,炙甘草一钱,肉桂心四分,潞党参三钱,银柴胡一钱半,仙半夏二钱,云茯苓三钱,陈广皮一钱,乌梅肉四分,全当归二钱,煨姜三片,红枣五枚,饴糖六钱（烊冲）,（妙香散方：人参一钱半,炙黄芪一两,怀山药一两,茯苓神各五钱,龙骨五钱,远志三钱,桔梗一钱半,木香一钱半,甘草一钱半,共为末,每日二钱,陈酒送下,如不能饮

酒者,米汤亦可)。病人连诊5次,守方不更,共服15剂而痊愈矣。(《丁甘仁医案》)

评析:中气虚寒胃痛,用大小建中汤不效,并非药不对症,而是病深药浅,或治疗顺序不当的缘故。《伤寒论》曰:"伤寒,阳脉涩,阴脉弦,法当腹中急痛,先与小建中汤,不瘥者,小柴胡汤主之。"小建中汤补虚缓急,兼散邪为病浅;小柴胡汤则祛少阳留邪为病深一层。若病深而药浅,不能击中痛的要害,故治疗不效。

病例4:罗某,罹患胃痛3年,辗转各地,经多方治疗,屡服复方氢氧化铝、维U颠茄铝镁片Ⅱ、西咪替丁、香砂养胃丸及叠进香砂六君、黄芪建中、理中、平胃、安中、乌贝等汤散,效果均不显。刻诊:胃脘部疼痛、灼热、偶尔刺痛,时有吐酸,食不香,寝不宁,口干而不欲多饮,大便干结,伴胸胁胀痛;闻其语言清亮,嗳气酸味;查其颧红面赤,肌肉消瘦,舌体瘦,舌质红,苔少,诊其脉弦细数。四诊合参,断为胃阴不足,瘀热内阻,肝气横逆,拟滋养胃阴,清热制酸,活血止痛,佐以疏肝理气为治。用方:乌贼骨15g,蒲公英30g,生地黄30g,麦冬15g,赤、白芍各15g,乳香6g,炙甘草10g,柴胡10g,枳实10g,浙贝母10g,决明子25g,左金丸10g。水煎以本药液送服左金丸,日服2次。服至5剂,胃中灼热减轻,胸胁胀痛缓解,食寝均已改善……半月后,病情好转。(《长江医话》)

评析:病久或用辛燥理气之品均可伤及胃阴,当以甘寒、酸甘合用,以滋其胃阴。叶桂所谓"胃易燥""非阴柔不肯协和",创制了养胃阴的方法、治好了不少阴伤的病人。本例胃痛日久不愈,用辛燥理气不效,又有阴虚发热,显然阴伤在先故用养阴、清热活血,佐以疏肝理气,使病情好转。

病例5:龚某,男,45岁,起病2日,胸部及胃脘胀闷作痛,难以忍受,呻吟不止,胃脘板硬而拒按,口干而极喜热饮,人甚怕冷,间或呕吐痰涎,不思饮食,小便色黄有灼热感,大便不畅,舌上满布滑腻黄苔,脉象弦数。初诊据此脉症认为证属痰热结胸,处以小陷胸汤合四逆散加减,服2剂痛不见减,大便仍未解。复诊据《金匮要略》中"按之心下满痛者,此为实也,当下之,宜大柴胡汤"的记载,予大柴胡汤加减,大便虽得畅下,但痛势未见明显减退。诊得患者口干而喜热饮,怕冷一直不除,苔黄而滑腻,表面似为陷胸汤证,而实为寒热错杂之乌梅丸证。乃用乌梅丸改汤加减施治:乌梅10g,黄连10g,附片7g,干姜3g,当归10g,黄柏6g,党参10g,桂枝6g,白芍6g,水煎服,日服1剂。服1剂而疼痛减轻,2剂痛减六七,后又以上方加减,再2剂而痛止病愈。(《杨志一医论医案集》)

评析:此患者口干喜热饮,苔黄腻,似痰热证,使用小陷胸合四逆散治疗,服药后并不见效,说明不是痰热证,复诊又以大柴胡汤试治,大便畅下但病势也未减退。最后确诊为寒热错杂乌梅丸证，用乌梅丸方加减病愈。这里面口干类于厥阴病消渴；怕冷一直不除，是脾肾阳虚，加上脉象弦数。于是诊为厥阴病，用乌梅丸治疗。综合来看，辨证与用药思路是合乎仲景法的。但证情描述过于简单。慢性胃痛出现寒热错杂多半存在胃热（上热）症，如反胃呕逆、夜间胃痛较甚、舌质红等，而体虚有寒（下寒）多存在大便失调，便稀或久不成形等。病程较长的萎缩性胃炎多见此证，治疗时间也长，少则半年，多则2年以上才愈。

病例6：杜某，男，30岁，寒温失宜而于8年前开始胃脘疼痛，钡餐诊断为胃、十二指肠溃疡，建议手术，未做，经多方治疗无效。脘痛时需弯腰捧腹，饭后加剧，痛甚则呕血。神疲乏力，饮食不振，舌质赤，苔薄黄，脉象弦细而数。乃平素脾胃虚弱，加之饮食寒热失宜，运化之机失其常度，肾水缺乏，不能涵木。治宜补肾健脾，调肝行气为治。处方：明党参9g，白扁豆9g，云茯神9g，炙甘草4.5g，红丹参9g，熟地黄9g，酸枣皮9g，怀山药9g，菟丝子9g，广陈皮6g。服上方60剂，精神好转，胃脘疼痛大减，但有时微痛，纳差，口微渴不欲饮，舌苔黄，舌质绛，脉象仍细数。宜滋阴清热，兼以和胃，处方：南沙参9g，麦冬9g，天冬9g，肥知母9g，苦杏仁9g，瓜蒌仁12g，白通草6g，鲜石斛6g，云茯神9g。胃痛消除，溃疡愈合而痊。（《万济舫临证辑要》）

评析：本例胃痛，时久病深，多方治疗无效，而且寒热虚实之证均现，比较复杂，万氏综合分析，从脉弦细而数着手，结合脏腑相关理论，采用补肾健脾，调肝行气为治，耐心调理，最后治愈。说明胃病，绝不能单从胃治，必须从整体思考，结合体质与现有症状，有针对性地进行治疗，方可得益。饮食有节，方能防止再度伤胃。

病例7：某女，胃脘灼痛7~8年之久，形瘦枯槁，不饥少纳，咽干口燥，五心烦热，大便溏泄，甚至五更登厕，舌光红无苔，脉象沉细兼数。先辨证为胃阴不足证，投以沙参、麦冬、石斛之类，胃中灼痛减，而溏泄更重。后通观全局，详加分析，乃胃阴脾阳虚之胃脘痛，方中增添健脾温运之药，如党参、白术、吴茱萸等，2剂后胃痛和溏泄均获减轻。（《黄河医话》）

评析：胃阴不足兼脾阳虚，宜养胃阴方中加入温脾之药，单纯养阴就不一定生效。

病例8：关某，男，27岁，患胃脘痛反复四载，常便血，一次偶因进食冰棒3根，旋即胃脘剧痛，终日不休，或胀痛，或刺痛，呕吐清涎，日约2 000ml，形体瘦弱，面色㿠白，唇甲少华，四肢不温，脉沉细无力，舌质淡，苔薄白，辨属脾胃虚弱，肝郁气滞，胃失和降，予健脾和胃，疏肝理气法，服药不显。又以理中、大建中化裁，诸恙依然。窃思用药不效，乃辨证之误也。遂细诊之方醒悟，此血虚寒凝胃脘之候。《伤寒论》当归四逆汤加吴茱萸生姜汤于此最为适宜,遂书方:当归18g,细辛4g,桂枝9g,白芍18g,大枣6枚,通草12g,吴茱萸12g,生姜15g,甘草3g。连服2剂,胃痛顿减,吐涎停止,后用香砂六君调治。(《南方医话》)

评析:本例辨证与用药思路十分清晰,值得借鉴,即从治疗无效处着手,找出正确治法与方剂。本证属肝血虚寒,气血凝滞而用健脾疏肝与病不合,故难治愈,后用当归四逆汤加吴茱萸生姜汤,符合经方辨治方法,故胃痛顿减。

病例9:花某,男,42岁。患胃小弯溃疡10余年,平时经常作痛,曾出血2次,近日又有呕血,经治疗后血已止,但胃脘胀痛不已,痛无定时,泛酸频多,口苦口酸,口干而臭。舌苔前半黄腻,根厚色黑,质胖青紫,脉象弦细。根据以上各症,结合舌苔特点,断为肝胃同病,湿热夹瘀交阻,不但气机郁滞,湿热熏蒸,兼有宿瘀阻络之象。治拟辛开苦泄,化瘀止痛。川黄连3g,吴茱萸1.5g,半夏9g,赤白芍各9g,制大黄6g,木香9g,煅瓦楞30g,失笑散12g(包)。3剂。胃胀泛酸等症已减,原方加佛手9g,陈皮9g,黑腻苔已化,余证已瘥。(《黄文东医案》)

评析:胃脘胀痛,苔腻,多为湿热之象,若兼瘀血,则宜在清热化湿方中加以化瘀之品,否则用药缺失或不全,多会影响治疗效果。

病例10:王某,患胃脘痛,医以一般胃痛药不效,询知食柿子而发生,钡餐诊为"胃柿石"。从消导入手,佐以行气,拟方:麦曲30g,生麦芽30g,木香10g,草豆蔻10g,2剂痛减,又3剂,胃痛已除。(《黄河医话》)

评析:胃中有柿石而痛者,当以行气消石为治,否则难以达到消除胀痛。

病例11:梁某,胃脘胀痛,时发时止,呕吐痰水物,历1周左右,始得松宽。发作过后胃脘仍呈隐隐胀痛,食少形瘦,迁延缠绵,颇以为苦,曾用金铃子散、平胃散、香砂六君子汤等多方治之乏效。自述病前素嗜茶水,行走快时觉脘部有水声震荡。钡餐透视胃内有大量潴留液,经抽胃液3 000ml而愈。

又张某,胃脘痛3年,每发则脘部憋闷胀坠且痛,恶饮恶食,逐渐消瘦。平卧检查,胃脘部饱满,以耳贴近脘部,同时摇动身体,有明显振水声。不摇不响,一摇即响,乃断为积饮胃痛,投以逐饮之剂,药用白芥子、紫苏子、莱菔子、法半夏、茯苓,煎汤送下,甘遂煨研末,15g,分2次服。2剂,得泻痰水状物5~6次。留饮去后,脘部转为平软,振水声消失,粥养而愈。(《黄河医话》)

评析:饮邪积于胃脘,当以祛除水邪为治,否则单用治胃止痛之药是难以祛除病邪的。

(二)防范措施——注意类证鉴别

1. 寒邪犯胃疼痛与脾胃虚寒胃痛　两证均为寒证,得热疼痛均可减轻。

但胃寒证疼痛较甚,泛吐清水,或白色涎沫,口不渴,舌苔白,脉沉紧,偏于实证。脾胃虚寒证病久,隐隐作痛,伴有肢冷,大便溏泄,舌苔白,脉沉而缓弱,属虚证。前者治宜温胃散寒,方用良附丸加味;后者治宜温养脾胃,方用黄芪建中汤加减。

2. 胃阴不足胃痛与肝火犯胃作痛　两证皆有热象,均有口干、便秘、舌红、脉数等症。但胃阴不足由胃病久延,损及阴血或热病耗伤胃阴所致,呈现胃痛隐隐,痛势较缓,口干不欲饮或气逆欲吐,身体瘦弱,舌红少苔或光红无苔,脉细数等症,治宜养阴和胃,方用麦冬汤合一贯煎加减。肝火犯胃证多由情志不遂,肝气郁结,郁久化火,或感受六淫之邪,化热传入胃腑所致,其疼痛较剧,口渴引饮,面红目赤,胁肋胀痛,口苦,舌红而少津,脉弦数等症,治宜疏肝解郁泻火,方用清热解郁汤,或丹栀逍遥散加减。

3. 气滞胃痛与食滞胃痛　两者均见胀满、嗳气呕吐、嘈杂等症。气滞者以痞满不舒,连及两胁,嗳气泛酸,且情志不舒,时发作或加重,无食物腐臭气味为主症,治宜疏肝理气和胃,方用柴胡疏肝散加减。食滞胃痛则以胃痛,恶食,嗳气腐臭,舌苔厚腻等为主症,治宜和胃消食,方用保和丸加减。

4. 气血不足胃痛与血虚夹瘀胃痛　两者病程均久,往往有慢性胃出血证候,均见面色萎黄,心悸气短等症。前者多兼心脾气血不足,四肢懒动,痛势绵绵,失眠健忘,舌淡苔白,脉细而弱,治宜补益气血,方用归脾汤加减。后者脘痛隐隐,便干色黑,舌淡或夹瘀斑,脉沉而涩,治宜活血化瘀,方用四物汤、失笑散加减。

5. 寒热错杂胃痛与虚实夹杂胃痛　寒热错杂指肝胃有热,脾肾虚寒,症见口渴欲饮,胃中灼热,大便溏泄,舌红脉细弦等,治宜清上温下,寒热并用,方用黄连汤、乌梅丸加减。虚实夹杂则以脘中隐痛,少食痛缓,多食作胀,嗳气,泛吐清水,便溏苔薄或腻为主证,治宜健脾理气,和胃降逆,方用理中汤、平胃散加减。

【辨病施治失误】

（一）疾病误诊误治

1. 冠心病误诊为胃痛　因冠状动脉阻塞,心肌缺血缺氧而引起的心绞痛,其疼痛一般在胸骨后或心前区,但也有发生在上腹部等处,并伴呕吐的,若不注意询问病史,很容易误作胃痛诊治。

2. 胃癌　胃癌早期有隐痛或不适,晚期则有剧痛,常易当作溃疡病或一般胃痛治疗,而延误治疗机会。

3. 胃下垂　胃下垂胃痛,多伴有脘胀(食后加重,平卧减轻),恶心呕吐等症状,若作一般气滞胃痛治疗,是难以治愈的。

4. 急性胆囊炎、胆石症　肝胆病变常表现有恶心呕吐,腹胀,嗳气脘痛等胃肠症状而误作一般胃痛治疗。

5. 急慢性胰腺炎、胰腺癌　胰腺炎、胰腺癌以其上腹疼痛显著而容易误作胃脘痛治疗。

(二)防范措施——掌握辨病要领

1. 冠心病　本病是心肌暂时缺血、缺氧引起的发作性心胸疼痛,若年龄在40岁以上,有冠心病史,发作时心电图有缺血性改变者,可做出诊断。

2. 胃及十二指肠溃疡　凡胃痛呈现周期性、节律性(进食→舒适→疼痛)或呈现饥饿样不适、烧灼痛、胀痛、刺痛者,或内服碱性药物可使疼痛缓解者,应考虑胃溃疡病的存在,体检可判断溃疡部位。若广泛持续性疼痛或放射背部、胸骨者,可能为穿透性溃疡。若突发上腹部剧痛,恶心呕吐,烦躁不安,上腹部板样强直,甚至休克等症状者,应考虑急性胃穿孔。若疼痛加重又缓解,出现呕血,柏油便,面色苍白,心率稍快,冷汗,昏厥者,为上消化道大出血。

3. 胃癌　胃癌早期多为隐痛,晚期可有剧痛,以疼痛无规律性,食后反加严重为特点。若无胃病史,年龄在40岁以上,反复出现胃痛,应做消化道钡餐检查、纤维胃镜配合胃黏膜活检,以便早期做出诊断。若体重减轻,进行性贫血,上腹肿块,恶病质,左锁骨上触及质硬淋巴结,或见腹水等,则为晚期癌转移。

4. 慢性浅表性胃炎、慢性萎缩性胃炎　这两种慢性炎症均见胃脘部胀痛、隐痛、刺痛等症,可通过检查,做出诊断。

5. 胃下垂　胃下垂可并发胃痛,其胃痛无周期性及节律性,胃胀满食后加重,平卧减轻,可伴有眩晕、乏力、心悸及直立性低血压、昏厥等。

6. 胆绞痛　胆石刺激胆囊或胆总管平滑肌扩张及痉挛可发生胆绞痛。胆绞痛多发生在中、上腹或右上腹,呈钝痛状,以逐渐加重至难以忍受为特点。病人常有坐卧不安、弯腰、打滚,用拳紧压腹部,痛常放射至右肩,并伴有大汗淋漓,恶心呕吐等症状,发作后还可出现轻度黄疸及发热。B超可显示结石部位、数量及胆囊病变情况。

【文献摘要】

1. "伤寒,阳脉涩,阴脉弦,法当腹中急痛,先与小建中汤,不瘥者,小柴胡汤主之。"(《伤寒论》)

2. "虚劳里急,诸不足,黄芪建中汤主之。"(《金匮要略》)

3. "青木香、蒲公英乃余治疗胃脘痛实证型之常用药,二药合用有清胃理气消炎的作用,对慢性胃炎有奇效。"(《谢昌仁临床医学经验》)

4. "余每于胃脘痛用芳香、温中之药时,必以沙参、杭芍佐之。前者养胃

阴,有润燥作用;后者有敛阴柔肝之功,可防止香燥温热伤阴之弊。"(《黄河医话》)

六、噎膈

【概述】

噎膈,是指吞咽食物梗噎,食物、痰涎阻塞不通的病证。其病多发生在食管与胸膈,与咽喉、气管、胃等病变也有一定的关联。本病多由忧思郁结或恣饮酒食诱发,病理表现往往呈现痰气交阻和瘀血内结。病变后期则有阳气虚衰或阴津枯竭的表现。现代医学所说的食管炎、食管癌与本症状相近或相同。

【辨证论治失宜】

(一)救误病例举隅

病例1: 1981年盛夏,七旬孤寡田某来诊,见其身着棉衣,面目萎黄且极度消瘦,站立不稳,摇摇欲坠,据悉其夫10年前无辜致死,以致忧思悲愤萦系一身,时时发出干咳并伴有喘息声,舌面红绛光如镜,脉细弦。西医诊为慢性支气管炎,中医亦按哮喘治疗。自述喉咙梗塞近1月,水米难进,食则吐,常泛白沫,胸部似重物压迫,大便如羊屎,六七日一行,腹隐痛,证属肺胃气阴两虚,气郁痰火交阻的噎膈,当开郁润燥为治,处方沙参、玉竹各30g,麦冬、郁金各20g,贝母7g,砂仁壳5g,桃仁15g,甘草3g,白蜜30g兑药服,连进3剂即见精神略振,进食改善。上方加减,历时月余病遂告愈。追访年余,见其身体康健。(《南方医话》)

评析: 噎膈之病,多发生在食管胸膈,因其上接咽喉,下连胃口,并与气管相邻,故初起易与梅核气、胃痛、气管炎等病证相混淆,故弄清病位、病情,然后处方用药,才不易发生误诊。

病例2: 黄咫旭乃室,病膈气,20余日,饮粒全不入口。延余诊时,尺脉已绝而不至矣。询其二便,自病起至今,从未一通,只是一味痰沫上涌,厌厌待尽,无法以处。有施姓者,善决死生,谓其脉已离根,顷刻当坏。余曰:不然。《脉经》云:"上部有脉,下部无脉,其人当吐,不吐者死。"是吐则未必死也。但得天气下降,则地道自通。故此症倍宜治中,以气高不返,中无开阖,因成危候。待吾以法缓缓治之,自然逐日见效。……乃遂变旋覆花代赭成法,以赤石脂易赭石、煨姜易干姜,用六君子加旋覆花煎调,服下呕即稍定……三日后渐渐不呕,又三日后,粥饮渐加,举家称快。(《寓意草》)

评析: 辨治不得要领也易致误,噎膈病证,往往由渐而发,其治也不宜急图。何况久病体气亏虚,谷食不进,脾胃亦衰,用药更须慎行,缓缓取效。

病例3: 光绪六年八月初八日,直庐堂郎中崇星阶述,伊亲家患呕吐,邀往一视。其人年五十余,形貌魁伟,呕吐不能纳谷,大便不出,已成三阳结病。脉弦大无伦,阴气垂竭,辞不可治,星阶再三索方,乃议大半夏汤加入人乳姜汁,长流水煎,煎好弹入朱砂少许,服时右手脉门将红绳扎住,姑服一剂试之。

二诊:八月十二日,郎中崇星阶又邀往视,其亲家服前方四剂,已能食粥,每餐两碗,亦不作吐,惟大便未通。仍服原方,兼服五汁饮。临行嘱曰:饮食勿使过饱,若壅其胃气,再举发则难治矣。(《孟河马培之医案论精要》)

评析:噎膈,《素问》称之为"三阳结病"。三阳结者,热血脉结也。脾伤不能为胃行其津液,心火炎上而津枯气结,于是食物难以通利而下。故噎膈多属虚属火,其治则从脾肾着手,其方以六味、归脾、生脉、八仙长寿、牛乳五汁等为常用。其食入痰涌者乃脾虚津液不归正化而成,可用大半夏汤加减。若以辛香开气、化湿祛痰或重坠强通皆非正治方法。

(二)防范措施——注意类证鉴别

1. 痰气交阻噎膈与瘀血内结噎膈　两者均为邪实证,多与情志郁结有关。前者为脾气运化失常,湿聚生痰,痰气交阻,结于食管而成,以胸闷,饮食难下,泛吐痰涎,舌苔腻,脉沉缓弱或滑为主症,治宜健脾开郁,润燥化痰,方用五味异功散合旋覆代赭汤加减;后者为肝郁气滞,瘀血内积,阻塞食管而致,以胸膈疼痛,目赤青紫,脉涩不利或弦涩,舌质有瘀斑为主症,治宜活血化瘀开结,方用血府逐瘀汤加减。

2. 气虚阳微噎膈与阴津枯竭噎膈　两者均为虚证,病久而体气俱衰。气虚阳微以脾肾阳虚为主,可见面色晦暗,或㿠白,泛吐清冷痰涎,畏寒肢冷,舌淡苔白,脉沉而弱,治宜温补脾肾,降逆和胃,方用补气健脾汤加减;阴津枯竭以胃津耗竭为主要特征,可见食管干枯,饮食难下,大便燥结如羊粪,肌肤干枯,舌红少津,脉细数等症,治宜滋阴养血,生津润燥,方用沙参麦冬汤、五汁安中饮加减。

【辨病施治失误】

(一)疾病误诊误治

1. 食管炎误作噎膈诊治　食管炎以胸骨后或胸窝部不适,灼热感,或疼痛为主要症状。因其食物通过时诱发加重,由头低位或平卧引起胃液反流而使疼痛加重。早期炎症所致的局部痉挛,可出现间歇性咽下困难和呕吐,后期纤维瘢痕所致狭窄,可出现持续性吞咽困难和呕吐。

2. 食管癌误作噎膈诊治　食管癌是一种常见恶性肿瘤,其主要症状亦为持续性和进行性吞咽困难。从食物通过不适到食物通过受阻只有几个月的时间。若癌变侵犯食管壁外,压迫胸膜、神经,则胸骨后疼痛剧烈,侵犯喉返神经可引起声音嘶哑,侵犯膈神经可引起呃逆或膈肌麻痹,压迫气管可出现气急、干咳,侵蚀主动脉可出现大出血等。晚期有脱水、贫血等恶病质表现。若误作噎膈治疗,则疗效欠佳,甚至延误手术时机而难以治愈。

（二）防范措施——掌握辨病要领

1. 梅核气 梅核气与噎膈初起主症及病机相似,但梅核气病位在咽部,咽中如有烤肉块一样的感觉,吐之不出,吞之不下,一般无吞咽困难。而噎膈则食管内有异物感,吞咽不畅或阻塞。

2. 反胃 噎膈与反胃都有呕吐症状,反胃病变在胃,食入容易,无吞咽困难,食后则停留较长时间而发生呕吐。噎膈则食入即吐,有吞咽困难。

3. 咳喘 噎膈初期或晚期可见到咳嗽气喘,类似于慢性支气管炎,但支气管炎所致咳喘无吞咽困难。

4. 食管炎 本病除据症状鉴别外,还可通过实验室检查进行诊断。如X线吞钡检查可见食管边缘光滑、规则或呈粗糙,食管痉挛性收缩或狭窄,仍有舒张功能。食管镜检黏膜充血水肿,表面糜烂或有浅小溃疡。

5. 食管癌 本病食管气囊脱落细胞涂片染色镜检癌细胞阳性率可达90%。X线吞钡透视或摄片可见食管黏膜皱襞消失、中断、破坏,腔内充盈缺损或不规则狭窄,管壁僵硬,蠕动消失,钡剂通过障碍。镜检,可观察到癌肿侵犯食管状况,有菜花型、溃疡型、浸润型等。

【文献摘要】

1. "《古今录验》云:五噎者,气噎、忧噎、劳噎、食噎、思噎。气噎者,心悸,上下不通,噎哕不彻,胸胁苦痛;忧噎者,天阴苦厥逆,心下悸动,手足逆冷;劳噎者,苦气膈,胁下支满,胸中填塞,令手足逆冷,不能自温;食噎者,食无多少,惟胸中苦塞常痛,不得喘息;思噎者,心悸动,喜忘,目视䀮䀮。此皆忧恚嗔怒,寒气上入胸胁所致也。"(《备急千金要方》)

2. "张氏噎膈方(张梦依方):炙党参、北条参、焦白术、法半夏、广陈皮、炙甘草各15g,西砂仁、广木香各6g,杭麦冬、白茯苓各15g,主治噎膈胸闷,痰壅,噫气频作,食少便溏,气短乏力。"(《中国当代名中医秘验方临证备要》)

3. "陈氏食管癌方(陈延昌方):水蛭、降香各10g,急性子15g,黄药子12g,天龙2条,生黄芪、女贞子、薏苡仁各20g,赤芍、白芍各10g,石见穿30g,白蚤休15g,白英40g,昆布20g,莪术15g,水红花子10g,神曲15g,枳壳10g,海藻20g。主治食管癌水饮难下,形瘦面暗,舌质青紫,肌肤甲错,神疲乏力者。"(《中国当代名中医秘验方临证备要》)

七、消渴

【概述】

消渴是以口渴多饮、多食易饥、小便量多及消瘦乏力为主症的疾病。前人据其多饮、多食、多尿,称其为"三消"。其中,渴饮不已者为上消,多食易饥者为中消，小便量多频数者为下消。消渴的病机除阴虚燥热外，亦可见瘀血、气滞、痰湿等因素；病久迁延，还可阴损及阳，出现气阴两虚、阴阳两虚等证。本病涉及的脏腑主要为肺、胃（脾）、肾等。若证候性质不明，药不对证，或养阴清热润燥之法运用不当，不仅消渴难除，而且容易反生他变，不可不慎。现代医学中的糖尿病，以及尿崩症、神经性多饮多尿症等，亦属本病辨证范畴。

【辨证论治失宜】

（一）救误病例举隅

病例 1：男，57 岁。自述从去年春始患口舌干燥，至今已历时将近 1 年，此间虽经多方治疗，曾服方药乃沙参麦冬汤、生脉饮、六味地黄汤之类，但口渴之症依然如故，需时时以水济之，却又不欲多饮。刻下：胃脘胀满，食欲大减，胃内似有宿水晃动，且人困喜卧，气短。察其面色苍白，神怠疲倦。诊其脉象沉而无力，望舌淡苔白不润，怕冷，手足长期不温，大便稀溏，小便色清而短，辨为阳虚口渴。证属脾肾阳虚。火衰于下者则蒸发无力，故津液无以上承而致口干舌燥。遂用桂附理中汤加味。方用：党参 15g，白术 9g，干姜 9g，炙甘草 4g，附子 6g，桂枝 6g，黄芪 9g。服 3 剂，口自润，渴自止。续用肾气丸方，温肾补阳，治其根本。（《中医杂志》）

评析：消渴病的病理虽以阴虚为本，燥热为标，但久病也可以阴损及阳，此证用养阴生津，口渴依然，且脉证一概呈现脾肾阳虚之状，故用桂附理中汤、肾气丸治其本而愈，说明从现有证施治最为有效。

病例 2：朱某，女。患消渴引饮，粒米不入口者已达两旬，且恶闻食臭，形容消瘦，终日伏几上，声微气短，脉象沉而细。前医用生津养阴之品数十剂，不应。延余诊治。余用附子理中汤加味，嘱其大胆服之：人参 6g，野白术 15g，干姜 9g，附片 18g，炙甘草 9g，天花粉 30g。服 4 剂后，渴减十分之七，略能进食，再用原方增服 3 剂，渴止而食亦复原。消渴引饮之症，竟用姜、附、参、术反奏效甚捷，其理安在？乃因脾不能为胃行其津液，肺不能通调水道所致。斯病斯药，故投之立效也。（《湖南省老中医医案选》）

评析：消渴（下消）病用附子理中汤温阳，也是不错的选择，关键在辨证，此证脾肾阳虚，故用之立致。

病例 3：卢某，女，55 岁，1987 年 2 月 10 日初诊。病人患高血压、糖尿病 7 年，经某医院长期使用降血糖类药物、控制饮食等未效，也曾延中医用益气养阴药，血糖更高，症状更重，慕名来我院求医。患者形体肥胖，口不甚渴，不多食，小便清长，夜尿 5~6 次，倦怠乏力，头痛，夜睡不宁，梦多，舌淡红、苔厚白，脉沉弱；检查：尿糖（++++），血糖 9.9mmol/L，血压 140/90mmHg。

诊断：消渴证（糖尿病）。属肾阳虚型。治法：温阳补肾，固涩运脾。处方：巴戟天 25g，锁阳 30g，仙茅 25g，淫羊藿 30g，熟地黄 30g，藿香 15g，九节菖蒲 20g，云茯苓 20g，杜仲 30g，桑寄生 30g，炙甘草 10g，3 剂，每天 1 剂；嘱复渣再服，并严格控制饮食。

2 月 13 日二诊：主诉小便稍减，精神好转，倦怠减，仍多梦，舌淡红，苔白转薄，脉沉细。脉证所示，为肾阳虚不能温化水湿，故仍有倦怠、苔白；阳虚不能蒸腾肾阴上承于心，故梦多。故守上方加佩兰 20g，夜交藤 30g，6 剂。

2 月 26 日三诊：夜尿明显减少，头痛消失，疲倦减少，胃纳正常，肢体末端麻痹、不温，舌淡，苔薄白，脉沉。脉证所示，肾阳已复，水湿得运。四肢未得温煦，故见肢麻不温。守上方去藿香、九节菖蒲、佩兰，加首乌 30g，当归 12g，10 剂，嘱复渣再服。

3 月 9 日四诊：病人自觉精神好转，无头痛，夜尿 2~8 次，梦减，肢体转温，麻痹减少，饮食如常，舌红，脉弦，血压 144/80mmHg；复查尿糖（+）、血糖 6.1mmol/L。脉证所示，肾阳得复，气血已行，病情继续好转。守上方去当归，加九香虫 30g，益智仁 30g，桑螵蛸 30g。10 剂，服法同上。

3 月 20 日五诊：患者自觉证如上述，但有两眼干涩，视物模糊。此为水不涵木，肝血不能上荣于目。用上方加蕤仁肉 30g，女贞子 20g，12 剂，每天 1 剂。

4 月 6 日六诊：诸症悉减，夜尿基本 1 次，视物比前清楚，神清气爽，舌红润，脉弦滑，血压 132/80mmHg，复查尿糖阴性，血糖 4.4mmol/L。脉证所示，病情渐趋正常。嘱服上方，隔天 1 剂，1 个月后复查血糖 5mmol/L。

6 月上旬停药，在 10 月 26 日和 12 月 26 日两次追踪复查血糖均为 6.1mmol/L，虽然对饮食控制稍有放松，但无不适感，定期观察，未见复发。（《奇难杂证新编》）

评析：高血压糖尿病通过西医辨病与中医辨证相结合进行治疗，中医辨为肾阳虚，用温阳补肾，固涩运脾调治生效，可以参考。

病例 4：朱某，渴饮消水，日夜无度，自夏阅冬。视所服方，寒热互进，毫不一效。今饮一泄一，渴则饥嘈，明系肾阴竭于下，虚阳灼于上。脉转沉迟，沉为脏阴受病，迟则热极有寒象也。思壮火消烁肾阴，肾液既涸必引水自救，症成下消，急滋化源，迟则难挽。仿《易简》地黄饮子加减：生地、熟地、人参、麦冬、石斛、花粉、阿胶、甘草，服之效。又令服六味丸加猪脊髓、龟胶、女贞子、枸杞子、五味子，去泽泻、茯苓，得安。（《清代名医医话精华》）

评析：此为阴虚火旺之证，治宜滋阴为主，不用苦寒清热而虚火自行消失，是中医的一大法门。

病例 5：侄媳郑氏。经停 6 月，忽患消渴，家人以为妇人之病，有关经产，请专科治之。乃专科不问皂白，妄作疟治，罔效。余诊其脉，左关尺颇涩，右三部重按至骨,却不能应指,心窃疑之,以为消证脉候,未必如此;若断为经停而用通利,因有鉴于伊娌妊娠,其脉象有类于是。凭诸脉,脉有时而不足凭;凭诸证,恐亦难必其效。辗转思维,别无良策,望、问之余,侄媳并详述前医作疟治之非,据云起居动作,勉可支撑,所虑者,夜间口渴,非有斗水,不能填其欲壑,言下颇有悚自危惧之意。予连诊4次,仿丁氏肺肾兼治,沙参、麦冬、石斛、肾气丸。复诊,用酸敛止渴。三诊,用白术散加葛根,及肝火上炎,柔金被克之例,无不用过,均乏应效。正思改弦易辙,乃忽患鼻衄,盖倒经也。当此之时,病机已召,谁不能用平肝通瘀之剂哉?但病者因此失彼,遂仓皇改就他医,用大剂石膏、知母、玄参等药,冀希渴止,反致中阳替陵,胃纳索然。延至年底,偶与其姑口角,肝郁之极,心中疼热,气自上冲,所幸经水适至,肝郁尚有疏泄之机。余至斯,不觉恍然大悟也。夫厥阴内寄相火,其脉贯隔挟胃,前之消渴,今之脘痛,正坐此故。宗仲师乌梅丸法,制小其剂,接服而瘥。(《勉斋医诀与医话》)

评析:这个病例的诊断思维方法很有参考价值,一是面对复杂病证首选药物试治,以之排除此消渴病不属肺气(上消),也不是胃热(中消),亦非肾气(下消)的病变。二是运用传统中医理论,寻找发病的真正原因,如观察到患者在发生口角,肝郁之极,就会出现心中疼热、气自上冲的症候(联想到厥阴上热),发病又与月经适来相关。(肝藏血,司血海,主疏泄,经前血海满溢,冲气偏盛,与病气相合),使得木火上潘而发生消渴不止。于是联想到《伤寒论》中的:"厥阴之为病,消渴,气上撞心,心中疼热……",故用仲景乌梅丸法,制小其剂,接服而瘥。这种思维只有熟悉《伤寒论》厥阴病证的医生方能领悟。本书中用乌梅丸法治愈经期消渴,还有治胃病、治顽固失眠的获效病例,足以说明乌梅丸绝非专治胆道蛔虫病的,把这个方剂纳入驱虫剂的说法也值得商讨。

(二)防范措施——注意类证鉴别

1. 阴虚燥热消渴与阳明热盛消渴　两者均有消谷善饥、口渴多饮,但阴虚燥热证阴液受损较重,肺胃热盛伤津者口中燥渴,舌红而干,脉细数,治宜养阴润燥生津,方用人参白虎汤、六味地黄丸等加减;阳明热盛消渴有发热、汗出、脉洪大、大便秘结等症,治宜清胃泻火,方用三黄汤、调胃承气汤等加减。

2. 肾阳虚消渴与肾阴虚消渴　两者均为消渴日久,损及肾阴或肾阳,属下消虚证。肾阳虚消渴由于命门火衰,既不能蒸腾津液以上润,又不能化气以摄水,故有"饮一斗,小便一斗"之说(《金匮要略·消渴小便不利淋病》),且小便清长,夜尿尤甚,畏寒肢冷,舌淡胖嫩苔白,脉沉细无力,治宜温补肾阳,方用金匮肾气丸加减;肾阴虚消渴,乃肾阴亏损,虚火上炎的消水作渴,小便频多，尿中或见如膏如脂，消瘦，口干，舌红少苔，脉细数，治宜滋阴益肾，方用六味地黄丸加减。

3. 肺胃热盛消渴与厥阴病消渴　两者皆有饮而不解其渴，伴舌红苔黄脉数的热象，但肺胃热盛消渴还可见消谷善饥，形体消瘦，大便干结，小便频多等症；厥阴病消渴为肝气横逆莫制，肝火消烁胃津，故还可见饥不欲食，气上撞心，心中热痛，以及下焦有寒，脾失健运，上寒下热的症状。前者用白虎加人参汤以清热益气生津，后者用乌梅丸以清上温下。

4. 瘀血内停消渴与湿邪内阻消渴　两者都有口渴，但不欲饮。但瘀血内停者为口燥，但欲漱水不欲咽，伴舌质紫暗，脉细涩，治宜活血化瘀，方用膈下逐瘀汤；湿邪内阻化热者，可饮而不多，并有胸脘痞闷，纳呆，泛恶，肢体倦怠，大便秘或溏而不爽，舌胖苔黄腻，脉濡数，治宜健脾化湿清热，选用藿香正气散或平胃散、连朴饮等加减。

【辨病施治失误】

（一）疾病误诊误治

1. 不明辨有多种疾病可引起消渴症状致误　除糖尿病外，还有尿崩症、甲状腺功能亢进症、甲状旁腺功能亢进症、原发性醛固酮增多症、精神性多尿症及一些肾脏疾病等，都可有或"三多一少"，或渴饮、多尿等消渴症状，临床如不注意鉴别，则易发生误诊误治。

2. 糖尿病临床症状不明显致误　有不少糖尿病患者，无明显的"三多一少"症状，当出现并发症或偶然体检时才发现患病，而在治疗时，又不注意辨证施治，一见是糖尿病，即按消渴，尤其是按上、中消论治，无该证而用该药，徒伤胃气而不能达到预期的疗效。

3. 检验出高血糖、尿糖阳性即诊断为糖尿病致误　由于糖尿病的发病率逐年升高，报道宣传较多，使越来越多的人对该病有了粗浅的了解。但也有人一发现血糖升高或尿糖阳性，即认为是糖尿病。病人在再次到医院就诊时，自报病史有"糖尿病"，若医生不仔细诊察，也就从此按糖尿病治疗下去。实际上，除糖尿病外，有多种因素及疾病（如一些肝脏疾病和肾脏疾病、应激状态，以及肢端肥大症、皮质醇增多症、嗜铬细胞瘤、甲状腺功能亢进症、胰岛细胞瘤及一些药物因素等）均可引起高血糖或尿糖阳性，若不注意鉴别诊断，易造成误诊误治。

4. 忽略原发病而致误　糖尿病作为原发病，可引起多种急性或慢性并发症，如心、脑、肾脏、肺脏、肝脏、眼、神经、皮肤、口腔、血管血液、生殖等多系统、多脏器的疾病，如不仔细诊察，易忽略原发病而致误。

（二）防范措施——掌握辨病要领

对于可能出现高血糖、尿糖或多饮、多食、多尿的疾病，应注意其疾病特征,及时进行相应的实验室检查,以臻鉴别。如糖尿病患者多有"三多一少"症状,或肥胖、糖尿病家族史、肤痒及其他可疑条件,尿量一般不超过5L/d,血糖增高、尿糖阳性及尿比重高,各项实验室检查支持糖尿病诊断;尿崩症每日尿量及饮水量多在5L以上,甚至10L以上,尿比重低,尿内无其他病理成分,无高血糖;垂体瘤具有典型的肢端肥大症或巨人症,可与原发性糖尿病鉴别;原发性甲状旁腺功能亢进症有低比重尿、血钙高、血磷低、血碱性磷酸酶增高及尿磷尿钙增高;甲状腺功能亢进症除有甲状腺肿大、眼征及精神神经系统、代谢亢进症状外,基础代谢率测定、血清蛋白结合碘测定、血清总甲状腺素测定等实验室检查可支持其诊断。精神性多尿多为暂时性,临床上常可发现其他神经官能症症状,无血糖增高及尿糖阳性。

【文献摘要】

1. "凡治初得消渴病,不急生津补水,降火彻热。""凡治中消病成,不急救金水二脏。""凡治肺消病而以地黄丸治其血分,肾消病而以白虎汤治其气分。""凡消渴病少愈,不亟回枯泽槁,听其土燥不生,致酿疮疽无救。""治消渴病,用寒凉太过,乃至水胜火湮,尤不知返,渐成肿满不救,医之罪也。"(《医门法律》)

2. "按消渴之证,虽有火热,然亦有属虚寒者……其肺所受之津液,俱赖心火以熏蒸之,故能上及耳!设心火既衰则上下不交,阴阳失偶,津液何由熏蒸上达哉?故肺燥则求救于水,究无火以熏蒸,则愈饮愈渴,上饮半升,下行十合。譬之釜底有火,则釜中水沸,自然暖气升腾,其盖有汗,若火灭水寒,则气不上行,釜盖目无以润,此理之必然也。今之医者,不达其故,谓内为热所伤,外为寒所隔,其亦不思之甚矣。其心火者,君火也,虽不可以妄动,而亦不可消灭。今《内经》言移寒于肺,明是火衰之候,与下文心移热于肺为膈消,火甚烁金之病,二证迥然各别,何得一概作为热治之乎?若果然,则能消水矣,何反饮一溲二乎?昔人以八味治渴,正为此证。倘不明阴阳虚实,概用寒凉之剂,未免增其病耳,故辨及之。"(《叶选医衡》)

3. "古今诸家言消渴者不一,要当以《金匮》为正。《金匮》首列厥阴病一条,是渴而不消;次列脾约证一条,是消而不渴;次列肾气证一条,是消渴并作。其旨以饮、溲相较,而分为三,最为简当,犹霍乱之分但吐、但泻、吐泻并作为三也。其言饮一溲一者,乃较其出入之多寡以出诊法也。推详其意,似有可以饮多溲少、饮少溲多、饮溲相当为三者,亦即就前三者而引申之也。其兼及能食、便难者,乃旁参他症以为出治地也,并非三消必定如是。后人误会其旨,所以说歧而义转未备。泉尝即《金匮》以推诸家之言,知所谓能饮不能饮,及溲如麸片、如油,及溲数不数者,皆当作诊法观,不必致辨。总之,但渴者,有燥、湿两种,五苓、白虎是也;但消者,有虚、实两种,脾约、肾沥是也;

消渴并作者,有寒、热两种,黄连、肾气是也。其方备见唐人书中,但不以兼证测之,不确也,故诸家云云。"(《研经言》)

八、吐血

【概述】

胃内血络受损,血溢于胃,随气上逆,经口而出,或纯血数口,或血中夹有食物残渣者,为吐血或呕血。胃络损伤既有胃腑本身的病变,也有他脏病变影响而来的。胃中积热,肝火犯胃以及络中瘀滞是发生吐血是较为常见的原因。故降逆、清火、止血是治吐血的基本方法。吐血量多或日久不止,当迅速住进医院诊治。现代医学所称胃及十二指肠球部溃疡,肝硬化所致的食管、胃底静脉曲张破裂,以及上消化道肿瘤等病可发生吐血。

【辨证论治失宜】

（一）救误病例举隅

病例1:蒋某,男,36岁,1954年5月19日初诊:素体健壮,月前冒风,肺从内应,咳嗽时作,幸寝食如常。日前与亲戚反目,尔后胸脘胁肋痞满且痛,心下温暖似热汤存贮,暮夜难以入寐,噫嗳泛哕,烦躁易怒。今晨嘈杂倍增,不旋踵而吐血盈碗,色鲜,夹有紫瘀食物,血后稍觉宽畅。乃午前嘈杂又起,此再次失血之先兆,尤虑血涌而致厥脱之变。姑从木火刑金,火灼络伤而血从外溢论治。方宗黛蛤散合犀角地黄汤,加山栀、桑叶、桑皮、菊花、白及、白茅根等,嘱服1剂。

20日复诊:药后吐血未作,惟胸脘胁肋痞满益甚,仍痛,频欲呼气为快,自述有窒息气绝之势。至此已知铸成误治。诊舌边红、苔白、脉弦滑。改用理气降逆,平肝化瘀法。方宗《伤寒论》旋覆代赭汤合《千金翼方》生地大黄方增损。药用:旋覆花一钱(布包),降香屑一钱,代赭石五钱(打碎先煎),潞党参三钱,黄玉金三钱,生地黄三钱,粉丹皮三钱,花蕊石三钱,广橘络三分,锦纹大黄二钱,1剂。另金橘饼1枚,随意嚼服。

21日三诊:今晨大便一行,色紫黑,刻下胸脘胁肋之痛已止,痞满亦消十之七八,嘈杂未作,气息平和,惟咳嗽尚在。前方去代赭石、党参、生地黄、大黄,加紫菀茸、百部、桔梗各9g,白前6g,继续服药4剂而咳嗽亦定。(《医林误案》)

评析:吐血与咳血二者均经口而出,故应注意鉴别。正如《症因脉治·吐血咳血总论》所说:"吐血阳明胃家症,咳血太阴肺家症……咽中胃管呕出名吐血,喉中肺管嗽出名咳血,则经络分明,治法不混。"吐血血色紫暗夹有食物残渣,血出之前有脘胁痞满且痛、噫嗳泛哕、嘈杂频现,均说明病属肝火犯胃,而非肝火灼肺。病位之误辨,是致误的主要原因。

病例2：倪孝廉者，年逾四旬，素以灯窗思虑之劳，伤及脾气，时有呕吐之症，过劳即发，余常以理阴煎、温胃饮之属，随饮即愈。一日于暑末时，因连日交际，致劳心脾，遂上为吐血，下为泄血，俱大如手片，或紫或红，其多可畏。急以延余，而余适他往，复延一时名者云"此因劳而火起心脾，兼之暑令正旺，而二火相济，所以致此"。乃以犀角（现水牛角代）、地黄、童便、知母之属。药及两剂，其吐愈甚，脉益紧数，困惫垂危。彼医云："此其脉证俱逆，原无生理，不可为也。"其子惶惧，复至恳余，因往视之，则形势俱剧，第以素契不可辞，乃用人参、熟地、干姜、甘草四味大剂予之。初服毫不为动，次服觉呕恶稍止，而脉中微有生意。乃复加附子、炮姜各二钱，人参、熟地各一两，白术四钱，炙甘草一钱，茯苓二钱。黄昏与服，竟得大睡，直至四鼓，复进之，而呕止，血亦止。遂大加温补调理，旬日而复健如故。余初用此药，适一同道者在，见之惊骇，莫测其谓，及其既愈，乃始心服曰"向使不有公在，必为童便、犀角、黄连、知母之所毙，人莫及也"。嗟嗟：夫童便最能动呕，犀角知连，最能败脾，时当二火，而证非二火，此人此证，以劳倦伤脾，而脾胃阳虚，气有不摄，所以动血，再用寒凉，败脾而死矣。倘以此杀人，而反以此得誉，天下不明之事，类多如此，亦何从而辩白哉！此后有史姓等数人，皆同此证，余悉用六味回阳饮治之。此实至理，而人以为异，故并记焉。（《景岳全书》）

评析：吐血病证初起，以热盛所致者为多，夏日暑邪当令，也以热证、火证多见，然并非尽然。正如《医验录》所说："然不可谓此症必皆是火。"若"一见血证，便云是火"，必致误治。

病例3：陆祖愚治俞姓人，素性急躁善怒，一日忽吐血七八碗，身热气喘，腹胀满，终夜不寐，饮食不进，自用滋阴止血药而愈甚脉之六部俱如弹石，将及七至，右关更劲，腹上一捺血即，血即喷出，此有余之证也。乃与小陷胸汤二剂加铁锈水，明日症减半。第大便七八日不行，必下之方愈，以润字丸加桃仁，合丸之，书其帖曰"止血丸"。服之夜下瘀血宿垢半桶，而吐血顿止矣。（《续名医类案》）

评析：气火上涌，血热妄行之实热证吐血者，治宜清热降逆，或釜底抽薪，若以滋阴止血，与病情不符，则吐血愈甚。

病例4：戚左，吐血四天，盈盏成盆，色不鲜红。脉象芤数无力，舌苔淡白。阅前服之方，均是凉血清营，未能应效。今脉舌参看，阴分本亏，阳气亦虚，不能导血归经，而反上溢妄行也。热非轻浅，姑仿《金匮》侧柏叶汤加味。蛤粉炒阿胶三钱，侧柏叶三钱，炮姜炭六分，丹参二钱，茜草根二钱，怀牛膝二钱，茯神三钱，川贝母二钱，竹茹二钱，藕节炭三枚。二诊：前方服二剂，吐血已止。原方加茺蔚子三钱。（《丁甘仁医案》）

评述：吐血4天，阴分本亏，阳气亦虚，而血不归经吐血者，治宜养阴温中止血。若纯用清营凉血止血,将虚作热,便为治疗失宜。

病例5:关太孺人年七十七,久患胁痛,左半不能卧,食少不眠,如是者几及十月,忽吐血数瓯,数进童便不应,或与小剂生地、山栀、茅根、茜草之类亦不应,或谓有瘀,用方与前相仿。诊之右关弦略数,左右寸俱鼓指。曰:凡吐血属瘀者多杂紫黑成块,今所去皆散漫不凝,盖由肝木失养,燥而生火,值亥月木生之时,不能藏蛰,反腾而上,冲击胃络,致阳明之火泛滥而出也。虽在寒月,必少加黄连于养营之剂以抑之,使其下降潜伏,自无痛沸之患矣。用生熟地、沙参、麦冬、山药、枸杞子,入连三分(酒炒焦),数服血止食进,又十剂痊愈。第此症属在年高病久,非大剂两仪膏,真元不易竟复也。(《续名医类案》)

评析:《景岳全书·杂证谟·血证》说"盖动者多由于火,火盛则逼血妄行",但当分清实火虚火。胃热炽盛、肝郁化火等,均属实火;而肝肾阴虚火旺之火则属虚火。阴虚火旺之证治当养阴清热止血,若以苦寒之山栀子等清火,则为治疗不应。

病例6:洞庭吴伦宗夫人,席翁士俊女也,向患血证,每发,余以清和之药调之,相安者数年。郡中名医有与席翁相好者,因他姓延请至山,适遇病发,邀之诊视,见余前方,谓翁曰:此阳虚失血,此公自命通博,乃阴阳不辨耶!立温补方加鹿茸二钱,连服六剂,血上冒,连吐十余碗,一身之血尽脱,脉微目闭,面青唇白,奄奄待毙,急延余治。余曰:今脏腑经络俱空,非可以轻剂治,亟以鲜生地十斤,绞汁煎浓,略加人参末,徐徐进之,历一昼夜尽生地汁,稍知人事,手足得展动,唇与面红白稍分,更进阿胶、三七诸养阴之品,调摄月余,血气渐复。夫血脱补阳,乃指大脱之后,阴尽而阳无所附,肢冷汗出,则先用参、附以回其阳,而后补其阴。或现种种虚寒之证,亦当气血兼补。岂有素体阴虚之人,又遇气升火旺之时,偶尔见红,反用大热升发之剂,以扰其阳而烁其阴乎!此乃道听途说之人,闻有此法,而不能深思其理,误人不浅也。(《洄溪医案》)

评析:阴虚火旺吐血,以养阴清热为治,误用温补之剂,必"扰其阳而烁其阴",致"奄奄待毙"。

病例7:潘碧泉,女,年十八,经行有拂意事,悲忿极,血行一日即止,后患吐血,每吐碗许,日晡潮热,饮食不思,大便不通。医以犀角地黄汤投之,心下痞胀,呕吐或血或酸水,胸胁亦时时胀痛,脉之洪大而弦,此有瘀血也。旧者凝滞,则新者渐积,故溢而妄行。法宜通其瘀血,则自归经矣。以润字丸配桃仁红花合丸之,日进三服,另以调气养荣汤间投之,去瘀垢甚多,热退经行,吐血即止。(《续名医类案》)

评析:瘀血内阻所致吐血者,治宜理气活血化瘀,若用凉血止血,则变证由生。

病例 8：王监司妾,吐血既久,犹进苦寒,脉芤带数,不思饮食,大便微溏,此凉剂太过,阴阳两损也。人参、莲肉、山药、麦冬、五味、白芍,兼左归丸而愈。(《续名医类案》)

评析：感受热邪,或恼怒忧思过极,气郁化火,或过食辛辣厚味醇酒等,皆可致火热熏灼,损伤胃络,迫血妄行,而致吐血,故清火降逆是治疗吐血病证的常用之法。但临证亦需中病即止,不可过用苦寒伤正。否则,吐血虽止却生他变,则为次生之害尔。

按：目前我国各地医疗机构的医疗设备都比较齐全,医疗诊治水平也有很大提高,因而患者胃出血,建议尽早去当地医院急诊,查明原因,进行有针对性的治疗,待止血之后,再考虑用中药调治。

（二）防范措施——注意类证鉴别

1. 火热炽盛吐血与气不摄血吐血　胃热壅盛或肝火犯胃而致者,多吐血色红或暗红,伴脘腹或胸胁胀闷疼痛、口干口苦、舌红苔黄、脉滑数或弦数等症,治宜清火降逆,凉血止血。气不摄血而致者,吐血色暗淡,且缠绵不止,时轻时重,伴神疲乏力、心悸气短、面色淡白无华或苍白、舌淡苔薄,脉细弱等症,治宜健脾益气,摄血,用归脾汤加仙鹤草、白及、乌贼骨等治之。若见畏寒、肢冷、便溏者,则为气损及阳,脾胃虚寒,治当益气温经止血,可用柏叶汤合理中丸。若出血过多,血随气脱,症见面色苍白、四肢厥冷、汗出、脉微者,应急服独参汤,以益气固脱。

2. 胃热壅盛吐血与肝火犯胃吐血　胃热壅盛所致者,吐血暗红,常夹有食物残渣,多伴见脘腹痞闷甚或作痛、口臭、便秘或大便色黑等症,舌红苔黄腻,脉滑数,治宜清胃泻火,化瘀止血,用泻心汤合十灰散加减。肝火犯胃所致者,吐血色红或紫暗,多伴见胁痛、口苦、心烦易怒、寐少梦多等症,每因恼怒忿郁而诱发,舌红,脉弦数,治宜泻肝清胃,凉血止血,用龙胆泻肝汤加减,或合用十灰散。

3. 火热炽盛吐血与阴虚火旺吐血　火热炽盛所致者,多见于吐血初起,其出血势急量多,或混有食物残渣,出血前多有胸胁脘腹胀闷疼痛、口臭、便秘等症,舌红苔黄,脉滑数或弦数,清火降逆,凉血止血是为治疗大法,选方如前述。阴虚火旺所致者,多见于素体阴虚之人,脘胁隐痛,或见形瘦口干、潮热盗汗、舌红苔薄黄、脉细数等症,治宜滋阴清热,凉血止血,区别胃阴亏虚和肝阴亏虚的不同,分别选用玉女煎或大补阴丸、六味地黄丸加减。

【辨病施治失误】

（一）疾病误诊误治

1. 咳血误作吐血诊治　咳血与吐血均是血经口而出,二者鉴别一般不难,但若患者发病急骤、出血量多,或病史述说不清时,容易发生误诊误治。

2. 口腔、鼻腔、咽部病变出血误作上消化道出血诊治　某些口腔、鼻腔、咽等部位的病变,也可发生出血,经口吐出,尤其当出血急骤、量多、血从口鼻涌出时,很易发生误诊。

3. 肝脏病变引起的出血,误作胃、十二指肠病变诊治　各种原因导致的肝硬化并发食管与胃底静脉曲张破裂时,则引起吐血。若不细心做全面检查和询问病史,容易误诊为胃、十二指肠病变。

（二）防范措施——掌握辨病要领

1. 咳血　血多因咳而出,血色鲜红,呈泡沫状,常混有痰液,血出之前多有咳嗽、喘息等病史及咳嗽、喉痒、胸闷等症状,较大量咳血后数天内仍常咳出血痰。

2. 口腔、鼻腔、咽部病变出血　这些部位的出血常可在局部见到出血痕迹与损伤,运用鼻咽镜等器械做仔细检查不难发现。

3. 肝脏病变引起的出血　多伴见蜘蛛痣、肝掌、脾肿大、腹水、腹壁静脉怒张等征,吐血前多有肝炎、黄疸、血吸虫病或慢性酒精中毒等病史。此外,各项肝功能试验及超声检查有助于肝脏病的诊断。

4. 食管、胃、十二指肠病变　多年慢性上腹痛病史或溃疡病病史,提示出血最大可能来自胃、十二指肠溃疡,溃疡病出血多发生于溃疡活动期,故出血多见于症状发作或加重之时,冬、春季多见,出血时上腹痛缓解;而出血之后上腹痛仍无明显缓解者,常见于胃癌,患者可见左锁骨上淋巴结转移。伴有吞咽困难的吐血,多起于食管癌与食管溃疡。此外,X 线检查,纤维胃、十二指肠镜对出血部位、原因的诊断有决定性意义。

【文献摘要】

1. "胃中呕出,名吐血;肺中嗽出,名咳血。吐血阳明胃家症,咳血太阴肺家症。丹溪以呕血嗽血皆从口中吐出,总名之曰吐血,故咳呕不分,肺胃罔别。余今分别咽中胃管呕出名吐血,喉中肺管嗽出名咳血,则经络分明,治法不混。"(《症因脉治》)

2. "凡治血证,须知其要,而血动之由,惟火与气耳。故察火者,但察其有火无火;察气者,但察其气虚气实。知此四者而得其所以,则治血之法无余义矣。"(《景岳全书》)

3. "世之名为医者,一见血证,每以寒凉济阴为务,其始非不应手,而取效于一时,屡发屡折,而既病之虚阳愈衰,必致呕逆喘乏,夺食泄泻,尚以为药力未逮,猛进苦寒,在阴不济阳而上溢者尚为戈戟,况且阳不统阴而亡脱者,尤为砒鸩。"(《张氏医通》)

4. "吐血一症,缪氏云治有三诀。宜行血不宜止血:血不循经络者,气逆上壅也，行血则使循经络，不止自止；若用硬止之剂，血必凝，血凝则发热恶食，病日痼矣。宜补肝不宜伐肝：肝主藏血，吐者，肝失其职也，养肝则肝气平而血有所归；若使伐肝，则肝愈虚，血愈不止矣。宜降气不宜降火：气有余便是火，气降则火降，火降则气不上升，血随气行，无溢出上窍之患矣；若使先降火，必用寒凉之剂，反伤胃气，胃气伤则脾不能统，血愈不归经矣。"（《客尘医话》）

5. "往往有人患呕血甚多，医者遂认为弱症，误也。此先伤于怒，怒气伤肝，肝脏原有血积于中，后伤于寒，寒入于胃，故呕吐。呕吐伤气，气带血而暴厥耳！是不可与怯症之血同论。当于治呕药中，加楂肉先行其瘀，止其呕；后再徐调其他症，自可万全也。"（《理虚元鉴》）

6. "大凡脱血之后，断不可重用人参升气助火，亦不可多用滋腻以助痰滞胃。要知补血之道，不过令其阴阳相和，饮食渐进，则元气自复，非补剂入腹，即变为气血也。若以重剂塞其胃口，则永无生路矣。"（《洄溪医案》）

九、便血

【概述】

血从肛门排出，或夹在粪便前后，或单纯下血，称大便下血，简称便血。《金匮要略》以先便后血为远血，先血后便为近血。《寿世保元》将血在便前，血下如溅，血色鲜者，谓"肠风"；《医学入门》将大便下血，浊而不清，色暗不鲜，肛门肿硬疼痛者，称为"脏毒"；《景岳全书》以风寒之邪结于阴分，留而不去的便血，称为"结阴"。便血均由胃肠脉络受损所致。因风、火、湿热之邪内侵肠胃，或郁怒伤肝，肝气夹火犯胃，灼伤脉络，迫血妄行而发生便血者，为实热证；因劳倦过度，损伤中气，统摄无权，以致血不循经，溢于胃肠者，属虚寒证。临床上以肠道湿热及脾胃虚寒两类较为多见。至于粪便中夹杂脓血，腹痛，里急后重者，为痢疾；肛门局部出血者，多为肛裂或痔血，均不在本病讨论范围。内伤杂病的便血可见于胃肠道炎症、溃疡病、肿瘤、息肉、憩室炎等。此外，某些血液病、急性传染病、重症肝脏疾病、中毒及维生素缺乏症等病亦可见到便血。

【辨证论治失宜】

（一）救误病例举隅

病例1：一人年五十二，因大怒之后，中有郁热，又寝于冷屋之中，内热为外寒所束，愈郁而不散，大便下血。延医调治，医者因其得寒凉屋中，谓系脾寒下陷，投以参、芪温补之药，又加升麻提之。服药二剂，病益增重，腹中切痛，常常后重，所便之物，多如烂炙；更延他医，又以为下元虚寒，而投以八味地黄丸，作汤服之，病益加重。后愚诊视，其脉数而有力，两尺愈甚。确知其毒热郁于肠中，以致肠中腐烂也。为拟此方，二剂而愈。

附：解毒生化丹：金银花一斤，生杭芍六钱，粉甘草三钱，三七二钱（捣细），鸦胆子六十粒（去皮拣成实者）。肠鸣腹痛，泄泻便血，服清热药后，更见心下痞、恶冷物、脉弦细而微迟，可知病原属结阴便血，并无热邪，用清热药误治，致阴寒凝滞胃肠，阳气不得统运，血渗肠间，便血不愈。（《医学衷中参西录》）

评析：此为热毒郁于肠中的便脓血，列此仅供参考。目前临床见到此证应进一步检查，确诊后，再提出治疗方法。

病例2：魏玉横曰：赵正为室人，年近四旬，便血，面黄肢肿，凡补气补血及气血两补、升提固涩、凉血温中之剂，莫不备尝，而归脾为多，均罕验。方书谓粪前血，其来近；粪后血，其来远。今则二者皆有，脉之关前盛，关后衰，且弦且数。曰：此非脾不统血也，乃肝木夹火乘于胃，血因之上逆。以病人肺气强，不为呕血，反则溢于大肠而为便血。故有时血先注，渣滓后注，则便前有血；有时渣滓先注，血后注，则便后有血；有时渣滓前后与血同注，则便前后俱有血。盖阳明为多气多血之府，血去虽多而不甚困也。第峻养其肝，使不夹火上逆，血自止矣。与生地黄、熟地炭、白芍、枣仁、枸杞子各五钱，炙甘草、酒黄芩各五分，川楝肉一钱，八剂全安。（《续名医类案》）

评析：大怒伤肝，或因为脾虚血少，肝木失养，火热内生，木火横逆犯胃，灼伤血络，发生便血者，治宜清肝泻火，凉血止血；或养肝清热止血。若用补益、升提、固涩，皆不对症，为治法失宜。

病例3：一男子，每怒必便血或吐血，即服犀角地黄汤之类。薛曰：当调理脾胃。彼不信，仍服之。日加倦怠，面色萎黄，又用四物、芩、连、丹皮之类，饮食少思，心烦热渴，吐血如涌，竟致不起。此证久服寒凉损胃，必致误人。其脾虚不能摄血，不用四君、芎、归、补中益气之类，吾未见其生者。（《名医类案》）

评析：肝火犯胃所致发生的便血，治以清肝泻火，凉血止血是不错的。但不宜长期使用，久服寒凉，戕伐中气，纳运失司又会气血受伤，使得统血无权而致血液外溢。故热证便血，除了针对病因治疗之外，尚需顾护胃气。总之，寒凉之剂可用而不宜久服，以防他变。

病例4：一妇人粪后下血，面色萎黄，耳鸣嗜卧，饮食不甘，服凉血药愈甚。诊之，右关脉浮而弱，以加味四君子汤加升麻、柴胡，数剂脾气已醒，兼进黄连丸数剂而愈。大凡下血服凉血药不应，必因中虚气不能摄血，非补中升阳之药不能愈，切忌寒凉之剂。（《续名医类案》）

评析：《景岳全书》指出："血之妄行，由火者多，然未必尽由于火也。故于火证之外，则有脾胃阳虚而不能统血者，有气陷而血亦陷者……故治血者但当知虚实之要。"中气亏虚,气不摄血,血溢肠胃则发生便血。再次强调中虚便血忌用寒凉。

病例5:夏,便红,遇劳辄甚。初服苦参子,以龙眼肉裹,开水送下十粒,效。后屡试不验。予按东垣论脾为生化之源,心统诸经之血。思虑烦劳,致心脾不司统摄,宜用归脾丸,或暂服加味归脾汤,其血自止。如言而瘥。(汤、丸内俱去焦白术)(《类证治裁》)

评析:思虑烦劳,心脾损伤,脾虚失其统摄,则血内溢而致大便下血,遇劳辄甚是其特点。归脾汤益气补血,健脾养心最为恰当,若用苦参子清热解毒,与证不符,故不验。

病例6:韩地官之内,脾胃素弱,因饮食停滞服克伐之剂,自汗身冷、气短喘急、腹痛便血,或用滋补剂皆不应。乃用人参、炮附子各五钱,二剂稍应。欲用六君子,每剂加炮附子三钱,四剂渐安。又用前汤,每加附子一钱,数剂乃瘥。(《续名医类案》)

评析:脾胃虚寒,中气不足,统血无力,致血溢肠内,随大便而下;中虚有寒,寒凝气滞,故出现腹痛身冷的症状。治当温中健脾,益气止血。滋补剂虽能补虚,但缺乏健脾益气之能,故不效。

病例7:罗谦甫治真定总管史侯,男,年四十余,肢体本瘦弱,于至元辛巳,因收秋租,佃人致酒,味酸不欲饮,勉饮数杯,少时腹痛,次传泄泻无度,日十余行。越旬,便后见血红紫之类,肠鸣腹痛。医曰:诸见血者为热。用芍药柏皮丸治之不愈。仍不欲食,食则呕酸,形体愈瘦,面色青黄不泽,心下痞,恶冷物,口干,时有烦躁,不得安卧。罗诊之,脉弦细而微迟,手足稍冷。《内经》云:结阴者,便血一升,再结二升,三结三升。又云:邪在五脏,则阴脉不和,而血留之。结阴之病,阴气内结,不得外行,无所禀渗肠间,故便血也。以苍术、升麻、黑附子炮各一钱,地榆七钱,陈皮、厚朴、白术、干姜、白茯苓、干葛各五钱,甘草、益智仁、人参、当归、神曲、炒白芍药各三分,上十六味作一服,加姜枣煎,温服食前,名曰平胃地榆汤。此药温中散寒,除湿和胃,数服病减大半。仍灸中脘三七壮,乃胃募穴,引胃上升,滋荣百脉。次灸气海百余壮,生发元气,灸则强食生肉,又以还少丹服之,则喜饮食,添肌肉。至春,再灸三里二七壮,壮脾胃,生发元气。此穴乃胃之合穴也。改服芳香之剂,良愈。(《名医类案》)

评析:肠鸣腹痛,泄泻便血,服清热药后,更见心下痞、恶冷物、脉弦细而微迟,可知病属结阴便血,并无热邪,此用清热药,反致阴寒凝滞胃肠,阳气不得统运,血渗肠间,故便血不愈。

按:便血原因也很多,若有发生便血者,最好先查明出血部位、弄清原因,明确诊断,再行治疗,此为正法。

（二）防范措施——注意类证鉴别

1. 肠道湿热便血与肝火犯胃便血　二者皆以便血鲜红为特征，前者多伴有大便不爽或稀溏、腹痛、舌红苔黄腻、脉濡数等症，治宜清化湿热，凉血止血，用地榆散或槐角丸加减。后者多伴见胁肋灼痛或胀痛、口苦、舌红苔黄、脉弦数等症，其发病多与情绪有关，治疗当分清虚实，肝经实火所致者，治宜清肝泻火，凉血止血，用龙胆泻肝汤加侧柏叶、地榆、茜草等，肝阴不足，肝木失养，虚火内生所致者，治宜养肝清热、止血，用一贯煎加地榆、茜草等。

2. 气不摄血便血与脾胃虚寒便血　二者皆为虚证，出现面色不华、神倦懒言、便溏、舌淡苔薄、脉细等症。气不摄血便血，其血暗淡，治宜益气补血，健脾养心，用归脾汤；脾胃虚寒便血，其血稀淡，或紫暗，甚则黑色如柏油，兼腹部隐痛、喜温喜按、形寒肢冷、喜热饮等症，治宜健脾温中，养血止血，用黄土汤加减，阳虚较甚者，可加鹿角霜、炮姜、艾叶等温阳止血。

【辨病施治失误】

（一）疾病误诊误治

1. 直肠癌误作细菌性痢疾诊治　直肠癌肿破溃合并感染时，可表现为不同程度的黏液脓血便、稀便、便频、里急后重等症状，这些也是细菌性痢疾的主要临床表现，两者极易混淆，特别是部分患者恰好在夏秋季急性细菌性痢疾发病季节就诊，容易被误诊为细菌性痢疾。

2. 直肠癌误作痔疾诊治　直肠癌早期症状多不明显，大便带血往往是最先出现的唯一症状。开始时出血量很少，多为鲜红色，附着于粪便表面。而痔疾也以便血为主要症状，血与粪便亦不相混淆，两者临床表现很难鉴别。尤其是部分患者两者同时存在，做肛门检查时，发现痔块，则满足于痔核的诊断，而将直肠癌漏诊。

3. 左半结肠癌误作特发性溃疡性结肠炎诊治　大肠癌，尤其是左半结肠乳头状或菜花状癌，常可出现腹泻、黏液便、脓血便、便次增多、腹胀、腹痛、消瘦、贫血等症状，伴有感染者尚可有发热等症状，这些都与特发性溃疡性结肠炎的症状相似，因而很容易引起误诊。

4. 结肠癌误诊为结肠息肉病　结肠息肉是常见的良性肿瘤，其主要症状是便血，血色鲜红，不与粪便混淆。结肠癌亦出现上述症状，二者 X 线检查均表现为充盈缺损。如不作纤维结肠镜活检病理检查，则容易将结肠癌误诊为结肠息肉。

（二）防范措施——掌握辨病要领

1. 直肠癌　便血是直肠癌出现的第一个症状，便血初期只有少量血液附着于粪便表面，以后逐渐便血量增多，并出现轻度腹泻、里急后重、体重减轻、贫血等症状。大便常混有脓液或黏液，有特殊的腥臭气。直肠指检可触到形状不整齐、质硬呈结节状的肿块,直肠乙状结肠镜检查,可直接观察到肿块或癌性溃疡,并可做活检以确诊。

2. 结肠癌 左侧结肠癌以亚急性或慢性肠梗阻为主要表现,晚期常因癌溃破而出现鲜红色便血,或伴有黏液与脓液;右侧结肠癌以进行性贫血、腹泻、不规则发热为主要症状,大便除潜血试验阳性外,很少出现红色便血。钡剂灌肠 X 线检查是最常用的诊断方法,纤维结肠镜观察及活组织检查可为诊断提供依据。

3. 结肠息肉病 其临床特点是腹泻、大便带鲜血和黏液,可因反复出血而引起贫血。乙状结肠镜和纤维结肠镜检查结合活检是诊断的主要依据。一般良性息肉表面色泽均匀,与周围黏膜色泽大致相似,或呈均匀的充血、表面光滑或呈均匀颗粒状。恶性者表面不平而有局灶性的充血、出血、糜烂和渗出物等表现。

4. 特发性溃疡性结肠炎 腹泻较轻者每日 2~4 次,大便呈糊状,混有血和黏液;严重者每日腹泻可多达 10~20 次,大便呈血水样,伴腹痛、里急后重、腹部常有压痛及发热等症状。结肠镜检查可见黏膜呈细颗粒状,并有弥漫性充血、水肿、糜烂及多数形状不规则大小浅深不同的溃疡,覆盖有黄白色或血性渗出物。

5. 痔疾 内痔与混合痔,特别是第一、二期内痔多以便血为其主要症状。便血一般发生于排便时,呈喷射状流出,或在便后滴出鲜血,血与粪便不相混。患者可伴有肛门异物感或肛门疼痛。肛门视诊可见外痔,直肠指诊可触到内痔。但为防止大肠癌患者同时患有痔疾,因此确定痔疾的诊断时,须细致排除其他疾病。

6. 细菌性痢疾 大便呈脓血样,量少,便次增多,常伴腹痛、里急后重及发热等症状。急性细菌性痢疾患者,多发病急骤,毒血症症状较显著;慢性细菌性痢疾患者有反复发作病史。必要时可做直肠指诊和纤维结肠镜检查以鉴别。

7. 胃、十二指肠溃疡 以上腹疼痛长期反复周期性发作为特点,疼痛常因精神刺激、过度疲劳、饮食不慎、气候变化等因素诱发或加重,可因休息、进食、以手按压疼痛部位而减轻或缓解。常伴反胃、嗳酸、恶心、呕吐等症状,可出现黑便。X 线钡餐检查和纤维内镜检查可为诊断提供可靠依据。

8. 暴发型病毒性肝炎 常为黑便。根据流行病史、肝炎病征及肝功能试验异常,一般诊断不难。可伴有其他器官的出血。

9. 血液病 再生障碍性贫血、急性白血病、肠型恶性组织细胞病等均可出现便血,呈鲜红,或暗红色血便,或黑便,量多少不一。患者同时有其他器官出血现象及血液学检查异常。

【文献摘要】

1. "血之妄行,由火者多,然未必尽由于火也。故于火证之外,则有脾胃阳虚而不能统血者,有气陷而血亦陷者,有病久滑泄而血因以动者,有风邪结于阴分而为便血者。大多有火者多因血热,无火者多因虚滑,故治血者但当知虚实之要。"(《景岳全书》)

2. "便血由肠胃火伤阴络,血与便下,治分血之远近、虚实、新久,不可概行凉血涩血。"(《类证治裁》)

3. "案中不但痔血一症混入肠红,即知其为痔血矣,而痔血之方又不中病。盖另有治法,不得与肠红方等也。便血肠中必有受之处,褚氏所谓'肠有窍便血杀人'是也。当知填窍之法,今惟知用人参、姜、附及五味等燥热收敛之药,助其肠中之火,而于脱血之后,更劫其阴。苟非纯虚,是益其疾矣。"(《临证指南医案》)

十、遗精

【概述】

遗精,指非性交或不在手淫刺激状态下,精液从阴茎流出的一种症状。遗精多在睡眠中发生。若青春期或年壮气盛的人,每月遗精1~2次,应视为"精满自溢",属正常的生理现象。若遗精频发,并伴随性功能改变,或出现全身性的神经症状者,便为病理性遗精。

病理性遗精,又称"失精",分有梦、无梦两种。有梦而遗者,称为梦遗;无梦而遗者,称为滑精。古人以"有梦为心病,无梦为肾病,湿热为下焦小肠膀胱病"。其中,有梦而遗者,大多存在心肾不交的病理;无梦而滑者多为肾不藏或不能固秘;而湿热下注,为湿热之邪扰动精室发生的精液自遗。所以本病当结合病因病机及临床表现,分清虚实,进行治疗,方不致误。

【辨证论治失宜】

(一)救误病例举隅

病例1:某,遗精无梦,小劳即发,饥不能食,食多即胀,面白唇热,小便黄赤。此脾家湿热,流入肾中为遗精,不当徒用补涩之药,恐积热日增,致滋他族。萆薢、砂仁、茯苓、牡蛎、白术、黄柏、炙甘草、山药、生地、猪苓。再诊:服药后遗滑已止,唇热不除,家尚有余热故也。前方去砂仁、黄柏,加川连、苦参。(《柳选四家医案》)

评析:湿热下注不宜用补,否则留邪为患,病不得除。

病例2:李某,28岁,患者罹梦交遗精5年余,迭经多方治疗而效果不著。近来入眠即梦,所梦多为交媾遗精,五心烦热,头昏健忘,倦怠乏力,腰膂酸楚,然形体肥胖,纳食尚可,舌质红,苔薄腻欠津,脉沉细而数,两尺尤弱。证属肾阴亏损,相火妄动。治宜滋阴泻火,补肾固精。方守知柏地黄汤加减。(去泽泻加金樱子、五味子、莲须、芡实、龙骨、牡蛎、甘草)。一日一剂,水煎取汁,早晚分服。

二诊:烦热已除,头昏腰酸减轻,但遗精反趋频繁,且添口黏、纳呆、胸闷等症,苔转滑腻,脉呈沉弦。重审脉症,辨证并无差错,何以反呈加剧之势?正在百思不解之时,骤然闻得患者讲话时似有一股异样口臭之气,于是记起《丹溪心法》"精滑专主湿热,黄柏、知母降火,牡蛎粉、蛤粉燥湿"之说;结合患者形体肥胖,素嗜烟酒及其所见脉症,遂断其证为脾湿胃热,痰火内扰,故投温胆汤化裁以试治之。处方:姜竹茹、淡竹叶、川黄柏、肥知母、广陈皮、姜半夏、云茯苓、炒猪苓、薏苡仁、建泽泻、远志肉各10g,炒枳实12g,左牡蛎30g,生甘草6g,3剂,水煎服。三诊:梦遗著减,余症皆轻,苔薄,脉缓,再予原方10剂,服药期间,仅遗精1次。遂守方出入,水泛为丸,调治之,随访半年,病情无反复。(《中医失误百例分析》)

评析:壮年男子思虑过度相火妄动,梦遗频发,宜滋阴泻火,补肾固精,再清除体内湿热之邪,防止病情反复。

病例3:吕,少年未室,每十日一梦泄,积久疲乏,面少神采,所服滋阴敛涩等药不效,改服镇心安神等剂亦不效。予谓肝肾脉虚,非相火为害,但精关久滑气少固摄耳。询之果有时无梦亦泄,遂重用参芪,佐以五味子、茯神、山药、莲子、菟丝子、芡实、枸杞子(俱炒),滑泄竟止,更用丸剂加鱼鳔(炒研)而固。(《类证治裁》)

病例4:顾十九岁,滑精用阴药,顿然食减,药先伤胃。据述梦寐惊狂,精走无以护神,当固无形矣。人参、生龙骨、桑螵蛸、益智仁、茯苓、远志、木香。(《临证指南医案》)

病例5:老吴市陆少去,遗精3~4日1次,已有3年。养阴、固摄,俱罔效。余诊之,脉细肢倦,神疲形寒。曰:初起之遗,在相火不静;日久之遗,在气虚不固。而龙骨、牡蛎之固摄,但能固其精,未能固其气。治其病,当固其气于无形之中。进以韭菜子6g,枸杞子6g,菟丝子10g,党参10g,白术10g,鹿角霜15g,桑螵蛸10g,黄芪10g,淫羊藿5g,巴戟肉6g,炙甘草3g,红枣5枚,煨姜2片。服3剂,觉身体轻健,四肢渐温,胃气亦旺;服10剂,则遗精已止矣。(《清代名医医话精华》)

评析:以上三例均为名医疗治,可资参阅。

(二)防范措施——注意类证鉴别

1. 心肾不交遗精与阴虚火旺遗精　两者均有多梦遗精,舌红、脉数等症状。心肾不交遗精多伴有心烦失眠,头晕,尿短少及心悸脉细的症状,治宜养阴清火,交通心肾,方用黄连清心饮合封髓丹加减;阴虚火旺遗精则以肝肾不足,多梦惊悸,头晕耳鸣,腰膝酸软,形体消瘦,口燥咽干,性欲旺盛,脉弦数为主,治宜滋阴降火,佐以固涩,方用大补阴丸加减。

2. 肾虚不固滑精与气虚不固滑精　两者均为无梦或有梦滑精。肾气虚者伴有阳痿、精冷、形寒自汗、腰膝酸软,舌淡苔白,脉弱等症,治宜补肾固精,方用固本摄精丸加减;气虚不固滑精,以神疲乏力,纳少腹胀下坠,面色㿠白,脉沉弱为主症,治宜益气固精,方用人参养荣汤加减。

3. 湿热下注遗精与肝阴虚相火妄动遗精　两者均有口苦而干,舌苔黄腻,脉数等证。但湿热下注者口苦而黏,茎中作痛,尿黄混浊,脉滑数,治宜清热化湿,方选萆薢分清饮加减;肝阴虚相火妄动遗精者多因手淫纵欲过度,精液暗耗,相火而动所致,以心烦、口苦,头晕倦怠,阳事易举,脉细数为特点,治宜养阴清热敛涩,方用知柏地黄丸加减。

【辨病施治失误】

(一)疾病误诊误治

前列腺炎　慢性前列腺炎可有性欲减退、遗精、阳痿等症状,当注意辨别。

(二)防范措施——掌握辨病要领

前列腺炎　慢性前列腺炎乃尿道及前列腺体内有潜在病原体存在,因病菌繁殖而诱发炎症。常有尿频、尿急、尿细,尿末滴白,小腹疼痛,或伴有阳痿、遗精的病证。根据这些症状,结合直肠指检及前列腺分泌物涂片或细菌学检查即可做出判断。

【文献摘要】

1. "夫失精家,少腹弦急,阴头寒,目眩,发落,脉极虚芤迟,为清谷,亡血失精;脉得诸芤动微紧,男子失精,女子梦交,桂枝龙骨牡蛎汤主之。"(《金匮要略》)

2. "遗精之证有九:凡有所注恋而梦者,此精为神动也,其因在心;有欲事不遂而梦者,此此精失其位也,其因在肾;有值劳倦即遗者,此筋力有所不胜,肝脾之气弱也;有因用心思索过度辄遗者,此中气不足,心脾之虚陷也;有因湿热下流或相火妄动而遗者,此脾肾之火不清也;有无故而滑不禁者,此下元之虚,肺肾之不固也;有素禀不足而精易滑者,此先天元气之单薄也;有久服冷利等剂,以致元阳失守而滑泄者,此误药之所致也;有壮年气盛,久节房欲而遗者,此满而遗者也……去者自去,生者自生,势出自然,固无足为意也。"(《景岳全书》)

十一、阳痿

【概述】

阴茎不能勃起,或勃起硬度不足,无能插入阴道者,称为阳痿。若是偶然发生，或因劳累、生活条件改变一时不举，以及老年性功能减退者，不能称为阳痿。阳痿与早泄不同，早泄是阴茎能够勃起，过早射精，接着阴茎便痿软而不能完成性交。

发生阳痿的原因甚多，《素问·痿论》所谓"思想无穷，所愿不得，意淫于外，入房太甚，宗筋弛纵，发为筋痿"。筋痿包括筋膜挛急或痿废，也包括阴茎痿软不起。即由精神紧张，思虑伤及心脾及肝肾亏损所致。此外湿热下注也是阳痿的主要原因。总而言之，分清起病原因才能治疗有效。

现代医学所谓性腺功能低下，垂体疾病、糖尿病、甲状腺功能亢进或低下者等均可发生阳痿。

【辨证论治失宜】

（一）救误病例举隅

病例1：潘某，男，35岁。患阳痿4年余。多个医院长期治疗无效。自诉常感头晕，记忆力减退，头痛头胀，以太阳穴处最明显。不能吃鸡蛋，食后当晚头疼失眠更甚，阳具不举，或稍举而不坚，终日觉倦怠。头胀难忍时，昼夜不能入睡。前医多给附子、鹿茸等"壮阳药"，服后头胀愈剧，脉弦劲搏指，左三部尤著，舌红苔厚见黄。半夜时口见干苦，大便有时秘结。两眼结膜充血，面色潮红，诊为阴虚阳亢型阳痿，治以育阴潜阳为主。生石决明30g，生鳖甲30g，生龟板30g，磁石30g（以上先煎），黄柏12g，茯神15g，远志6g，熟酸枣仁12g，灯心草4扎，麦冬15g，知母9g，山药21g，桑寄生30g，川杜仲12g，牛膝12g，熟附子15g，肉桂15g，砂仁2g，甘草4.5g。二诊：服上药1剂后诸证好转，脉舌如前，嘱服5剂。三诊：诸证若失，阳痿症状已见好转。上药去磁石后，以3倍药量制蜜丸，每丸重6g，日服2~3次，1次2丸，以资巩固。次年夏随访，服丸药后日见好转，诸症告愈。（《新中医》）

评析：前医用"壮阳药"治，服后头胀愈剧，脉弦劲搏指，以及口干苦，舌红苔厚色黄，便秘等症，显示病已转为阴虚阳亢之证，于是以育阴潜阳治之，得效后又制成丸药服用，乘胜追击，取得良效。

病例2：仲二十八，三旬以内而阳事不举，此先天禀弱，心气不主，下交于肾，非如老年阳衰例进温热之比，填充髓海，交合心肾宜之。熟地、雄羊肾、枸杞子、补骨脂、黄节、远志、茯苓、胡桃、青盐、鹿角胶丸。（《临证指南医案》）

病例3：颜某，男，29岁。患者少年误犯手淫，婚后阳痿，至今2年余。自诉性欲淡薄，阳事不举，偶有勃起，但举而不坚，临房即痿，夫妇均感苦闷。患者但服壮阳补肾方药，每觉口干苦，效果亦不显著，现症见夜寐不佳，偶有梦遗、尿黄、面色晦暗，精神萎靡，畏寒肢冷，舌质淡红，苔黄滑，脉弦略数。四诊合参，证属心肾不交，肾阳虚，心火上炎。肾阳亏虚，故畏寒肢冷，心火上炎故口干苦，上下不得交通故阳痿不举。乃选用交泰丸合六味地黄丸，以黄连清上,玉桂温下,六味地黄丸滋补肾阴,令阳生阴长。服药 3 个多月,患者性欲大增,阴茎勃起正常,嘱节制房事。并续服六味地黄丸巩固善后。(《南方医话》)

评析:以上两例,病机均属于心肾不交,但治疗与用药略有区别,可互参。病例 2 方中使用远志,也许另有含义。

病例 4:施某,男,45 岁,患阳痿 2 年。就诊时,症见腰膝酸软,失眠,心悸不宁,精神苦闷,舌淡苔薄,脉细。以温补肾阳,宁神定志之法治之不效。细究其因,获悉此病因系行房时,卒受惊恐所致,此后每同房则疑虑重重,阳事不举。拟从心肝失调论治,投以百合地黄汤合甘麦大枣汤,药用:百合 24g,熟地黄 15g,浮小麦 30g,粉甘草 9g,大枣 5 枚。服 2 剂,阳事恢复正常,病获痊愈。(《南方医话》)

评析:此病起于惊恐,《黄帝内经》所谓"惊则气乱""恐则气下"。故用以补肾阳不效,拟从心肝失调论治,俾气机调畅,阳痿恢复正常,可资参考。

病例 5:徐三十,脉小数涩,上热火升,喜食辛酸爽口,上年因精滑阳痿,用二至百补通填未效。此乃焦劳思虑郁伤,当从少阳以条畅气血。柴胡、薄荷、丹皮、郁金、山栀、神曲、广皮、茯苓、生姜。(《临证指南医案》)

评析:此为少阳胆火郁结所致,清胆火、疏理气机,促进脏腑功能的恢复,从而阳痿也治愈。说明阳痿之治,药物是一个方面,另一方面调理心神也十分关键。

病例 6:李某,32 岁。患阳痿已历 3 年余,几无房事欲望,时有滑精,腰酸膝软,失眠多梦,口微苦,神不振,舌体胖,质淡红,苔薄腻而微黄,脉沉细而缓。辨证为肾阳虚衰,精气亏乏。治拟温补肾阳,填精固摄为法。处方:大熟地黄、菟丝子、全当归、熟附子(先煎)各 15g,肉桂(后下)、巴戟天、肉苁蓉、怀山药、女贞子、枸杞子、鹿角胶(烊化兑服)各 12g,粉龙骨、牡蛎各 15g,5 剂,每日 1 剂,水煎取汁,早晚分服。药后精神振且无不适之感,故先后守原方出入连进 10 剂。刻下非但无举阳之感,且见滑精仍频,心烦躁急,口苦纳呆,舌苔如前,脉转弦数。可见其证属湿热内蕴,下注肝肾,上扰心神,宗筋弛缓,精窍失固。治以清热利湿,泻肝宁心。方予龙胆泻肝汤加减,处方:龙胆草 24g,炒黄芩、薏苡仁、车前子(包煎)各 15g,春柴胡、全当归、远志肉、抱茯神、大生地黄各 10g,炒山栀子、建泽泻、细木通各 12g,生甘草 6g,3 剂,如前煎服。

三诊:阳事如前,口苦口黏、心烦躁急消失,睡眠好转,食欲大启,苔脉依旧。再宗原方出入 10 剂,湿热见症悉除,偶能举阳,舌体略胖,苔转薄白,脉呈沉弦。复以六一散冲服取汁,送服金匮肾气丸 10g,1 日 3 次,连服 5 月余而获愈。(《中医失误百例分析》)

评析：此属湿热下注成痿，宜先清肝经湿热，待湿清热除之后，再用肾气丸调理，使得邪去正复而愈。

病例 7：一贯胃，30 岁，阳痿，大便或泄或止。医用八味加鹿茸、故纸（补骨脂）、韭子、枸杞子、巴戟天等药不效，且遗精。诊其六脉沉细，右关濡弱，左关、两尺俱有力。问得酒色过度，湿热伤其脾肾，故右关濡弱而阳痿，便滑；用药增其湿热，故左关、两尺俱有力而遗精也。用四君子加杜仲、牡蛎、泽泻、山药、麦冬、知母，10 剂诸证俱已。原方去知母，加黄芪、白芍为丸，而愈。（《王氏医存》）

评析：此例亦为湿热伤及脾肾之证，前医不诊其脉，便用八味地黄丸方加味壮肾阳，与病不合，故不效。后医细从脉象得知病之根源，从而用四君子加味清利湿热，使脾气健运，功能恢复，自然病愈。得失可见，用药分明，何为失宜，何为正治，十分鲜明。

（二）防范措施——注意类证鉴别

1. 肾阳虚阳痿与肾阴虚阳痿　两者均属肾虚，均有腰膝酸软的症状。肾阳虚多见于中老年人，以阳事痿软不举，伴头晕耳鸣，面色㿠白，畏寒喜温，精薄清冷，舌淡苔白，脉沉尺弱为主症，治宜温补肾阳，方用还少丹加减。肾阴虚多见于青壮年人，且有手淫史，以阳事能举，但临事即软，伴早泄，心悸出汗，精神紧张，口渴喜饮，足跟疼痛，尿黄便干，舌红少苔，脉细数为主症，治宜滋阴降火，方选二地鳖甲丸加减。肾阴、肾阳常相兼而患，故补阳之中当佐益阴，补阴之中少佐温阳。

2. 心肾不交阳痿与心肝失调、心脾两虚阳痿　这三种证型均有心神不宁的症状，也就是说三证的病变重点均与心神有关。是心与肾、肝、脾相关功能的失调。其中心肾不交，为心火亢旺不与肾水交通所致，因此，除阳痿与遗精、滑精同见外，还伴有心悸、怔忡、健忘、失眠等症，治宜清心火、补肾阴（或温阳），方用交泰丸合六味地黄丸加减。心肝失调多有惊恐或气机抑郁的症状，如心疑、苦闷、心悸等症，治宜补养心肾，疏理气机，方用百合地黄汤、逍遥散加减。心脾两虚，则多以脑力劳动过度者为多见，除阳痿之外伴见面色萎黄，纳呆，神乏，心悸少寐，大便溏薄，舌淡脉弱，治宜补益心脾，方用归脾汤加减。

3. 阳明湿热内蕴阳痿与肝经湿热下注阳痿　两者均有湿热症状，如尿黄、口苦、苔黄腻等。但阳明湿热伴见四肢困重乏力，大便干结或身黄的症状，治宜清热利湿，方用茵陈蒿汤加减。肝经湿热常见阴部出汗、痒痛，脉弦数等症，治宜清热排湿，方用龙胆泻肝汤加减。

【辨病施治失误】

（一）疾病误诊误治

1. 不辨生殖器畸形、急慢性感染、肿瘤、外伤阳痿致误。

2. 不辨全身性疾病,如垂体瘤、甲状腺功能亢进与功能低下、库欣综合征、颅脑损伤综合征、血液与血管疾病所致的阳痿致误。

3. 不辨外伤、手术和药物影响导致的阳痿致误。

(二)防范措施——掌握辨病要领

1. 促性腺激素分泌过多,性腺功能低下阳痿,往往睾丸小,睾酮减少。

2. 垂体疾病,常见因垂体瘤的压迫、炎症等产生的垂体功能不足而发生阳痿。性功能障碍是垂体瘤早期症状之一,当注意鉴别。

3. 甲状腺功能亢进、低下,因这类病证均可出现性功能减退,而出现不同程度阳痿,所以治疗时,应当注意其病证特点。

4. 其他的全身性疾病如颅脑损伤综合征、急性白血病、霍奇金病,因侵及脊髓、睾丸而致性功能低下,也当注意辨别。

5. 药物性阳痿,某些药物可出现并发阳痿的副作用,而这种药物性阳痿目前似有增多的趋势。如作用于大脑皮质的镇静药,可抑制性欲和性反应;雌激素、抗雌激素药物能抑制性中枢对性刺激反应能力;抗胆碱类药物可降低副交感神经作用;抗肾上腺药物,包括降血压药物,也能因降低交感神经作用而发生阳痿等。故对药物性阳痿,亦应引起重视,通过询问病史,可获得这方面的诊断。

【文献摘要】

1. "肾开窍于阴,若劳伤于肾,肾虚不能荣于阴器,故痿弱也。"(《诸病源候论》)

2. "男子二八而精通,八八而精绝,阳密则固,精旺则强,伤于内则不起,故阳之痿,多由色欲竭精或思虑劳神,或恐惧伤肾,或先天禀弱,或后天食少,亦有湿热下注,宗筋弛纵而致阳痿者。盖前阴为肝脉、督脉之所经……又为宗筋之所会……故见症多肝肾主病。"(《类证治裁》)

3. "失志之人,抑郁伤肝,肝木不能疏达,亦致阴痿不起。宜达郁汤,升麻、柴胡、川芎、香附、刺蒺藜、桑皮、橘叶加菖蒲、远志、枸子、菟丝子。"(《沈氏尊生书》)

十二、癫、狂、痫病

【概述】

癫、狂、痫都是属于神志失常一类的疾病。癫病多从情志不乐或积忧积郁始起,不久即出现沉默痴呆,语无伦次,喜笑无常的症状。其病多由痰气内结,痰迷心窍,致神明不用;也有心神失养,神不守舍,前者属实证,后者为虚证。实证治宜理气散结,涤痰清热。虚证治宜养心安神。狂病之起较为急骤,以狂躁易怒,叫骂不休,毁物殴人或弃衣而走,登高而歌,少卧不饥,不避亲疏为特点。多由痰火、瘀血与热相结，扰乱神明而发病。其治可据痰火在心、在肝、在胃的不同而分别用泻心、肝、胃火，佐以涤痰、化瘀。痫病的特征是突然仆倒，昏不知人，口吐涎沫，两目上视，四肢抽搐或口中发出如羊、猪的叫声，苏醒后一切如常人。多由惊恐，饮食不节等所致。可用豁痰，宣窍及调理肝、脾、肾等方法治疗。一般来说，癫、狂、痫各按其证立法用药治疗，不致发生大错，但若识证不清，用药欠妥，也难以起到好的作用。

【辨证论治失宜】

（一）救误病例举隅

病例1：韩某，男，15岁，学生。自5岁开始发癫痫，至今未愈。首次发于夜间，每隔半年或1年发1次，近半年来，愈发愈频，隔两三日至每日一发。发则先叫一声，随即仆倒，昏不知人，两目上翻，口吐涎沫，手足轻微抽动，经历1~5分钟后始醒。刻下为未发之时，神情呆滞，形体瘦削，面色萎黄，食纳欠馨，二便尚可，舌质淡红，苔白腻，脉弦细而滑，辨证为气郁痰结，上蒙神明，治拟理气解郁，涤痰泻火。处方：姜竹茹、姜半夏、石菖蒲、炒枳实、炒牵牛子各30g，化橘红、陈胆星各15g，云茯苓35g，共研极细末，温开水冲服。

二诊：病情依然，细问原委，知因淘气而遭责打，所以哭闹不休，经哄劝进食并入睡，约两小时许，即突然惊叫太息，随后即发癫痫，由此而断其证为惊恐扰神，气滞聚湿，滋痰生风。治当镇惊宁心，涤痰息风。处方：青礞石、炙远志、全蝎、广陈皮各9g，青龙齿、紫丹参、白僵蚕、明矾各15g，抱茯神、京菖蒲、双钩藤、广郁金、建神曲、姜半夏各12g，川蜈蚣10条，胆南星、琥珀末（冲服）各6g，朱砂3g，共研细末，每次5g，每日2次，早晚分服。

三诊：服药2周后，发作次数即延为4~5日一发，发时不再昏仆喊叫，仅仅口吐涎沫，

两手轻微抖动，经历1分钟即除。效不更方，仍予原用散剂1料。治疗半年告愈。未再复发。（《中医失误百例分析》）

评析：此例以祛痰为主，大法无错，只是选方用药有失全面。复诊时，根据发病原因，增加镇惊宁心、涤痰息风，用药与病证相应，故起良效。

病例2：沈某，60余岁。因事抑郁，突然大声疾呼，发狂怒骂，躁扰不宁，多次击毁器物，十夜不寐，数日不大便，喜饮茶及冷水。某出诊至病家，不能察舌诊脉，仅见双足微肿，为立平肝息风，祛痰开闭之方。药用郁金、竹茹、茯苓、钩藤、生地黄、半夏曲、贝母、白芍、刺蒺藜、远志、甘草等。……此病当用下法。拟方生地黄12g，玄参12g，橘红6g，大黄12g，芒硝12g，厚朴9g，枳壳9g，栀子12g，竹茹12g，甘草3g，法半夏9g，郁金9g，薄荷少许。病者服后，解大便不多，幸已能睡。原方加水牛角3g，服后病人更安静，亦未大泻，服

2剂后得泻,去硝黄,加入通络之品如桑枝、丝瓜络等,调理月余痉愈。(《中医误诊误治》)

评析:大凡狂证之治,均以重剂通下,清泄阳热实邪。若用平肝息风祛痰剂,与病情不合,故难生效。

病例3:朱某,67岁。秋间两足软弱,服地黄、升麻、吴茱萸、贝母、料豆、当归、白术、白芍等剂,遂致头眩倾跌;嗣进高丽参、熟地黄、附子、香附2剂,神志昏昧,不时躁扰,妄言如痴;更进祛风劫痰药不应效,邀往诊治。切其脉沉细数,左关较右弦大,面目甚红,彻夜不寐,胡言妄语,声不壮厉,舌上微有白苔,溺赤大便4日未解,乃为之立方案云:心主血而藏神,肾藏精与志,平素操劳,心肾皆亏,肝气又多抑郁,气化为火,液变为痰,痰火上忤心包,君主被蒙,以致神志不清,语言无序,夜分躁扰如狂。脉象沉细而弦,右关较盛,沉为郁,细为阴亏,弦乃气滞。尊年气阴已亏,木郁不达,无实火实痰,若见洪大,定有发狂等变。目下唯有养心神,舒木郁,俾气平火熄得寐乃安。当归、白沙参、远志、川贝母、云茯苓、丹参、郁金、合欢皮、蒺藜、法半夏、竹茹。二诊:肝木较平,神安能寐,稍思纳食,妄言亦减,面红稍退。原方去蒺藜、川贝母,加石菖蒲。(《孟河马培之医案论精要》)

评析:此属心肾亏虚,水不涵木之证。木郁化火,熬煎成痰,痰蒙心神而发生癫狂病,治疗宜用养心疏肝祛痰。若用参、附大温大补,显然是不恰当的。

病例4:李叟,年逾古稀,意欲纳妾,虽露其情,而子孙以其耄且瞽也,不敢从。因此渐病狂惑,群医咸谓神志不足,广投热补之药,愈服愈剧。始延孟英诊之:脉劲搏指,面赤不言,口涎自流,力大无制。曰:此因禀赋过强,阳气偏盛。姑勿论其脉证,即起病一端,概可见矣。如果命门火衰,早已萎靡不振,焉能兴起念头?医见其老,辄疑其虚。须知根本不坚实者,不能享长年。既享大寿,其得于天者必厚。况人年五十,阴气先衰。徐灵胎所谓"千年之木,往往自焚",夫阴尽火炎,万物皆然。去年冬,吾治邵可亭孤阳喘逆,壮水清火之外,天生甘露饮灌至二百余斤,病已渐平。仅误于两盏姜汤,前功尽坠。可见阴难充长,火易燎原。今肉桂、附片、仙茅、鹿茸、人参、巴戟天、紫河车等药,服之已久。更将何物以生其涸竭之水,而和其亢极之阳乎?寻果不起。(《回春录新诠》)

评析:老年人阴气渐亏,加上情欲生火而发生狂证,当以补阴为主,兼清郁火才是,病人不找医生,不懂辨证,自用大剂温阳壮体,适得其反,从而伤及自体。

病例5:女性,31岁。胡言乱语,日夜不寐,东奔西走,惊恐不安,发病前后有头痛,颈背肌痛,小腹发胀,经常胆囊炎发作,舌苔黄腻,脉稍数。前二诊拟龙胆泻肝汤合大承气汤以泻火利胆,精神症状无明显改善。三诊时注意到头痛、肌痛,小腹胀,按太阳热入膀胱论治用桃核承气汤加味,服 3 剂,病情明显好转。(《南方医话》)

评析:《素问·调经论》有"血并于下,气并于上,乱而善忘""血并于阴,气并于阳,故为惊狂"之载,《伤寒论》蓄血证也有"热结膀胱,其人如狂"之述,皆说明瘀血内结,阻滞神明,可致狂病。临诊不辨瘀血,单用泻火涤痰,就不一定迅速生效。

(二)防范措施——注意类证鉴别

1. 阳明热盛发狂与肝胆郁火发狂　两者均由痰火所致。阳明热盛发狂是邪热内传阳明,以面赤不热,腹满不得卧,妄言妄见,登高而歌,弃衣而走,不避亲疏,不欲食为特点,治宜清泄阳明,方用凉膈散、大承气汤、礞石滚痰丸加减。肝胆郁火发狂是七情内伤,肝胆气郁化火,上扰神明所致,以言语失常,或惊或悸,胸胁胀痛,烦躁易怒,脉弦数为特点,治宜清疏肝胆,方用丹栀逍遥散、龙胆泻肝汤加减。

2. 痰气郁滞发癫与心神失养发癫　两者皆有神志异常、失眠等症。痰气郁滞证,多由情志郁结,痰浊中阻所致。以胸闷叹息,不思饮食,舌苔薄腻,脉弦滑等为主症,治宜涤痰开结方用温胆汤加减,痰热内盛证可选用三圣散涌吐。心神失养发癫,多由心脾气血耗损,气血不足,神不守舍所致。其证可见面色少华,心悸失眠,舌淡脉细等症,治宜健脾益血,养心安神,方用归脾汤加减。

3. 痰火痫与风痰病　两者均有痰蒙清窍之证,发时突然昏倒,口吐涎沫。前者属火热煎熬的病证,以口吐黏涎,舌红苔黄腻,脉弦数有力为主症,治宜清热涤痰,方用礞石滚痰丸。后者由脾虚生痰,气机升降失调,清阳不得上升,清窍不利所致,以口吐白沫或清涎,舌苔白厚而腻,脉滑为特点,治宜健脾化痰,方用导痰汤加减。

【辨病施治失误】

(一)疾病误诊误治

1. 蛛网膜下腔出血　有少数蛛网膜下腔出血的病例,以癫痫为首发症状,或有癫痫持续状态和意识障碍而被误诊为原发性癫痫。

2. 散发性脑炎　精神异常是散发性脑炎常见的首发症状,也是其主要临床表现,故容易被误诊。

3. 脑囊虫病　脑囊虫(链状带绦虫)寄生于软脑膜、脑皮质等部位。癫痫是其首发或早期唯一的症状。常反复发生,很少自动停止。

(二)防范措施——掌握辨病要领

1. 蛛网膜下腔出血　凡老年人发生癫痫,癫痫呈持续状态和有意识障碍者,脑膜刺激征阳性者,应立即进行腰穿检查或脑血管造影,以期做出明确的诊断。

2. 散发性脑炎　大多数病人有发热头痛的症状。除呆滞少语、妄想错乱症外,尚伴有意识障碍、嗜睡、模糊直至昏迷等症状,也有出现抽搐、瘫痪症状者。脑脊液检查可发现白细胞及蛋白增高。脑电图多显示弥漫性高波幅慢波等。

3. 脑囊虫病　我国北方地区,特别是农村地区本病发病率较高。本病癫痫发病率为60.0%~84.5%。以大发作及精神运动性发作,呈持续状态为特点。一旦出现癫痫,常反复发生,很少自动停止。有绦虫感染史或皮下囊虫结节史。脑脊液检查,嗜酸细胞增多。囊虫免疫诊断试验阳性有肯定的诊断价值。CT、磁共振可做出十分明确的判断。

【文献摘要】

1. "凡热痰乘风火上入,目暗耳鸣,多似虚证,误行温补,转锢其痰,永无出路,医之罪也。"(《医门法律》)

2. "癫狂,心脾肝胃病也。经曰:重阴者癫,重阳者狂。阳并于阴则癫,阴并于阳则狂。癫多喜笑,症属心脾不足;狂多忿怒,症属肝胃有余……"(《类证治裁》)

十三、中风

【概述】

中风既是一个证候,如《伤寒论》中所云"太阳病,发热,汗出,恶风,脉缓者,名中风"为外感风寒营卫不和之证。因其症状有汗出、脉缓,类似风性疏散而名之。又是一种杂病名称,如《金匮要略》云"夫风之为病,当半身不遂,或但臂不遂者,此为痹,脉微而数,中风使然"。即猝然昏倒,出现偏枯的病变。因其发病迅速,类于"风性善行而数变"而称名。这里重点讨论中风病的辨治失误。关于中风病的病因病机,除了上述《金匮要略》所云"痹""脉微数"即经脉痹阻与气血大虚之外,后世医家多从外风、内风、真中风、类中风和痰、气、火、湿、瘀等病理加以辨治。现代医学中的急性脑血管疾病(脑出血、脑缺血、脑梗死)属于本病范畴。考虑到真中风病证大多是急症病人,要在最短的时间内找医生救治。这里仅选择类中风及恢复期的病例。

【辨证论治失宜】

(一)救误病例举隅

病例1:金姓,早立门首,卒遇恶风,口眼㖞斜,嗫不能言,医用人参桂附诸品,此近日时医治风证不祧之方也。趣(cù,催促)余视之,其形如尸,面赤,气粗,目瞪,脉大,处以祛风消痰清火之剂。其家许以重资,留数日。余曰:我非行道之人,可货取也。固请曰,与其误药以死,莫若服此三剂,醒而能食,不服药可也,后月余,至余家拜谢。问之,果服三剂而起,竟不敢服他药,惟腿膝未健,手臂犹麻,为立膏方而痊愈,此正《内经》所谓:虚邪贼风也,以辛热刚燥治之,固非以补阴滋腻,治之亦谬治以辛凉,佐以甘温。《内经》有明训也。(《泂溪医案》)

评析:中风的发生原因与病机十分复杂,古代缺乏检测,仅靠脉证断病,或凭经验辨治,其失误的概率较高。前医用补法无效,后医以祛风消痰清火之剂,符合病情而获得良效。

病例2:金,六十九岁,初起神呆遗溺。老人厥中显然,数月来,夜不得寐,是阳气不交于阴勿谓痰火,专以攻消,乃下虚不纳,议与潜阳,龟腹甲心、熟炭、干苁蓉、天冬、怀牛膝、炒枸杞子、黄柏。(《临证指南医案》)

评析:老人中风多属下虚上实,精血亏虚,此时不可以专用清火降痰攻消之品,以免更伤其肝阴。否则必致心神失藏,肾气失固,而发生变证。叶氏以育阴潜阳治之,较为妥当。

病例3:杨某,男,69岁。因操劳太过而骤然发病,突然仆倒,神志昏迷不清,呼之偶能应声,偏右半身不遂,口眼㖞斜,喉有痰声,病发3日尚未更衣。脉沉滑有力、不数,舌暗有紫气,苔黄浊腻。证属阳明腑实痰热蒙心之证,治应通腑泄热。方取调胃承气汤合黄连温胆汤。1剂后而大便稀溏,神昏全不识人,呼之不应,面色㿠白,额汗频出,四肢不温。经再次详细问询,方知平昔大便溏薄,入冬怯冷,为平素即阳气虚弱,今服药后见上述变证,显系下后伤阳,若再大汗出而气喘脉微,则成脱证危急,急为益气扶正,以防汗脱。

评析:腑气内实,痰热蒙心之中风病,其证以大便干结,神志昏迷,苔黄厚腻,中心老黄而干,脉实有力为准。治宜通腑泻实。对于年事已高的病人,一味攻下,会导致阳气大虚、休克的危症,必须注意这一点。

病例4:董母,素体丰腴,年逾古稀,突患中风,傍晚邀诊。视之,昏睡,鼻鼾,呼之尚可应声,面色殷红,肌肤灼热,体温39℃,脉弦浮而数,撬口望舌,质红,苔黄燥。家属代诉,前日老人自感头痛,怕冷,登厕归来,突然昏仆,干呕欲吐,遂扶卧床,神志不清,急延医诊治,查血压高,云是中风,处方服药,症未见减,反增高热,大便3日未解。索观前医方药,乃滋阴潜阳、镇肝息风之品。按中医论中风有真类之分,所谓真中风者必兼六经形证。滋水涵木,息风潜阳系治类中之法,非此证所宜。为拟大柴胡汤加石决明、钩藤、菊花、生地黄、牛膝。1服而便溺通,热退神清。后以平肝潜阳益阴之剂调理,逐渐平复。(《黄河医话》)

评析:本例属于中风疑似病例,先用滋阴潜阳、镇肝息风类药物,症状不减轻,后经综合分析,诊为肠腑燥热证,拟用大柴胡汤加味,使得便通热退神清而愈。

病例5:刘某,男,60岁,工人。症状:1个月前,猝然神志欠清,舌强语謇,喉中痰鸣,左侧手足不能活动,服资寿解语汤、地黄饮子、补阳还五汤、大秦艽汤等方,不但无效,反增便秘,服大黄、芒硝、番泻叶,通而复闭。刻诊:大便5日未解,腹胀而硬,口渴、舌红、苔黄厚而粗糙,脉弦滑数,按之有力,血压180/105mmHg。辨证:风痰化燥,肠腑内实。治法:通腑泄热,清肝息风。小承气汤加味:大黄12g,枳实12g,厚朴9g,钩藤30g,白蒺藜12g。

二诊:服上方1剂,频转矢气,再剂,解大便2次,特臭难闻,神志清楚,头晕目眩,喉中痰多,色白稠黏,舌强语謇,左侧手足仍不能动,舌质红,苔黄滑,脉弦滑数。证属风痰仍盛,窍络不利,治宜豁痰宣窍,息风通络。拟方:莱菔子24g,石菖蒲6g,天竹黄6g,钩藤20g,郁金12g,豨莶草12g,鲜竹茹12g,桑枝18g,茯苓9g,甘草3g。

三诊:服上方20剂,喉中痰消,但每日咯痰10余口,仍稠黏不爽,眩晕日发10余次,每次5~10分钟,左侧手足欠灵活,语欠流利,脉小弦滑略数,血压160/95mmHg,证属风痰留络,血络不畅,治宜息风涤痰,活血通络拟。拟方:钩藤15g,豨莶草15g,桑枝15g,丹参15g,天麻9g,僵蚕9g,浙贝母9g,郁金9g,丝瓜络6g,红花4g,橘络3g。疗效:服上方15剂,手能握物,足履稍感不利,血压正常。(《疑难病症治验录》)

评析:本例辨证清晰,用方合理,祛痰、息风、活血通络,对脑梗死恢复期治疗,有参考价值。

(二)防范措施——注意类证鉴别

1. 真中风与类中风　　凡中风证与经络相连,且见歪斜偏废之候者为真中风,真中风有中络(肌肤不仁)、中经(即重不胜)、中腑(即不识人)、中脏(舌即难言、口吐涎)之别。类中风,属风气致病,有火中(心火暴盛、肝火、肺火致病)、虚中(气虚浮)、湿中(痰湿内盛)、寒中(暴中于寒)、暑中(暑气逼迫)、气中(七情气结)、食中(食填塞胸中)、恶中(邪气侵袭)等。真中风与类中风某些症状相类而其病理则完全不同。此外,类中风与真中风往往相兼为病,当注意辨治。

2. 中风闭证与脱证　　中风昏迷宜辨清"闭证"与"脱证"。闭证的表现为目张口噤,两手固握,痰涌息粗,二便不爽。其中脉滑大弦数苔黄腻,面赤躁动不安则属阳闭;若脉滑大沉缓,面白唇紫,肢厥不烦为阴闭。阳闭宜选用安宫牛黄丸、至宝丹凉开;阴闭宜选用苏合香丸温开。而脱证则以身体缓纵不收,目合口开,手撒遗尿,气弱息微为特点,当用参附汤,辅以山萸肉、五味子、龙骨、牡蛎、磁石等大剂固护元气,摄纳真阴。若临证不辨闭脱,不仅难以收效,由于延误治机,往往使闭证转为脱证。若脱证再进一步发展,又会导致厥逆,阳越、阴竭的危证。

3. 中风实证与虚证 实证多由肝阳上亢或痰瘀阻塞经络所致,以头痛,眩晕,烦躁易怒,偏瘫,肢体麻木,大便秘结,舌红苔黄,脉弦滑有力为主症。治宜平肝潜阳,化痰通络。方用天麻钩藤饮加减,若舌暗不语,用神仙解语丹加减。虚证则由气血虚衰,血脉不调所致,以头昏乏力,肢体偏废、厥冷,面色无华,舌淡苔白,脉微细无力为主症。治宜益气温阳,和营通络。若气血亏虚者,方用补阳还五汤、黄芪桂枝五物汤加减;肾虚精亏者,方用地黄饮子加减。

【辨病施治失误】

(一)疾病误诊误治

1. 急性脑血管疾病(脑血管意外) 包括脑出血、蛛网膜下腔出血和脑动脉血栓、脑栓塞病,因有意识障碍,属于中风范畴。但急性脑血管疾病病死率高,后遗症重,故必须及时做出诊断,相应做出合理的治疗。若处理不当,可造成不良后果。

2. 颅内占位性病变(脑肿瘤、脑脓肿、脑结核、脑寄生虫病等) 因其表现有精神障碍,反应迟钝,也可能误作中风病治疗。

3. 脑动脉炎和心血管病(如结节性多动脉炎、红斑狼疮性动脉病等)后期 可见类似脑血管意外而误诊为中风,当注意辨识。

(二)防范措施——掌握辨病要领

1. 脑出血 脑出血性疾病与中风的病因、发病相同。中老年高血压、动脉硬化易发脑出血。病人往往先有头痛,肢体运动或感觉障碍,为渐进性昏迷,或醒后再度发生昏迷。呼吸深而慢,血压高,腱反射、浅反射(瞳孔对光反射、角膜反射)消失。CT扫描见脑实质出血。意识障碍好转表明病情稳定或改善,若昏迷3天以上不见好转,提示预后不良。静卧休息,降低血压,以及给予昏迷病人(脑水肿)强力脱水剂,如静注甘露醇等是保守治疗的基本原则和方法。

2. 脑动脉粥样硬化 本病由于血液黏稠度增加,脑血流变慢而形成血栓性脑梗死;也有因血压下降,脑供血不足而发生脑梗死;或颅内感染性疾病,红细胞增多症、闭塞性脉管炎、结节性动脉炎、红斑狼疮、外伤、钩端螺旋体等使脑血栓形成而发病。前驱性的症状有头痛、眩晕、记忆力减退。病后可见肢体瘫痪,瘫痪又以痉挛性为特点。且病人的体温、脉搏、呼吸、血压无明显改变。一旦梗阻消除,瘫痪等症状也突然消失。本病治疗以扩张血管消除梗阻为主。现代医学常用烟酸、盐酸妥拉苏林等治疗。消除病因,防止再发也有十分重要的意义。

3. 蛛网膜下腔出血 急性中风大约有十分之一是由于蛛网膜下腔出血

引发的,而 30~40 岁年龄的人也可发生。本病起病急骤,且以头痛(劈裂样、钝痛或搏动性痛)、呕吐、脑膜刺激征及脑脊液呈血性为特点。猝然意识丧失,或病后全身或部分癫痫发作是病情危重的表现。在病情好转的情况下,因某些诱因(如排便等)突发头痛、频发呕吐、意识状态恶化,则可能再次出血,再次出血的病死率和致残率极高。降低颅内压、降血压、止痛是其治疗本病的基本方法。

4. 脑囊虫病　　本病是猪绦虫的幼虫寄生于人脑内引起的疾病,北方地区较多见。因其病灶压迫脑组织或虫体释放毒素,引起血管内膜发炎,管腔闭塞而突发偏瘫、失语从而误诊为中风病。脑囊虫病以眩晕、呕吐、癫痫频发为主要特点。囊虫免疫诊断试验、CT 检查可以帮助确诊。

【文献摘要】

1. "凡中风症,有肢体缓纵不收者,皆属阳明气虚,当用人参为首药,而附子、黄芪、炙草之类佐之;若短缩牵挛,则以逐邪为急。"(《临证指南医案》)

2. "急性期昏迷者,治疗以清肝息风、化痰开窍为主;偏瘫期重在活血通络;恢复期强调滋养肝肾。通腑泄浊可使病人神志较快清醒。半身不遂者用活血化瘀有利于肢体功能恢复。"(《谢昌仁临床医学经验》)

十四、头痛

【概述】

头痛可以单独出现,亦可见于多种急慢性疾病之中。古代医书中据其病因病机的不同,名称各异。如《素问·风论》有"脑风""首风",将头痛之因责之于外来之邪;《伤寒论》有三阳头痛、厥阴头痛则是按经络划分的;《东垣十书》则将头痛分为内伤头痛和外感头痛,根据症状和病因的不同而分为伤寒头痛、湿热头痛、偏头痛、真头痛、气虚头痛、血虚头痛、气血俱虚头痛、厥逆头痛等。《丹溪心法》又有痰厥头痛、气滞头痛之名。《普济方》尚有头风之名,实际仍属于头痛。

总之,头痛之病因多端,但不外乎外感与内伤两类。外感头痛多因起居中不慎,坐卧当风,感受风、寒、湿、热等外邪,以风邪为主。内伤头痛其发病原因与肝、脾、肾三脏有关。因于肝者,一因情志所伤,肝失疏泄,郁而化火,上扰清空,而为头痛;一因热盛伤阴,肝失濡养,或肾水不足,水不涵木,而致肝阳上亢,上扰清空而为头痛。因于肾者,多因禀赋不足,肾精久亏,脑髓空虚而致头痛。因于脾者,多系脾胃虚弱,生化不足,营血亏虚,不能上荣于脑而致头痛。或饮食不节,痰湿内生,上蒙清空,阻遏清阳而致头痛。此外,外伤跌仆,久病入络,气滞血瘀,脉络瘀阻,不通则痛。这些命名和分类均有利于辨证论治。

现代医学中头痛多见于感染性疾病、血管性疾病、颅骨疾病、神经痛、五官疾病、颅内占位性疾病等。

【辨证论治失宜】

（一）救误病例举隅

病例1：刘某，一日至寓求诊，云患呕吐清汁，兼头痛不能举，医者率以风寒发表药，服之益剧，已逾月矣。舌苔白而润滑，口中和，脉之沉，与吴茱萸汤。1剂知，2剂疾如失。吴茱萸6g，生姜15g，人参9g，大枣6枚。（《伤寒名案选新注》）

评析：厥阴头痛多在颠顶，若厥阴肝胃虚寒吴茱萸汤证，还有干呕、吐清稀涎沫等胃气上逆症的存在。

病例2：张姓妇女，43岁，头痛已历2年，时作时辍，发时前额痛剧，目胀，夜难安寐，脉弦滑，舌质红、苔薄黄，曾经西医检查，无器质性病变，诊为"神经痛"，脉证互参，断为肝阳头痛。肝开窍于目，今目胀如此，乃肝阳上亢之明征，治从清泄肝阳着手，似无不合。药用石决明、紫贝齿、天麻、钩藤、菊花、石斛、白芍、白蒺藜、桑叶、丹皮等出入为方。先后两诊，讵料服之6剂仍不应。三诊曾增入羚羊角粉吞服，又进3剂，亦无寸功。转而细思，泻肝潜降，乃治头痛之常法，用之不应，必有舛错。细细询问，得知其痛以眉棱为甚，且晨起口有秽味，大便经常干结，察其舌，根部黄腻，如此细究，始得其真。夫眉棱属阳明，阳明者胃府也，今大便干结，阳明郁火上蒸，所以致痛。治不清降阳明，徒泄厥阴，故而无效。辨证既明，处方遂定。改用：酒炒大黄9g（后下），甘草6g，玄明粉5g（冲），生枳实6g，葛根12g，生石膏30g（先煎），淡竹叶12g，连进3剂，大便畅行，头痛若失。（《中医杂志》）

评析：前额眉棱骨处疼痛，多属阳明头痛。系肠中燥热内结之邪，上冲于头所致，治宜清解阳明。前用清肝泻火，药不对证，故用之不应。

病例3：邬某，男，48岁，干部。颠顶头痛，入夜如掣，10余天未已。面赤似醉，口苦口干不渴，舌红苔黄，脉弦数而细。初诊虚火，滋阴降火为治。药后头痛午后即发，痛甚则手足抽动，余证有增无减。见手足抽动，厥阴风火上升，知犯"虚虚实实"之戒。治虚无效，作实火治，用平肝息风法，予羚羊钩藤饮加减。初服头痛即减，再服头痛如劈，惟浸冷水得安片刻，俄顷复剧痛。闻病人诉及，动乱中头部曾被杖伤，是瘀血头痛乎？但察舌脉，并无瘀象。思王清任治瘀血头痛条，亦无瘀血之舌脉，遂拟通窍活血汤加减。药后头痛依然，剧痛达旦。进而详问病史，知其有隐曲之心，背负千钧，更加肝炎迁延久羁，初则心烦多梦，渐及头痛失眠，今口苦苔黄脉弦甚，乃肝胆之湿热皆盛也。予龙胆泻肝汤加白芍、枳实，服药1剂，头痛霍然而止，连服3剂并遵嘱调理而病未发。（《医林误案》）

　　评析：本例痛在颠顶，初用滋阴降火或行气活血，又用平肝息风，皆与病机不合，故不效。最后以口苦、苔黄、脉弦，诊为肝经湿热证，用龙胆泻肝汤，清除了肝胆湿热，病方能愈。

　　病例4：周某，女，34岁，本院职工家属。患头痛年余，其症见头额冷痛，脘闷恶心，食欲不振，精神疲倦，舌苔薄白，脉象弦缓，用吴茱萸汤不效，此东垣所谓痰厥头痛，用半夏白术天麻汤去黄柏，以防风代天麻，头痛减轻，后用升阳益胃汤去羌活、独活、黄连，加川芎、蔓荆子，调理而安。（《医林误案》）

　　评析：本病人的头额痛与厥阴头痛相比较，都有胃肠功能失调的表现，但痛的部位、病机及舌、脉的表现有所区别。厥阴肝胃虚寒用吴茱萸汤温降肝胃，通阳泄浊，益气补中；此属痰厥头痛，所以先祛风化痰，再用益胃化湿方愈。当注意两者的区别。

　　病例5：段某，素体衰弱，形体消瘦，患病年余，久治不愈，证见两目欲脱，烦躁欲死，以头冲墙，高声呼烦。家属诉，初起微烦头痛，屡经诊治，因其烦躁，均用寒凉清热之剂，病反增剧，面色青黑，精神极惫，气喘不足见，急汗如雨而凉，四肢厥冷，脉沉细欲绝，拟方如下：茯苓、高丽参、炮姜、炮附子、炙甘草各30g，急煎服之。药后，烦躁自止，后减其量，继服10余剂而愈。（《中医误诊误治》）

　　评析：久病体衰，出现烦躁欲死的症状，一定要弄清烦躁发生的原因，是真热还是假热，此病人已用寒凉药，并不减轻而反剧，说明不是真热，属真寒假热，有肢体厥冷、脉沉细欲绝的阳气衰弱表现，所以用参、附回阳之治，才是正确的选择。

　　病例6：1974年春，一农村男子，35岁，来治头痛病。自述病起1周，头痛不已，略有畏寒发热，咳嗽，诊得脉浮略数，舌苔薄白，断其为风热头痛，拟桑菊饮加味治之。患者服药4剂，寒热咳嗽均除，头痛亦有好转，但未痊愈。此时有亲戚告诉其用细辛一味煎服能治头痛，患者即去药店购细辛15g，回家取10g煎服。服后自觉气闷欲绝，言语困难，半日许方才慢慢缓解，但头痛反增剧。遂请2人扶持又来求治。患者头痛甚剧，心烦，脉舌如前。余思前方用辛凉轻剂，尚属对证，为何证反加剧，不得其解。细加盘问，方知其听信人言误服细辛。岂不知风热得此，犹如火上加油，头为诸阳之会，阳热升腾于上，安能不痛邪？余仍守桑菊饮加芦根、白茅根，患者服药3剂，头痛遂愈。（《中医误诊误治》）

　　评析：用药错误，也可引发头痛。细辛辛温，其性善散，最易耗气伤人。李中梓《医宗必读》记载："辛药不可多用也。"细辛虽能治头痛，但只能用于治风寒头痛，若风热头痛则不相宜，用之痛必更剧。可见使用民间单方，也需辨证，不可妄投。

（二）防范措施——注意类证鉴别

1. 外感风寒头痛、外感风热头痛和外感风湿头痛　三者皆属于外感头痛。但外感风寒头痛其症状表现主要为形寒身冷，头部紧束作痛，得暖则缓，遇寒加重，治宜辛温解表，疏散风寒，方用川芎茶调散加减；风热头痛则以头胀痛，遇热加重，痛甚如裂，舌尖红脉浮数为辨证要点，治宜清疏风热，方用桑菊饮、黄连上清丸加减；风湿头痛则以头重如裹，昏沉疼痛，阴雨加重，同时伴有肢倦纳呆等症状，治宜祛风胜湿，方用羌活胜湿汤加减。

2. 中气虚弱头痛与血虚阴亏头痛　二者皆为虚证。中气虚弱头痛为中气亏虚不能上充而致，临床表现以头脑空痛绵绵，身倦无力，气短懒言，劳则加重为特点，治宜补中益气，方用补中益气汤加细辛、川芎、蔓荆子；血虚阴亏头痛是因失血过多或产后不调，以致阴血不足，临床表现以头痛隐隐作晕，面色淡白，心悸少寐，目涩昏花等为辨别要点，治宜养血息风，方用四物汤加甘草、菊花、蔓荆子。

3. 瘀血阻络头痛与痰浊上蒙头痛　二者皆属实证，瘀血阻络头痛因外伤或头痛日久入络，血滞不行而致，临床可见头痛如针刺，痛处固定，舌有瘀点等，治宜活血祛瘀，方用血府逐瘀汤加减；痰浊头痛则由脾胃失调，痰浊内生，上蒙清窍而致，临床主要表现为头痛昏沉作痛，胸脘满闷，有时可见眩晕欲吐等，治宜健脾理气化痰，方用二陈汤、半夏白术天麻汤加减。

4. 三阳头痛与厥阴头痛　头为诸阳之会，三阳经皆上走于头面，古人常据头痛部位来判断疾病部位。如太阳头痛多在脑后，下连项背；阳明头痛多在前额，连及眉棱；少阳头痛多在头之两侧，并及于耳后；厥阴头痛则见于颠顶，可连及目系。太阳头痛治宜疏风解毒，阳明头痛治宜通腑泻实，少阳头痛治宜清泄肝胆，厥阴头痛较为复杂，多见于情怀不畅或郁而化火，治宜疏肝解郁、活通气血，根据情况，辨证施治。

【辨病施治失误】

（一）疾病误诊误治

1. 颅内疾病中有颅内感染性疾病，如脑膜炎、脑炎、脑脓肿、脑寄生虫病等；颅内血管性疾病，如脑血管意外、脑动脉硬化、动脉瘤及血管畸形、血管炎、偏头痛、丛集性头痛等；颅内占位性疾病，如原发性脑肿瘤、转移性癌、结核、癌和颅内血肿等；以及其他如头痛型癫痫、脑震荡、脑外伤后遗症、腰穿后头痛等，这些疾病都有头痛症状，若诊断不明治疗时会出现误治。

2. 颅外疾病中有颅骨疾病，如骨膜炎、骨髓炎和骨肿瘤等；神经痛，如三叉神经痛、枕神经痛等；颞动脉炎、五官疾病，如屈光不正、青光眼、中耳炎、乳突炎、鼻窦炎及颈椎病等都有头痛症状，在治疗过程中可能出现误治。

3. 全身性疾病中的高血压病、急性感染、各种中毒和药物反应等也有头痛症状,在治疗过程中也存在误诊。

（二）防范措施——掌握辨病要领

1. 脑膜炎、脑炎　头痛程度往往较剧烈,部位多在全头部,弥漫性,呈搏动性痛、跳痛或撕裂样痛的性质,转头和咳嗽均可使头痛加剧,随病情的好转,头痛也减轻或消失;伴有发热,剧烈的呕吐等症状。

2. 脑脓肿　有全身感染症状如发热、畏寒、头痛、周围血液中中性粒细胞增高等;头痛明显,大多为持续性、进行性,部位多在病灶侧;同时有颅内压增高征。

3. 脑出血、脑栓塞　头痛时间较早,部分病人在发病前数小时至数天有不同程度的头痛,不少病人发病有较剧烈的头痛,其后陷于昏迷状态,起病往往较突然,借助 CT 等手段可确诊。

4. 高血压脑病　病人常以剧烈头痛开始,可伴有呕吐、黑矇、失语、短暂的精神错乱等。其后病人发生昏迷,常有癫痫样抽搐,出现多种脑部损害征,如单瘫、偏身感觉障碍等,此时临床上与脑出血不易鉴别。

5. 蛛网膜下腔出血　常见于青壮年病人,发病骤然,头痛剧烈,常下连颈部,不伴有发热而有呕吐及意识障碍,因颅内动脉瘤破裂或脑血管畸形出血所引起。

6. 颅内占位性病变　起病缓慢,头痛呈进行性加剧,早期可间插以假性缓解期,晨间疼痛程度较重,伴有颅内压增高表现,可借助于 CT 等手段确诊。

7. 青光眼　头痛多位于眼眶上部,或在眼球周围,眼压增高,长时间阅读后头痛可加剧。有时筛窦炎与蝶窦炎的疼痛部位在头顶或颞部,可导致错误的诊断。

8. 偏头痛和颅神经痛　疼痛以一侧为主,程度较剧烈,多为跳痛、胀痛、搏动痛等,呈周期性反复发作,多在上午发生,持续数小时或 1~2 天。头痛达高峰时可发生呕吐,吐后头痛明显减轻。可伴有眼前闪光、暗点、偏盲、眩晕、出汗、心跳等表现。

9. 原发性三叉神经痛　多发于 40 岁以上女性,疼痛为一侧性,持续时间较短,仅为数十秒,面部阵发性电击样短促剧痛,沿三叉神经分支的支配区放射,体检无明显的阳性体征或仅有轻度的压痛。

【文献摘要】

1. "凡诊头痛者,当先审久暂,次辨表里。盖暂痛者,必因邪气,久病者,必兼元气。以暂病言之,则有表邪者,此风寒外袭于经也,治宜疏散,最忌清降;有里邪者,此三阳之火炽于内也,治宜清降,最忌升散,此治邪之法也。其有久病者,则或发或愈,或以表虚,微感则发……所以暂病者,当重邪气,久

病者,当重元气,此因其大纲也。然亦有暂病而虚者,久病而实者,又当因脉因证而详辨之,不可执也。"(《景岳全书》)

2. "头痛属太阳者,自脑后上至巅顶,其痛连项,属阳明者,上连目珠,痛在额前,属少阳者,上至两角,痛在头角,以太阳经行身之后,阳明经行身之前,少阳经行身之侧。厥阴之脉,会于巅顶,故头痛在巅顶,太阴少阴二经,虽不上头,然痰与气逆壅于膈,头上气不得畅而亦痛。"(《冷庐医话》)

十五、眩晕

【概述】

眩是眼花,晕是头晕,二者同时并见,故统称为"眩晕"。轻者闭目即止;重者如坐车船,旋转不定,不能站立,或伴有恶心、呕吐、汗出,甚则昏倒等症状。

对于本病发生的原因及治疗,历代医家论述颇多。《素问·至真要大论》云"诸风掉眩,皆属于肝",《灵枢·口问》篇有"上气不足"之述,《灵枢·海论》篇有"髓海不足",以及《素问玄机原病式·五运主病》有"风火皆属阳,多为兼化,阳主乎动,两动相搏,则为之旋转"的叙述。《丹溪心法·头眩》还有"无痰不作眩"的论说,《景岳全书·眩运》指出"眩运一证,虚者居其八九,而兼火、兼痰者不过十中一二耳"。因此,眩晕的病因可归纳成外感、内伤两类,临床上以内伤比较多见,其病机主要有肝阳上亢、气血亏虚、肾精不足以痰湿中阻等。

现代医学中的耳源性眩晕(包括鼓膜内陷、梅尼埃病、运动病);眼源性眩晕(眼肌不全麻痹);神经源性眩晕(包括炎症、听神经瘤、脑震荡后遗症、神经官能症等);全身性疾病的眩晕(包括心血管疾病,如动脉硬化症、高血压症;内分泌及代谢疾病,如低血糖、围绝经期综合征;血液病,如贫血等)均可按眩晕一症进行辨证论治。

【辨证论治失宜】

(一)救误病例举隅

病例1: 陆养愚治陈巽沅室向有头眩之症,不药亦止。八月中旬,偶作劳烦闷,饮酒数杯,坐月下更余,方寝便觉微热不安,次早忽觉头晕旋,且微痛,如在风云中,且比平时较剧。医谓脉得浮数,此热极生风也。用芩、连、山栀等以清之,二剂眩晕不减,而头痛如破,上身如火而欲厚覆;又谓无痰不作晕,再以清火之品合二陈汤二剂亦不效。脉之左手浮弦而紧,右手浮数而弱,且寸强尺微,右脉乃正气之虚,左脉乃邪气之实,尺微寸强,邪在上也。此必乘虚感邪,中于上焦所致,经曰筋骨血气之精,而与脉并为目系,上属于脑,后出于项中。故邪中于项,因逢其人之虚,其入深则随目系以入于脑,入脑则脑转,脑转则引目系急,目系急则目眩以转矣。今作劳以致烦闷非虚乎?月下坐至更余；头项之间，能不为雾露之清邪所中？法当驱上焦之邪，补中焦之气，而徐以消痰清火，则自愈矣。因先用参苏饮加藁本二剂，头痛顿止，眩亦少差，再以补中益气，佐以二陈、芩、连数剂而安。（《续名医类案》）

评析：此为气虚夹痰而发生的眩晕，前医仅以脉得浮数，就用苦寒清热，或清火消痰，是诊治失宜，故病不减；后医从脉审证，得知中虚，痰火上犯清阳，先用参苏饮加藁本益气解表，驱上乘之邪，再用补中益气佐二陈汤加芩、连而安，足见凭脉辨证，审因论治及合理选方用药，证药匹配之重要了。此例真实地讲述了中医纠正治疗失宜的方法，读者宜细细品味。

病例2：姜吉甫翁令正……及大雪正值肾阴当权，得咳嗽气促畏寒之恙，每临夜两颧赤如火烙，认为寒邪外束。与以疏散之药，数日未效。然亦不介意。偶于五鼓时，忽然眩晕，四肢如麻，倏时冰冷，人事默默，胸紧气促，喉内痰鸣，逾时方醒，醒而复发。医者认为虚寒痰厥，进附杞陈半之剂，未中。余见其形体清瘦，脉来弦数劲指，问知数日不寐，寐则口中乱语，且睡中每多惊怖，如坠于地，唇舌如常。固谓曰，尊阃之体，肝火太旺，以致血燥……即今之病，亦属肝风之证。夫人之一身，心高肾下，水火固不相射，然须相济。经曰，君火之下，阴精乘之。今无阴浇薄，何供所乘，所以火愈炎，木愈燥、风愈张、风火相煽，心主缭乱，而人事眩晕矣。治法发散、攻下、温补诸方，皆不相宜，发散而火愈升，攻下而阴愈亡，温补阳愈亢。即补水之剂，亦后来调养之法，施于此际，殊属于远，大约木喜条达，风宜静镇，火宜滋润，遂其生发之性，不令抑郁枯槁，使守其常而不变，吉翁闻余议，颇不以为意，促令疏方，连进数剂而愈。处方：当归、白芍、丹参、桑叶、川贝母、柴胡、薄荷、枣仁、黑芝麻、西洋参、麦冬、天冬、甘草、金银花煎汤。

越旬日，人事清健，诸病顿除，更委善后之法。余诊毕论云，尊阃玉体清瘦，脉来尺涩关弦，夫涩者，血虚也，弦者肝燥也……大抵木有凋谢之后，又有生发之期，火有遏止之时，又有炎威之候，而火生乎木，木又畏火。前此之眩冒，肝风张也。吾不用祛风之药，但取养肝润燥之品，即已呈效。今嘱善后，所云补水之剂，可参用矣。诚能怡情善养，药饵平调，滋润苞根，不使枯槁作燃，即保无虞。管见酌方。附方：地黄、人参、麦冬、茯神、当归、生芍、枸杞、玉竹、阿胶。（《谢映庐医案》）

评析：眩晕证的病机多端，有乘虚感邪、中气虚衰及水亏木旺等，宜从所生之处加以调治，方可愈病。纠偏是临床工作者应有的基本功夫。

病例3：胡秋谷令媛，年甫笄，往岁患眩晕，孟英切其脉滑，作痰治，服一至二剂，未愈。更医谓"虚"，进以补药，颇效，渠信为然。今冬复病，径服补药，半年后，眠食皆废，闻声惊惕，寒颤自汗肢冷如冰。以为久虚欲脱，乞援于孟英。脉极细数，目赤便秘，胸下痞塞如拌，力辨其非虚证。盖痰饮为患，乍补每若相安,惟具只眼者,始不为病所欺也。投以:旋覆花、竹茹、贝母、蛤壳、花粉、桑叶、栀子、瓜蒌、薤白、黄连、枳实等药,数服即安,而晕不能止,乃去薤白、瓜蒌、枳实,加元参、菊花、"二至""三甲"之类,服迎月,始能起榻。(《回春录新诠》)

评析:阴虚痰眩之证,宜先化痰清热,邪去方可益阴。若不明此治法,而用补药,虽有小愈,邪必深伏而变证生矣。

病例4:承伯钢治张某,56岁,南昌铁路干部。患高血压病16年,长期服用复方降压片、复方罗布麻片等降压药。近半年来血压持续在170~180/110~120mmHg之间,服用降压药及中药平肝潜阳、滋肾平肝之剂均未收效。于1979年11月23日邀请余会诊。证见:面色萎黄,头昏眼晕,耳鸣目糊,腰膝无力,欲寐,两下肢轻度浮肿,夜尿频数,每晚4~5次,血压180/115mmHg,苔薄白腻、质淡白而胖,脉沉细弦。证属精虚无以化气,肾气不足,日久真阳亦衰退,肾精不足,无以生髓,脑髓失充,肝木失养,上扰清空,治拟温肾滋髓,以右归饮加减。处方:巴戟天10g,淫羊藿10g,仙茅10g,怀山药15g,山萸肉10g,枸杞子10g,杜仲15g,菟丝子12g,熟地黄15g,桑寄生15g,灵磁石30g,甘草6g。每日1剂,服20剂后头晕、耳鸣明显减轻,血压150/95mmHg,原方去灵磁石加黄芪15g,继服30余剂,诸症渐缓解,随访半年血压稳定在110/90mmHg左右。(《中医误诊误治》)

评析:今之临床,往往一见高血压,便投以滋肾、平肝、潜阳方法治疗。一旦无效,又束手无策。岂不知,中医贵在辨证,有是证便用是药,方能取效,此证属肾阴不足,阳气亦衰,脑髓失养,所以用温肾滋髓而愈,便是明证。

病例5:王雪山令媳,患心悸眩晕。广服补剂,初若甚效,继乃日剧,时时汗出,肢冷息微,气逆欲脱,灌以参汤,稍有把握。延逾半载,不弗不资。庄之阶舍人,令延孟英诊视,脉沉弦且滑,舌绛而有黄腻之苔,口苦溲热,汛事仍行。病属痰热为患,误补则气机壅塞,与大剂清热涤痰药,吞当归龙荟丸,服之渐以向安。仲夏即受孕,次年二月得一子,惜其娠后停药,去痰未尽,娩后复患悸晕不眠,气短不饥,或作产后血虚治不效,仍请孟英视之。脉极滑数,曰:病根未除也。与蠲痰清气法,果应。(《回春录新诠》)

评析:中医确有"无痰不作眩"之说,此脉弦滑、苔黄腻,当属痰热为患,故用大剂清热蠲痰而安。若用补剂、参汤,就不恰当了。

病例6:男性患者,52岁,血压160/100mmHg,眩晕头痛,腰膝酸软,耳鸣烦热,舌质红苔薄少,脉弦细而稍数,一派阴虚阳亢之象。服杞菊地黄汤合镇肝息风汤合方化裁20余剂而效。3月之后,旧病复发,原方继服而不效,血压150/110mmHg,病家降压心切,医者欲取速效,于原方中加入石决明、珍珠母、钩藤、天麻以平肝潜阳,连服12剂,血压未降,眩晕等证更著,耳鸣目花,饮食减少,精神倦怠,面色白,四肢逆冷,脉沉细,舌质红苔薄少。误用潜阳见证已明,触犯"虚虚"之忌,急以改弦更方,用当归四逆散加味方,意在温经通阳,治其手足逆冷。方用:当归15g,桂枝10g,白芍10g,细辛3g,木通6g,牛膝15g,黄芪30g,杜仲20g,淫羊藿12g,炙甘草6g,大枣3枚。上方连服9剂,复诊时眩晕见轻,手足转温,血压亦降至140/90mmHg,继以原方调治,并久服杞菊地黄丸善其后,经半年多观察,血压波动一直在正常范围。(《医林误案》)

评析: 本例眩晕病由高血压引起,3个月前发病曾以阴虚阳亢用杞菊地黄汤、镇肝息风汤起效,这次旧病复发,仍用原方并加入平肝潜阳,连服12剂血压不降,眩晕反而更著,显然是药已不再对症。根据脉证变化,选用当归四逆散加味,得到改善。可见,以往治疗有效的方药,病再发,仍须重新辨治。只有在病情未变情况下,才可以采取"效不更方"之法。记住:证变,其治也要随之而变。

(二)防范措施——注意类证鉴别

1. 阴虚阳亢眩晕与风火上扰眩晕　两者皆有阳亢之象,但前者偏虚,后者偏实。阴虚阳亢眩晕为素体肾阴不足,或热病久病伤阴,阴津不足,水不涵木而致阴虚阳亢,发为眩晕,临床主要表现为视物昏眩,两目干涩,心烦失眠,多梦,五心烦热,盗汗,舌红少苔脉细数,治宜养肝平肝,方用杞菊地黄汤加减。风火上扰眩晕为平素阳盛火旺,肝阳上亢;或肝郁化火,致风阳内动,风火上扰所致,临床以头目眩晕且胀痛,或则头晕头痛加重,心烦易怒,不寐多梦,口苦,舌红苔黄脉弦数为辨别要点,治宜平肝潜阳,方用天麻钩藤饮加减。

2. 心脾血虚眩晕与中气不足眩晕　两者皆为虚证,前者多为气血两虚,后者以气虚为主。心脾血虚眩晕为劳心太过或大病大失血后,气血亏虚不能上荣而致,临床表现为眩晕目花,心悸神疲,难于入寐,面色无华,唇舌色淡,脉象细弱,治宜补养心血,方用归脾汤加减。中气不足眩晕为气虚清阳不升而致,临床可见头晕耳鸣,头倾喜卧,倦怠懒言,少气无力,纳减便溏,治宜补中益气,方用补中益气汤加减。

3. 肾精不足眩晕与中气不足眩晕　前者为先天不足或年老肾气衰弱,或房劳过度,而致肾精不足,髓海失充,发为眩晕。临床可见头晕经久难愈,神疲健忘,耳鸣目花,腰腿酸软,遗精阳痿,尺脉细弱等肾虚之象,治宜补肾益精,方用左归丸加减。中气不足眩晕一般无腰酸腿软,遗精阳痿等症状。

【辨病施治失误】

(一)疾病误诊误治

1. 眩晕是人体对空间定向的一种运动错觉,临床上常包括前庭系统性

（真性）和非前庭系统性（假性）眩晕，前者也称为运动性眩晕，后者为一般所称的头晕。

2. 引起眩晕的病变有①前庭系统病变，包括内耳的前庭、前庭神经、前庭神经核及其纤维联系、小脑、大脑（尤以颞叶）的病变。通常将内耳前庭至前庭神经颅外段之间的病变所引起的眩晕，称为周围性眩晕（耳性眩晕）；前庭神经颅内段、前庭神经核及其纤维联系、小脑、大脑等的病变所引起的眩晕，称为中枢性眩晕（脑性眩晕）。②躯体疾病，如心血管病、血液病、内分泌功能障碍、感染性疾病等引起的眩晕。③眼部疾病，如视力减退、眼肌不平衡、屈光不正等引起的眩晕。④头部外伤，可引起外伤性眩晕。⑤神经官能症。在眩晕的诊断过程中，往往会出现误诊。

（二）防范措施——掌握辨病要领

1. 梅尼埃病　本病多发于中年人，发作突然，可在任何时间发生，最常见的表现是病人睁眼时感觉房子或周围景物在转动，闭眼时则觉自身在旋转，故大多数病人闭目静卧，头部及躯体不敢转动，每次发作持续数分钟、数小时或数天，较少超过两周。半数病例在眩晕发作的同时出现单侧耳鸣及耳聋。发作时病人往往伴有恶心、呕吐、面色苍白、出汗等症状。发作期间出现规律性水平性眼球震颤，前庭功能试验减弱或迟钝。神经系统检查无异常发现。

2. 位置性眩晕　病人的头部处于一定位置时，便出现眩晕及眼球震颤，多数不伴有耳鸣及听力减退。

3. 前庭神经元炎　发病多在 20~25 岁，大部分病人于起病前有发热或上呼吸道感染。发病骤然，最突出的症状是眩晕，剧烈时病人也可跌倒，伴以恶心、呕吐，但病人往往无耳鸣及听力减退。检查可见自发性眼球震颤，双侧前庭功能试验显示不正常，神经系统检查无异常。病期通常持续在 6 周左右。

4. 椎 - 基底动脉供血不足　大多发于中老年人，眩晕可为旋转性、浮动性、摇摆性，或下肢发软，发作时间在数分钟或数天，一般不超过 2 周。部分病人伴有单侧或双侧耳鸣及听力减退，常伴有突然弱视或失明，持续数分钟恢复。大约 1/3~1/2 病例有头痛、恶心、呕吐，有时可见运动障碍，如面神经瘫，平衡共济失调。有些病人有面部针刺感或麻木感等。颈椎 X 线摄片可见各种改变，椎动脉造影异常。

5. 脑动脉粥样硬化　多发于中老年人，病情进展缓慢，早期表现主要是头晕、睡眠障碍、记忆力减退。头晕的特点是体位转变时易出现或加重。其后病情渐渐加重，可因脑部受累的组织不同而表现多样化病象，如锥体束受损出现肢体无力等，双侧皮质脑干束受损出现言语不清，吞咽困难等。实验室检查血清总胆固醇增高、甘油三酯增高等。

6. 眼源性眩晕　可由于眼肌麻痹、屈光不正等所致,其特点是遮蔽病侧眼球则眩晕消失。

【文献摘要】

1. "经云诸风掉眩,皆属于肝,头为六阳之首,耳目口鼻系清空之窍,所患眩晕者,非外来之邪,乃肝胆之风阳上冒耳,甚则有昏厥跌仆之虞。其症有夹痰、夹火、中虚、下虚、治胆、治胃、治肝之分。火盛者,先生用羚羊、山栀、连翘、花粉、玄参、鲜生地、丹皮、桑叶,以清泄上焦窍络之热,此先从胆治也。痰多者必理阳明,消痰如竹沥、姜汁、菖蒲、橘红、二陈汤之类。中虚则兼用人参,外台茯苓饮是也。下虚者,必从肝治,补肾滋肝,育阴潜阳,镇摄之治是也。至于天麻、钩藤、菊花之属,皆系息风之品,可随症加入。此症之原,本之肝风,当与肝风、中风、头风门合而参之。"(《临证指南医案》)

2. "盖风非外来之风,指厥阴风木而言,与少阳相火同居,厥阴气逆,则风生而火发,故河间以风火立论也。风生必夹木势而克土,土病则聚液而成痰,故仲景以痰饮立论,丹溪以痰火立论也。究之肾为肝母,肾主藏精,精虚则脑海空而头重,故《内经》以肾虚及髓海不足立论也。其言虚者,立其病根;其言实者,言其病象,理本一贯。"(《医学从众录》)

十六、痹证

【概述】

痹证是由于风、寒、湿、热等外邪侵袭人体,闭阻经络,气血运行不畅所导致的,它是以肌肉、筋骨、关节发生酸痛、麻木、重着、屈伸不利,甚或关节肿大灼热等为主要临床表现的病证。正气不足,风寒湿邪乘虚侵袭人体,注于经脉,留于关节,或感受风热之邪与湿相并而致风湿热合邪为患是其基本病理。前者为风寒湿痹,后者为热痹。痹证日久不愈,阻痹经络关节可致关节肿大、屈伸不利;耗伤气血,病及脏腑则出现脏腑痹的证候,故及时、准确地诊治对本病的预后十分关键。若治不得法,邪不得除,或辨证不清,蹉跎时日,病情加重,亦可贻害于人。现代医学中的"类风湿性关节炎""风湿性关节炎""痛风"等可从痹证辨治。

【辨证论治失宜】

(一)救误病例举隅

病例 1: 上洋秦齐之,劳欲过度,每于阴雨,左足麻木,有无可形容之状。历访名医,非养为用,即补气立论,时作时止,终未奏效。戊戌春,病势大发,足不转舒,背心一片麻木不已,延余治之。左脉沉紧,右脉沉涩,明系湿邪内著,痰气凝结,郁而不畅,发为著痹。须宣发燥湿之剂,加以引使之品,直至足膝,庶湿痰消而火气周流也。方以黄芪、苍术、桂枝、半夏、羌活、独活、防己、灵仙,数剂,其病如失,终不复发。若以齐之多劳多欲,日服参芪,壅瘀隧道,外邪焉能发越,而病安从去?(《清代名医医话精华》)

评析:本例分析得十分明白,单凭印象或仅以麻木就用补气治疗,其湿邪不除,病安从去?

病例2:患者,男性,56岁,右臀及下肢后侧疼痛。前医以湿热下注予服当归拈痛汤不效。询其所苦,言右臀及右下肢后侧胀痛难忍,且阵发加剧如刀割,不能动弹,伴咳嗽,咯黄稠痰,纳差,口苦,尿黄而少,大便正常。脉弦,舌质淡红,苔薄黄根部腻。前医辨证属湿热下注无不当,何服当归拈痛汤而不愈?病兼咳嗽,莫非湿热偏表,与肺失宣降、湿热痹阻不得宣散有关?权且与宣痹汤清利湿热,宣肺通络。3剂后,疼痛减轻,咳嗽好转。继守原方5剂,痛无增减。再询痛状,言其右臀环跳下一寸、委中、承山三处疼痛最甚,痛如针刺,固定不移,以夜间为甚,痛缓时有麻胀感,虽属新痹而血瘀无疑。配合活血化瘀,仍以原方增损:薏苡仁10g,杏仁10g,连翘10g,栀子10g,蚕沙10g,牛膝10g,甲珠(用替代品)5g,当归尾15g,红花10g,泽兰10g,防己10g,甘草5g,5剂后疼痛若失,守方10剂病愈。(《中医杂志》)

评析:痹证的病因病机也较为复杂,有虚、有实,有风、寒、湿、热,以及瘀结等不同的病理状况,故治痹方法及用药必须随机而变,灵活掌握。本例以为是新病,不会有血瘀,但证情确实有淤滞存在,当从证治疗。说明治病用药,也不得"论资排辈",还得从实际出发,随证施治。

病例3:乌程王姓,患周痹证,遍身疼痛,四肢瘫痪,日夕叫号,饮食大减。自问必死,欲就余一决。家人垂泪送至舟中,余视之曰:此历节也。病在筋节,非煎丸所能愈,须用外治。乃遵古法敷之、拓之、蒸之、熏之,旬日而疼痛稍减,手足可动,乃遣归,月余而病愈。大凡荣卫脏腑之病,服药可至病所,经络关节,俱属有形,煎丸之力,如太轻则不能除邪,太重则恐伤其正,必用气厚力重之药,敷拓熏蒸之法深入病所,提邪外出,古人所以独重针灸之法。医者不知,先服风药不验,即用温补,使邪气久留,即不死,亦为废人。在在皆然,岂不冤哉!(《清代名医医话精华》)

评析:这里介绍了一种外治法,仅供参考。

(二)防范措施——注意类证鉴别

1. 风寒湿痹与热痹 两者均为外邪侵袭所致,以肢体关节疼痛为主症。风寒湿痹虽关节疼痛,但无局部红肿灼热,其中以关节酸痛游走不定者为行痹;痛有定处,疼痛剧烈者为痛痹;肢体酸痛重着,肌肤不仁者为着痹。热痹以关节红肿灼热为特点,兼有发热,恶风,口渴,烦闷不安等全身症状。风寒湿痹治宜祛风散寒除湿,以蠲痹汤为基本方依风、寒、湿邪的偏盛而进行加减。热痹治宜清热通络,祛风除湿,方用白虎加桂枝汤加味。

2. 营血不足身痛与着痹　两者均可见到肌肉关节酸痛、麻木不仁等症。营血不足身痛是因素体气血不足,或大失血,产后病后,气血亏少,筋骨肌肉失养所致。尚可见到面色少华,乏力,心悸气短,自汗,食少便溏,或筋惕肉瞤,舌淡苔薄或少苔,脉沉细弱等症。治宜补益气血,活络祛邪,方用黄芪桂枝五物汤加减。着痹是因感受了风寒湿邪且以湿邪偏盛。故症仍可见到肢体关节重着,手足沉重,痛有定处,或肿胀,活动不便,遇湿加重,苔白腻,脉濡缓等症。治宜除湿通络,祛风散寒,方用薏苡仁汤加减。

3. 痹证初起与表证身痛　均与感受外邪有关,临床又均可见发热恶寒,身痛,骨节疼痛。但表证身体疼痛多有头项强痛,且以恶寒发热为主,并见鼻塞流涕,喷嚏,咳嗽等症状。表证身痛表现为身痛,骨节痛而不游走,汗出热退痛解。而痹病初起以身疼,骨节疼痛为主要表现,恶寒发热等表证轻或无,且汗出痛难解,反复发作。总之,表证身痛为风寒或风热之邪侵袭肌表,营卫失和,治宜辛温或辛凉解表,方用荆防败毒散或银翘散加减。痹病初起为风寒湿热等邪侵袭肌表经络,气血闭阻不通,治宜在疏通经络的基础上辨证施以祛风散寒、除湿,或清热之法,方用三痹汤加减。

【辨病施治失误】

(一)疾病误诊误治

1. 闭塞性周围动脉粥样硬化　系指周围的大、中动脉由于阻塞性粥样硬化病变而致肢体血供受阻,表现为肢体缺血症状。虽其症状有类似于中医痹证的一面,但治疗明显不同。

2. 血栓性静脉炎　包括深部静脉血栓形成和血栓性浅静脉炎。深部静脉血栓形成是一种严重疾病,可由于并发肺栓塞而引起死亡;或由于慢性静脉高压而使肢体残废。病变多累及下肢深静脉。血栓性浅静脉炎是浅表静脉局限性、迁徙性的炎症,可有继发性血栓形成,病变很少向深部静脉扩展。深部静脉血栓形成属内科重症,当积极治疗。若辨别不清误作痹证论治,往往有性命之虞。

3. 系统性红斑狼疮　是一累及全身多个系统的自身免疫病,血清出现多种自身抗体,并有明显的免疫紊乱。80%患者可有关节受累,大多数患者表现为关节痛,其中部分尚伴有关节炎。受累的关节常是近端指间关节、腕、足部、膝、踝等关节,呈对称性分布。若单纯按中医痹证治疗,势必致误。

4. 痛风　是长期嘌呤代谢障碍、血尿酸增高引起组织损伤的一组异质性疾病。可有特征性反复关节炎发作史,最初发作时90%侵犯单一关节,以踇趾及第一跖趾关节为多见,后期可发展为多关节炎,表现为关节红、肿、热、痛和活动受限。按中医痹证论治有部分疗效,但同时一定要嘱患者低嘌呤饮食,给予西药控制血尿酸浓度等,否则延误病情。

（二）防范措施——掌握辨病要领

1. 类风湿性关节炎　是一种以关节和关节周围组织的非感染性炎症为主的全身性疾病。女性多于男性约 3.5：1,受累关节肿胀压痛,活动功能受限,或畸形,或强直,部分病例可有皮下结节,以小关节为主,易为多发性关节肿胀或小关节对称性肿痛（关节症状至少持续 6 周）,晨僵。实验室检查可见类风湿因子阳性,血沉增快,重点受累关节具有典型的类风湿性关节炎 X 线所见。按中医痹证辨证论治可取到较好疗效。

2. 风湿性关节炎　其关节炎特点为四肢大关节游走性疼痛,很少出现关节畸形。除此,临床表现尚有心肌炎、心内膜炎、心包炎等,可伴有发热、毒血症、皮疹、皮下小结、舞蹈病等。实验室检查可见血清抗链球菌溶血素“O”滴度升高,血沉增快,C 反应蛋白阳性,心电图 P-R 间期延长等。按中医风湿热痹辨证论治可取得一定疗效。

3. 闭塞性周围动脉粥样硬化　多见于 50 岁以上男性,典型症状有间歇性跛行,呈“行走—疼痛—休息—缓解”的重复规律。伴下肢动脉搏动减弱或消失,特别是两侧肢体的搏动有差别时,更提示有动脉闭塞。可借助多普勒超声诊断。

4. 血栓性静脉炎　深部静脉血栓有典型的体征:一是受累静脉的压痛和牵拉痛,病变静脉可有局部压痛,有时在腘部可触到有压痛的索条。二是患肢肿胀、水肿,皮肤温度升高,出现花斑状发绀,浅表静脉扩张等。亦可借助多普勒血管超声图诊断。血栓性浅静脉炎患者沿静脉的走向有炎症反应:局部发红,皮肤温度增高,疼痛和明显压痛,可触到索状静脉。

5. 系统性红斑狼疮　该病以年轻女性多见,育龄妇女占患者的 90%~95%,但也见于儿童和老人。男女之比为 1：7~10。与遗传、性激素、环境等多种因素有关。除关节受累之外,大部分患者有皮肤损害,常见于皮肤暴露部位,有对称性皮疹,呈蝶形、盘状的红斑。另外还可累及心、肾、神经、血液等器官和系统。免疫学检查可助诊断。

6. 痛风　原发性痛风发病年龄大部分在 40 岁以上,多见于中、老年,男性占 95%,女性则多于更年期后发病,常有家族遗传史。最初发作时 90% 侵犯单一关节,以拇趾及第一跖趾关节为多见,其他受累关节根据发生频率依次为足弓、踝、跟、膝、腕、指和肘等关节,可出现关节畸形。确定诊断可借助:①血尿酸增高;②关节腔穿刺取滑囊液进行旋光显微镜检查;③痛风石活检或穿刺取内容物检查;④受累关节 X 线片检查。

【文献摘要】

1. “粗理而肉不坚者,善病痹。”（《灵枢》）

2. "风寒湿三气杂至,合而为痹也。其风气胜者为行痹;寒气胜者为痛痹;湿气胜者为着痹也。"(《素问》)

3. "治外者,散邪为急,治藏者养正为先。治行痹者,散风为主,御寒利湿仍不可废,大抵参以补血之剂,善治风先治血,血行风自灭也。治痛痹者,散寒为主,疏风燥湿仍不可缺,大抵参以补火之剂,非大辛大温,不能释其凝寒之害也。治着痹者,利湿为主,祛风解寒亦不可缺,大抵参以补脾补气之剂,盖土强可以胜湿,而气足自无顽麻也。"(《医宗必读》)

十七、痿证

【概述】

痿证,又称"痿躄",是指肢体痿弱无力,缓纵不收,甚或肌肉萎缩,活动功能丧失的病证。因其痿而不觉得疼痛,所以与四肢关节肿痛、变形,久则肌肉瘦削,活动障碍的痹证是不相同的。

发生痿证的原因有三:一是感受热邪、邪毒。因热邪犯肺,肺热伤津,高源化绝,水亏火旺而筋脉失润,导致手足痿弱不用。即《素问·痿论》所谓"肺热叶焦,发为痿躄"之意。二是肝肾亏虚。肝主筋,肾主骨,肝肾亏虚则筋骨失养而发生痿弱无力。三是湿热浸淫筋脉或阳虚寒湿浸渍肌肉,即《素问·生气通天论》所谓"湿热不攘,大筋软短,小筋弛长,软短为拘,弛长为痿"之意。本病辨证,与肺、脾、肝、肾及督脉的关系最为密切。其中肺热灼津与肝肾亏虚所致者多为虚证;因湿热浸淫而痿者多为实证,或虚中夹热、夹湿的虚实夹杂证。所以痿证的治疗除了要调整脏腑功能之外,还要力求祛除各种留邪。

现代医学中的周期性瘫痪(钾代谢障碍)、运动神经元病等可见到此证。

【辨证论治失宜】

(一)救误病例举隅

病例 1: 龚某,患截瘫。自长沙归,由人力车夫背入我诊所,视其上半身活动正常,双下肢的感觉及运动完全丧失,小腿肌肉枯瘦如柴,无关节变形,亦无疼痛,饮食与二便正常。曾住院治疗,无明确诊断,亦无疗效,只好回家乡。因其全身营养状况较差,病情较重,请尧臣先生会诊,均为虚寒痿证,处黄芪五物汤原方,处方毕,余向冉雪峰先生请教。冉师对诊断无异议,亦同意出此方,但云:"黄芪五物汤,《金匮》治血痹重症之身体不仁,如风痹状,后四字是说有风痹疼痛的症状,故倍用生姜以辛散、通阳、散寒,行痹驱邪外出。今患者无疼痛,惟不仁不用,无邪可驱,不宜辛散,应侧重温养卫气、元气,寓通于补。"遂将原方黄芪增至45g,桂、芍、生姜均12g,红枣10枚,再加当归12g,酒蒸怀牛膝10g,木瓜10g,并嘱患者树立信心。守方常服,3个月后定见转机……——照办,执此方每日1剂,坚持约半年,痊愈。(《长江医话》)

评析：痿证与痹证均有肢体消瘦、功能活动障碍的表现，但它们的病因病机及主要症状是有明显的区别的，不同之处在于痛与不痛。痿证患者的肢体关节一般不感觉疼痛，而痹证则肢体关节疼痛较为显著。冉氏点拨很到位，值得记取。

病例2：陈某，女，50岁。患者于1年前感觉肩臂肌肉疼痛，在当地医院按风湿反复用祛风化湿及针灸治疗无效，后转南京某医院神经科，确诊为运动神经元病，服药治疗也不明显，遂转中医治疗。诊见：全身肌肉松软无力，头晕目眩，气短，时欲呕吐，自觉四肢皮肤发热，肌肉跳动，站立不稳而欲倒地，舌淡苔白，脉沉细。诊为少阴阳虚水泛。方用真武汤加减：杭白芍20g，嫩桂枝4g，生甘草5g，炒白术15g，炙附子6g，云茯苓10g，生姜10g，水煎温服。1剂后，欲吐之症即除，饮食大增。3剂后肢体发热感消失，肌肉跳动感减轻。效不更方，继服10剂后，四肢活动如常，生活已能自理。1个月后，体重由35kg增至39kg。3个月后生活能够自理。调治半年恢复工作。随访2年未发。（《国医论坛》）

评析：患者久治效不明显，后经医院确诊为运动神经元病，返乡调养，途经中医门诊，其丈夫想用中医药试治，快一点治好，于是将患者扶进诊室，只见该女子全身肌肉松软，瘫坐椅上，经过一番询问，其症状竟然与《伤寒论》少阴阳虚水泛证契合，于是用真武汤加减治之。

（二）防范措施——注意类证鉴别

1. 肺热伤津痿证与湿热浸润痿证　两者均见四肢痿弱无力，舌红苔黄脉数。肺热伤津致痿多有心烦口渴、咳呛喉干，小便短赤，舌红，脉细数的热盛伤津证；湿热浸润痿证则以胸脘痞闷，肢体困重麻木，面色黄，苔腻脉滑数为特点。前者治宜养肺生津，清热润燥，方用清燥救肺汤合益胃汤加减；后者治宜清热利湿，方用加味二妙散加味。

2. 脾胃气虚痿证与肝肾亏虚痿证　两者均属虚证，四肢痿废不用。前者多由饮食失调或久泻久痢，脾胃功能受损所致，伴见神疲气怯、纳呆腹胀、舌淡苔白脉弱。治宜健脾益气，方用补中益气汤、参苓白术散加减。若脾阳虚兼有水湿者，宜用苓桂术甘汤加味；兼肾阳虚水泛者，宜用真武汤、附子汤之类温阳化湿。肝肾亏损多由久病体虚或纵欲无度所致，伴见头晕耳鸣、腰脊酸软、舌痿苔少、脉微弱。治宜温补肝肾，方用地黄饮子加减；兼瘀血者，佐以活血通脉，方用补阳还五汤加减。

【辨病施治失误】

（一）疾病误诊误治

1. 多发性神经炎、进行性营养不良　可见肌萎缩，当针对不同的原因进行治疗，防止失治与误治。

2. 周期性瘫痪　本病多为体内钾代谢障碍引起的肌肉瘫痪。若不明诊断,不及时补钾,则易发生失治之误。

3. 运动神经元病　此病以进行性的肌肉萎缩无力为主症。现代医学对其发病原因尚不十分清楚,也无特效方法,中医可根据症状及发病特点,辨证论治。

（二）防范措施——掌握辨病要领

1. 痹证　痹证乃外邪侵袭体表经络引起肢体、关节肿痛、酸楚、重着、麻木一类的疾患。痹证后期,由于肢体长期不能运动才出现瘦削、枯萎,这与痿证进行性肌肉萎缩无力有所不同。

2. 脚气　多因感受风毒水湿而致足胫肿大,软弱麻木无力的病证。因其病从脚起,故名脚气。

3. 多发性神经炎　本病多由全身性感染,营养缺乏,代谢障碍或中毒引起对称性肢体远端肌力减退、肌张力降低等症。其特点是伴有对称性肢体远端感觉异常,呈手套袜子状或蚁行、灼痛,肌肉有压痛。

4. 周期性瘫痪　本病为钾代谢障碍所致的反复发作的松弛性肢体瘫痪,多见于男性,以四肢对称性瘫痪为特征,下肢较重,严重时颈、躯干、呼吸肌甚至吞咽肌也受影响。心肌若受影响,可有心律失常、血压下降等表现。低血钾性周期瘫痪最为常见。血钾在 3mmol/L 以下,心电图有低钾改变,即可做出诊断。

【文献摘要】

1. "'诸痿生于肺热''治痿独取阳明'……由前论之,则曰五脏有热,由后论之,则曰阳明之虚,二说似异而实同。盖阳明胃属湿土,土虚而感寒热之化,则母病传子,肺金受伤,而痿症作矣。是以治痿独取阳明也。取阳明者,所以祛其湿。泻南补北者所以清其热。治痿之法,不外补中祛湿,养阴清热而已矣。"(《医学心悟》)

2. "诸痿皆起于肺热,传入五脏,散为诸证,大抵只宜补养,若以外感风邪治之,宁免实实虚虚之祸乎。"(《局方发挥》)

十八、泄泻

【概述】

泄泻即指大便次数增多,粪质稀薄,甚至大便如水样为特征的病证。本病以大便稀薄为诊断依据。大便次数增多,但粪质不稀,腹无所苦,不可诊为泄泻;虽大便日行 1~2 次,而粪质清稀或如水样,则属本病之列。导致泄泻的原因很多,也很复杂,归纳起来不外乎感受外邪、饮食生冷或不洁、脏腑功能失调三个方面。根据其发病特点,本病分为"暴泻"与"久泻"两类;而据其病因病机的不同，又可分为寒湿证、湿热证、伤食证、脾虚证、肾虚证和肝郁证等。泄泻的治疗大法是调脾化湿。脾虚湿困者宜补脾益气化湿，肝旺脾虚者宜抑肝健脾祛湿，脾肾亏虚者宜补脾温肾化湿。化湿的方法，有祛风胜湿、芳香化湿和淡渗利湿三种。临床上当分清其原因，或补或消，或温或清，或升或降，或散或收，或兼合而用之。若不加辨证，拘泥成法，均可导致诊治失误。急慢性肠炎、肠道功能紊乱、肠结核、过敏性结肠炎等引起的腹泻，属于本病证的讨论范围。

【辨证论治失宜】

（一）救误病例举隅

病例1：汤氏，初秋寒热吐泻，或以为感暑，用香薷饮；或以为霍乱，用藿香正气散。其家两置之。诊其脉濡而弱，烦热无汗，自利呕渴。予谓"湿甚则濡泻"，今湿郁生热，热蒸更为湿，故烦而呕渴也。宜猪苓汤去阿胶主之。猪苓二钱，茯苓三钱，泽泻八分，滑石六分，加半夏一钱五分，薄荷梗八分，薏仁、煨姜各三钱，灯心三分，一服呕止泄稀。去滑石、煨姜、半夏，再加麦冬、山栀、车前，二剂而安。（《类证治裁》）

评析：《素问·阴阳应象大论》云"湿胜则濡泻"，是以湿邪最易引发泄泻。本例属湿热证，故以清热利湿为治。若不辨感邪性质，多致失误。

病例2：嫡兄星槎先生瀚，少好学，以多病兼玩医学书，久而精能，宰化县，年老罢官，贫不能归，乃悬壶于会城顺德县。县令徐某之子夏月泄泻，服清暑利湿药不效，渐至发热不食，神疲息微。徐年已暮，只此一子，计无所出，延兄求治。兄曰：此由寒药伤脾，阳虚欲脱，宜进温药以救之。因用附子理中汤，徐疑不敢服，兄曰：此生死关头，前药已误，岂可再误？设此药有疏虞，我当任其咎。服药诸症俱轻，连进数剂痊愈。（《冷庐医话》）

评析：夏日多湿，泄泻当以祛暑利湿，然祛暑清热不可过于苦寒，以防伤脾。不知此理，妄用寒凉，伤及脾阳，则变生他证矣。

病例3：潘某，色苍嗜饮助湿酿热，濡泻经年，脉寸关实大，岂温补升提所得效。细询平昔吞酸，去秋连发腿疡，明系湿邪蕴热，流注经络所致。治者不察，当夏令主火，仍以四神丸加炮姜、乌梅，补中汤加吴萸、肉果，愈服愈剧，致头晕、口燥、气坠里迫、溺涩、肛痛，皆火性急速证据，必清理湿热之邪。乃为按脉切理，仍当戒饮，毋谓六旬外久泻延虚也。四苓散加薏苡仁、车前子、麦冬、山栀、灯心，二服已效。加神曲、砂仁壳、枳椇子以理酒伤，而泻稀加黄芩、白芍，而脉敛后用参苓白术散加减而痊。（《类证治裁》）

评析：湿热之邪内蕴，泄泻日久不愈，当以清理湿热为先，待湿热清除之后，再适加调补。此例以其久泄而用温补升提，湿热未除故不得愈。

病例4：于某，五泄无不由湿，寓居斥卤，水味咸浊，便泻三年不止。凡运脾和湿、温肾补土及升提疏利固涩诸法,毫不一效。今夏诊,右脉寸微关滑,乃湿中伏热,大小腑清浊不分,火性急速,水谷倾注无余,脾失输精,肺苦燥渴,气不化液,肾不司关,所下污液,可知气坠全是腑证,若清浊分则泄泻渐已。煎方:茯苓、猪苓、车前、山栀、神曲、薏苡仁、大腹皮、乌梅、黄连,午前服。丸方:益智仁(煨)、补骨脂、南烛子、诃子、茴香、茯苓、山药、广皮、砂仁、半夏曲、杜仲、首乌、莲子,蒸饼为丸,晚服,至秋渐愈。(《清代名医医话精华》)

评析:此例亦为湿热之邪内蕴,当以清理湿热为先,待湿热清除之后,再酌加调补。湿热不除,必难得愈。

病例5:刘德源病洞泄逾年,食不化,肌瘦力乏,行步倾欹,面色黧黑,凡治利之药,遍用无效。张(子和)乃出示《内经》洞泻之说以晓之,先以舟车丸、无忧散下十余行,殊不困,已颇喜食;后以槟榔丸磨化其滞,待数日病已大减,又下五行,后数日更以苦剂越之,病渐愈。(《续名医类案》)

评析:饮食过量,宿食内停,或不节肥甘,呆胃滞脾,使食滞肠胃,传化失常,致生便泻。以其泻下粪便臭如败卵,夹不消化食物,泻后痛减为特征。若不仔细询问,容易发生误治。

病例6:张侍川脾泄经年,汤药遍尝,大肉尽削,小便枯竭,势已危殆。余往诊之,左脉弦细,右脉虚微,此系乾阳不运,坤阴无权,所以脾伤而破䐃肉脱,肺虚气化失调,俾浊阴不降,内滞肠胃,清阳不发,下乘肝肾,由是三阴受伤,而成久泄之症。况人年四十,升阳之气与降阴之令自此相半。今侍川春秋已逾五旬,不思举其下陷之气,反以渗利为用,则失治本之旨矣。况下久亡阴,未有久泄而肾不虚者。若单补其脾,则力缓不能建功,须得温缓下焦药辅其间,俾丹田火旺则脾土自温,中州健运则充和自布,精微之气,上奉辛金,下输膀胱,泌别清浊,则小水通于前,大便实于后,可指日而愈也。方以人参、黄芪、白术、甘草、广皮、木香、升麻、柴胡、肉果、补骨脂,数剂小水遂通,大便亦实。后以四神丸加煨木香调理而安。(《清代名医医话精华》)

评析:脾虚泄泻,治当健脾助运,脾虚久泻,致中气下陷而脾阳不振,又当于健脾药中加入升阳益气之品。若囿于"无湿不成泄",过用渗利,则致精气虚损而病势深重。

病例7:何洗心每饮食稍冷,餲粥或稀,必作胀泻,理脾之剂历试不瘳。孙文垣诊之,左三部皆濡弱,右寸亦然,关滑沉微。此下元虚寒所致,法当温补,以补骨脂、杜仲、菟丝子各三钱,山萸肉、人参、山药各一钱,茯苓、泽泻各八分,肉果三分,数剂愈。(《续名医类案》)

评析:泄泻病变,主要在脾,但若久病脾虚及肾,或年老多病肾阳虚衰,命火不足,不能助胃脾腐熟运化水谷,则水谷不化而为泄泻。若只知理脾,不知火能生土,则历治不验。如能细致问诊,结合舌诊脉象,不难辨别。

病例 8: 盛某,男,60 岁,2008 年 8 月 5 日初诊。2003 年行结肠癌手术,术后一切正常,去年年底以来大便溏烂不实,每日 2~3 次,每隔 5~6 日即突然腹泻 1 次,隔日又转好,多次做粪常规、粪培养检查未发现异常。历经多方中西药物治疗,未有明显改善,甚为痛苦,每次泄泻发作严重时,需自服洛哌丁胺等药方缓。平素胃脘痞胀不舒,腹鸣矢气,胃纳不香,舌苔黄偏腻,脉濡细。证属肝木乘脾,健运失司。治宜疏肝健脾。

处方:醋柴胡 5g,炒苍术 10g,炒白术 10g,川楝子 10g,煨木香 10g,乌药 5g,小茴香 5g,煨葛根 15g,大腹皮 12g,香橼 12g,石榴皮 12g。水煎服,每日 1 剂。上方加减服用治疗 2 个月余,胃脘胀、腹鸣诸症悉除,大便基本成形,日行 1~2 次。

原按:泄泻是以排便次数增多,粪质稀薄或有不消化食物,甚至泻出如水样为主症的病证。宋代陈言在《三因极一病证方论·泄泻叙论》中指出:“喜则散,怒则激,忧则聚,惊则动,脏气隔绝,精神夺散,以致溏泄。”从而告诫后人,情志失调亦是导致泄泻的原因之一。《景岳全书·杂证谟·泄泻》中曰:“凡遇怒气便作泄泻者,必先以怒时夹食,致伤脾胃。”并引用痛泻要方主治土虚木乘,脾受肝制,升降失常之泄泻。清代叶桂在《临证指南医案·泄泻》中更明确提出久患泄泻,“阳明胃土已虚,厥阴肝风振动”,须以甘养胃,以酸制肝,用泄木安土之法。

本案患者结肠癌术后,脾本已虚,追问其病史得知工作中经常遇事易怒,焦虑不安,久之肝气横逆犯脾,导致脾虚运化失健,清浊不分而成泄泻之症。肠鸣、矢气均为肝郁气滞乘脾表现。故医家在选用疏肝理气的柴胡疏肝散同时,又以苍术、白术二味同用,健脾燥湿。大腹皮行气通滞,石榴皮酸敛固涩,一通一收,相辅相成。诸药合用,组合有序,肝脾同治,历经 2 个月余调治而终获效。该医家认为对于泄泻一疾的治疗,除坚持服药外,还需要注意叮嘱患者注意以下 3 点:①保持情绪舒畅。要劝导患者情绪上消除恐病心理,保持情绪乐观,不生气、不忧愁、不急躁,随时保持愉快的心情,学会遇事自我调节情绪,以防“十剂之功,废于一怒”。要注意工作上不要太过劳累,不要常处在紧张压力下。②避免饮食过敏。饮食上除了坚持不进油炸、油腻、过分辛辣或过冷食品外,还需通过自己摸索、记录何种食物会对病情发作或加重有密切影响,包括荤素食品在内,相应忌食或少食。③保暖防寒。不少泄泻的发生与脾胃阳气虚弱有关,因此在季节转换或气温变化之时,需及时加减衣被,避免受冷受热。(《江苏省中医院名医验案医话精萃》)

评析: 此例辨证恰当,用药组合有序,可资参考。

（二）防范措施——注意类证鉴别

1. 寒湿泄泻与湿热泄泻、暑湿泄泻　寒湿证以大便清稀，甚至如水样为主症，伴见腹痛肠鸣、苔白腻、脉濡缓等症，或兼恶寒发热、肢体酸痛等表证，治宜疏表散寒，芳化湿浊，以藿香正气散为主方。若表邪较重，可加荆芥、防风；如湿邪偏重，可用胃苓汤。湿热证以大便黄褐而臭，泻下急迫，势如水注，肛门灼热为主症，伴见腹痛、烦热口渴、小便短黄、苔黄腻、脉濡数等症，治宜清热利湿，用葛根芩连汤加味治之。湿邪偏重者，合平胃散。暑湿证见于夏季暑热之时，以腹痛暴泻、痛泻交作为主症，伴见发热、尿短赤等症，治宜清暑利湿，可予清热化湿方中加入藿香、香薷、荷叶等药治之。

2. 食滞肠胃泄泻与脾虚泄泻　食滞肠胃证以泻下粪便臭如败卵，夹有不消化食物为特点，兼见脘腹痞满胀痛、泻后痛减、嗳腐吞酸、舌苔厚腻、脉滑等症，治宜消食导滞，以保和丸为主方。若食滞较重化热，可采用"通因通用"之法，用枳实导滞丸以消导积滞，清利湿热。脾虚证以大便时稀时溏，完谷不化，稍进油腻食物，则大便次数增多为特点，兼见饮食减少、腹胀、面色萎黄、肢倦乏力、舌淡苔白、脉细弱等症，且多久泄迁延不愈，治宜补脾运中止泻，以参苓白术散为主方。若脾阳虚衰，阴寒内盛，腹中冷痛，手足不温，宜用附子理中丸加吴茱萸、肉桂以温中散寒。若久泻不止而脱肛者，可用补中益气汤，以益气升清，健脾止泻。

3. 肝脾不调泄泻与脾虚夹湿泄泻　肝郁乘脾，致肝脾不调证，以大便时干时稀，每于抑郁恼怒或情绪紧张之时，发生腹痛泄泻为特点，伴见胸胁胀闷、嗳气食少、腹胀攻痛、矢气频作、脉弦等症，治宜抑肝扶脾，以痛泻要方为主方。脾虚夹湿证以食已即泻，粪便清稀，腹胀肠鸣为特点，伴见面色萎黄、舌淡苔白腻、脉濡等症，治宜健脾祛湿，用参苓白术散加苍术、厚朴等治之。

4. 脾虚泄泻与肾虚泄泻　脾虚证已如上述。肾虚证以黎明腹痛肠鸣即泻，泻下清稀，完谷不化为特点，伴见形寒肢冷、腰膝酸软、舌淡脉沉细等症，且多为脾虚久泻不愈而致，病程较长，治宜温肾运脾，涩肠止泻，用四神丸合理中汤为主方。若年老体衰，久泻不止者，合桃花汤以固涩止泻。

【辨病施治失误】

（一）疾病误诊误治

1. 细菌性痢疾误作肠炎诊治　细菌性痢疾以腹泻、腹痛为主症，排便次数增多，粪质稀而不成形、混夹红白脓血黏液，里急后重，利下不爽，其轻型患者易被误诊为肠炎或结肠炎诊治。

2. 慢性阿米巴痢疾误作慢性细菌性痢疾诊治　慢性阿米巴痢疾以腹痛、腹泻为主症，排便次数增多，里急后重，临床表现与慢性细菌性痢疾极为相似，很易发生误诊。

3. 溃疡性肠结核误作肠炎诊治　溃疡性肠结核患者出现低热、腹痛、腹泻、便次增多，粪便呈糊样或水样，容易误诊为肠炎。有些患者腹泻与便秘交替出现，容易误诊为慢性结肠炎。

（二）防范措施——掌握辨病要领

1. 细菌性食物中毒　以起病突然、发热、腹痛、腹泻为特征，可伴恶心、呕吐等症。常由食物污染而引起。往往同席多人或在集体食堂中多人发病。从患者粪便中分离出病原菌，与可疑食物分离到的病菌一致。

2. 细菌性痢疾　急性细菌性痢疾发病多在夏秋季，患者常以畏寒、发热和腹痛、腹泻急骤起病，每天排便十余次至 20~30 次，以里急后重、排出脓血样或黏液血样便为特征。慢性细菌性痢疾患者有急性细菌性痢疾史，长期迁延不愈，时有腹胀或长期腹泻，大便经常或间歇带有黏液或脓血。粪便镜检可见大量脓细胞及红细胞，并有巨噬细胞。大便培养可发现痢疾杆菌。

3. 阿米巴痢疾　一般起病较慢，以腹痛、腹泻为主要症状，患者的发热、排便次数、里急后重与腹痛的程度不及细菌性痢疾。大便色常暗红，如果酱色，或有特别的恶臭。大便镜检发现溶组织阿米巴滋养体或其包囊。

4. 慢性结肠炎　腹泻反复发作，经久不愈，每天 3 次至 10 余次，大便呈水样或糊样，混有黏液或脓血样成分，多伴里急后重。约半数病例表现为腹泻与便秘相交替。可兼有发热、食欲减退、消瘦、腹胀、腹痛等症状。X 线钡剂灌肠造影可发现结肠袋变浅或消失，肠壁边缘呈锯齿状，肠管狭窄，息肉形成等改变。乙状结肠镜或纤维结肠镜检查可发现肠壁充血、水肿、溃疡形成、出血、糜烂或息肉形成等。

5. 溃疡性肠结核　可有不同程度的发热、盗汗、腹痛、腹泻、体力减退、消瘦等症状。其腹泻通常每天数次，粪便呈糊样成水样，无肉眼可见的黏液、脓或血液，无里急后重。X 线钡餐检查对本病的定性和定位诊断有重要价值。

【文献摘要】

1. "泻不腹痛者，湿也；泻白腹痛者，寒也；痛一阵泻一阵，泄复涩滞者，火也；痛一阵泻一阵，泻后痛减者，食也；腹中胀痛，泻后不减者，肝气也……腹中绞痛，下无休时……气食交并也；腹中隐痛，下如稠饮者，痰也。"（《证治汇补》）

2. "大抵泻利，小便清白不涩为寒，赤涩为热。又大便完谷不化而色不变，吐利不腥秽，水液澄沏清冷，小便清白不涩，身冷不渴，脉迟细而微者，皆寒证也。凡谷肉消化者……未之有也。或火性急速，转化失常，完谷不化而为飧泄者，亦有之矣。"（《医学正传》）

3."治泻不利小水,非其治也。然小水不利,其因非一,而有可利者,有不可利者,宜详辨之……盖虚寒之泻,本非水有余,实因火不足;本非水不利,实因气不行。夫病不因水而利则亡阴,泻以火虚而利复伤气,倘不察其所病之本,则未有不愈利愈虚而速其危者矣。"(《景岳全书》)

4."凡泻皆兼湿,初宜分理中焦,渗利下焦。又则升提,必滑脱不禁,然后用药涩之,其间有风胜,兼以解表,寒胜兼以温中,滑脱涩住,虚弱补益,食积消导,湿则淡渗,陷则升举,随证变用,而不拘于次序,与痢大同。且补虚不可纯用甘温,太甘则生湿;清热亦不可太苦,苦则伤脾。每兼淡剂利窍为妙。"(《医学入门》)

5."经云:湿多成五泄。水湿侵脾,固多注下,然因风病泄者,亦习见焉。盖肠有风则飧泄,胃有风则濡泄,肝为风脏,故厥阴病每多作泻。今之俗工,不察病情,以为健脾导湿,治泻之要,用药大都香燥。不知肝为刚脏,必甘柔酸敛以和之,燥则劫津,香能耗散,不反增其病乎?"(《对山医话》)

十九、痢疾

【概述】

痢疾又名"肠澼""大瘕泄""时疫痢""滞下"等,是以腹痛、里急后重、下痢赤白脓血为主证的既有散发性又有流行性的一种疾病。本病的病因病机主要表现在以下两个方面:一是外感时邪。暑湿、疫毒之邪,侵及肠胃,湿热郁蒸,或疫毒弥漫,气血阻滞,与暑湿、疫毒相搏结,化为脓血而成为湿热痢、疫毒痢。二是内伤饮食。饮食不节或误食不洁之物,致腑气壅阻,气血凝滞,而成湿热痢、寒湿痢。若湿热内郁不清,伤及阴血,则形成阴虚痢;脾胃素弱之人,感受寒湿之气,或热痢过服寒凉药物,克伐中阳,每成虚寒痢;痢疾迁延,正虚邪恋,或收涩太早,关门留寇,则成休息痢。其治则治法,随寒、热、虚、实的病机不同而随证治之:热痢宜清,寒痢宜温,初痢实则通之,久痢虚则补之。寒热交错者,清温并用;虚实夹杂者,通涩兼施。本病发生多与季节有关,以夏秋季为高峰。本病可见于现代医学的"细菌性痢疾""阿米巴肠病"等。

【辨证论治失宜】

(一)救误病例举隅

病例 1:古黔黄某之母,望六之年,忽患痢疾,曾延医治未应,始来邀丰。阅前医之方,系洁古芍药汤加减。询其痢状,腹痛即坠,坠则欲便,下痢皆赤。按其脉,右部缓怠而迟,左部细小而涩,舌无荣,苔白薄。丰曰:此脾土虚寒,寒湿窃据,阴络之血,得寒而凝,凝则气机不行,清气不升而陷,所以腹痛后坠赤痢等证。即进补中益气加炮姜、附片,令服二帖,遂中病矣。后用皆参、芪、术、附为君,约半月而愈。(《时病论》)

评析：痢疾初起，痢下赤白，属热属实者居多，此其常也。但临证一定要结合体征和舌、脉，综合加以分析，才能得出正确的诊断。此例高龄有正气不足者，属脾土虚寒，清气不升。若辨别不清，投以苦寒之品，虽能燥湿治痢，但易伤脾败胃，故进补中益气加姜附调治而愈。

病例2：安徽苏某之侄，由远方来，途中感受暑热，即病烦热口渴，渴欲引饮。医谓阳暑，用白虎汤为君，服之热退，腹内转疼。更医治之，遂驳用凉之谬，谓凉则凝滞，将来必变为痢也。用平胃散加姜、附、吴萸，腹痛未除，果变为痢。其叔深信如神，复邀诊视，讵知乃医固执不化，询得病者不思谷食，遂称为噤口痢也。守原方益加石莲、诃子，服后痢虽减少，然腹痛益剧，叫号不已，一家惊惶无策，着人来迓于丰。其叔令阅前方，并述病状，按其脉，数大而强，舌苔黄燥，腹痛拒按，口渴喜凉。丰曰：令侄气血方刚之体，患此暑热夹食之痾，而成燥实之候，非攻下猛剂，不能望瘳。用生军、枳实、花粉、元明、黄连、荷叶，请服一煎，当夜遂下赤白夹杂，稠黏而臭，又得硬屎数枚，腹痛方定，神气疲倦，就枕即熟寐矣。次日用调中和剂，服十余帖而安。（《时病论》）

评析：暑热夹食腹痛下痢，医者误作寒凉凝滞，而用温热收涩剂，致其热不得出，发生阳明腑实的变证，是为误治所生。

病例3：腹痛下痢，此湿热伤脾，利久而积气上攻于胃，致饮食不进，幸服黄连清湿热之药，而痢止食进，但补之太早，余邪未尽，蕴蓄于肠胃之中，所以不饥而食不得进。脉息左手弦数，右手滑大，系胃中湿痰积滞，尚未清爽也。法当和胃理气，疏肝清热之药治之：黄连、木香、半夏、广皮、枳壳、青皮、白芍。（《印机草》）

评析：湿热下痢，若湿热之邪未尽，就启用补法，致邪恋蕴蓄肠中，积气上攻于胃，故可发生食不得进的证候，当属误补之例。

病例4：王某，农民。夏间患热痢，迁延月余。先服鲜草药效，后请某医诊治，用大黄120g，朴硝30g，石膏240g，知母30g，芩、连、栀、柏各9g，服后下痢更甚，加以身热渴，某医竟以"内热外达"为欲愈之兆嘱按原方再服2剂。病家犹豫不决，转诊于我。我以热痢迁延月余，元气已虚，更用大量硝黄，攻伐过度，脾胃大伤。今身热口渴者，中气大之故，下利反甚者，脾胃不能收摄所致，遂仿桃花汤加固涩之品，投以山药、罂粟壳、秦皮、干姜、地榆、白头翁、石榴皮等药。初服1剂，症减大半，再服数剂，即告痊愈。（《福建中医医案医话选编》）

病例5：刘某，男，79岁。1980年10月3日诊。痢疾便血两月余，初用庆大霉素、呋喃唑酮、小檗碱等治疗半月不愈。改求中医诊治。医曰："痢无补法，通因通用，数日可愈。"遂处以白头翁汤加大黄15g、银花30g，连服10余剂,病情加重,此时患者卧床不起,精神萎靡,不思饮食,大便血水而不能自禁,面色晦滞,形体消瘦,整日欲寐无所苦,语声低微,四肢欠温,腹软稍胀而无压痛,下肢浮肿,舌淡苔白,六脉沉微。此乃寒凉太过,真阳大衰,虚寒欲脱之证。若再予清下,必有亡阴亡阳之虞。急当温补固涩,用茯苓四逆汤合桃花汤加味:茯苓30g,附子15g,炮姜10g,阿胶30g(烊化),焦术15g,赤石脂25g,诃子10g,木香3g,炙甘草6g,粳米20g。服药2剂,自痢稍止,精神好转,欲进饮食。又服2剂,未再下痢,浮肿消去大半,上方去诃子加党参25g,继服3剂,化验大便常规正常,食养善后。(《医林误案》)

评析:上述两例皆为热痢迁延,其人正气必伤,此时若仍用苦寒通下之品,必损中阳,甚至酿成阳衰欲脱之危证。如此失误,在于固执"痢无补法"之说。痢无补法,是指痢疾初期,在表之邪未去,在里湿热并重,此时不可滥用收敛补塞之剂。若病程已久,体质虚衰者,自当用补法,否则犯虚虚之戒。

病例6:一族叔祖母,子仁孺人,庚申年六月,已庆八旬矣。是年九月内患痢疾,医者日用黄芩、黄连、木香、槟榔之类,医之半月,日益增剧,加以发热,咸谓痢疾发热,定是死症,至二十余日,计已发热七日矣!医者谓发热已七日,脉又不好,只在今日薄暮,断不能保矣……余诊其脉,浮软微数,并不急疾,按之尚有根,询其得病之由,云自某日吃饭稍冷,兼拂郁不快而起。余思此以食滞起,原非积热症可比,前药用芩、连寒胃之药,致食滞愈不得消,故痢久不愈,久之则滞气留而正气去,故加发热;其脉浮而微数者,由发热之故,设若不热脉必沉软矣。此非死证也。归而备药与服……余用补中益气加木香、神曲、白芍、煨姜,一剂服下即大睡,醒时热而退,是夜止下痢三回,第三回即转粪,腹亦不痛,服二剂而顿愈矣。(《吴氏医验录》)

评析:气虚发热下痢,宜用甘温除热少佐理气化滞之法,不可套用苦寒破滞之剂。否则即为误治。

(二)防范措施——注意类证鉴别

1. 肝经湿热下痢与阳明肠热下利　两者病变都在肠胃,皆由外感时邪,内伤饮食而发病。肝经湿热下痢是肝经湿热下迫大肠以腹痛、口渴、里急后重、痢下赤白黏液为主症,治宜清肝泻热,方用白头翁汤加味。阳明肠热下利,以腹痛、大便稀溏、臭秽、肛门灼热、口渴,或咳嗽气喘等为主要症状,治宜清肠热止利,方用葛根芩连汤加减。肝经湿热下痢与阳明肠热下利的主要区别即在于前者有里急后重、大便脓血,而后者则无之。

2. 寒湿痢与虚寒痢　两者同为阴证,均可见到痢下白色黏冻、腹痛、里急后重等症。但寒湿痢偏于实证,腹痛、里急后重较为显著,并伴有头身困重、饮食乏味、胃脘饱闷、舌淡苔白腻、脉濡缓等症,治宜温化寒湿,方用胃苓汤加味。虚寒痢偏于虚证,腹痛、里急后重较缓,伴见脾胃虚寒,甚至损及肾阳的一些症状,如痢甚则滑脱不禁、腹痛隐隐、食少神疲、四肢不温、腰酸怕冷、舌淡苔薄白、脉沉细而弱等症,治宜温补脾肾,收涩固脱,方用桃花汤或真人养脏汤加味。

3. 湿热痢与疫毒痢　两者同为热实证,均可见到腹痛、里急后重、下痢赤白,甚或纯为赤痢等症。湿热痢同时兼见肛门灼热、小便短赤等湿热下注之症,治宜清热解毒,调气行血,方用芍药汤加银花。疫毒痢因感受疫毒之气,故发病骤急,腹痛、里急后重均较剧,同时兼见毒甚于里,毒邪上攻,蒙蔽清窍等症,如壮热口渴、烦躁,甚则神昏痉厥等(而湿热痢则无热毒神昏的症状),治宜清热凉血解毒,方用白头翁汤加味。

【辨病施治失误】

（一）疾病误诊误治

1. 细菌性痢疾中毒型、阿米巴肠病暴发型　常出现显著的中毒症状(如重病容、高热及极度衰竭等),应结合现代医学的一些抢救措施,否则延误时机,有性命之虞。

2. 急性坏死性出血性肠炎　有腹痛、腹泻、血便、发热等症状,易与温热痢、疫毒痢相混。

3. 直肠癌与结肠癌　常有慢性腹泻脓血便,按痢疾的中医辨证治疗,亦能减轻部分症状,易致误诊误治。

4. 慢性血吸虫病　亦可有腹泻及脓血便,有时可与痢疾同时存在,容易误治。

5. 慢性非特异性溃疡性结肠炎　常有反复腹泻及脓血便,当注意鉴别。

以上3、4、5条易与阴虚痢、虚寒痢、休息痢相混淆,注意识别。

（二）防范措施——掌握辨病要领

1. 细菌性痢疾　以发热,腹痛,腹泻,里急后重,排脓血样大便为主要临床表现。急性细菌性痢疾大多在1周后缓解痊愈,少数变为慢性。大便细菌培养阳性。按中医痢疾进行辨证论治,疗效佳。

2. 阿米巴肠病　是溶组织阿米巴寄居于结肠内引起的疾病。引起腹泻,黏液血便等症状。本病易于复发成为慢性。大便培养可找到溶组织阿米巴滋养体。按中医痢疾辨证论治亦可取到较好疗效。

3. 急性坏死性出血性肠炎　主要是小肠广泛出血及坏死为特征的急性炎症。有腹泻、血便、便前腹痛,但无里急后重。腹痛初起较轻,1~3天后加重,为持续性疼痛并阵发性加剧,部位在脐周或左上腹、左中腹甚至全腹,个别右下腹(痢疾腹痛多局限在左下腹)。伴发热,恶心呕吐甚至全身中毒症状如急腹症面容、面色苍白、冷汗等。患者有不同程度贫血,大便培养无细菌生长。

4. 直肠癌与结肠癌　肛门指诊对诊断直肠癌,乙状结肠镜及纤维结肠镜检查对诊断结肠癌均非常重要。钡剂灌肠 X 线检查亦有明确诊断。

5. 慢性血吸虫病　凡有感染本病之可能者(如疫水接触史)均应进行有关检查,必要时可取直肠黏膜活体组织涂片检查血吸虫卵。

6. 慢性非特异性溃疡性结肠炎　其特点为大便血常较多,多次培养无病原菌,乙状结肠镜检查可发现结肠黏膜发脆,触之易出血,晚期时钡灌肠 X 线检查可发现结肠袋消失,呈铅管状。

【文献摘要】

1. "时疫作痢,一方一家之内,上下传染相似。"(《丹溪心法》)

2. "泻浅而痢深,泻轻而痢重,泻由水谷不分,出于中焦;痢以脂血伤败,病在下焦。在中焦者,湿由脾胃而分于小肠,故可澄其源,所以治宜分利;在下焦者,病在肝肾大肠,分利已无所及,故宜调理真阴,并助小肠之主,以益气化之源。"(《景岳全书》)

3. "至以赤为热,白为寒,亦非确论。果尔则赤白相兼者,岂真为寒热同病乎？必以见症与色脉辨之,而后寒热不淆也。"(《医宗必读》)

二十、黄疸

【概述】

黄疸病,是以身黄、目黄、小便黄为主症的病证。多因感受时气疫毒、湿热、寒湿之邪,以致肝、胆、脾胃功能失调,气机郁滞,胆失疏泄,胆汁不循常道,溢于肌肤,而发为黄疸。《金匮要略》据其病因将黄疸分为谷疸、酒疸、女劳疸、黑疸四种。认为谷疸、酒疸的发病与湿热有关,受损脏腑主要在脾;女劳疸系由于纵欲过度,肾虚热浮,进而影响肝胆脾胃而发黄;黑疸则由酒疸、女劳疸久久不愈,发展而成。

临床根据黄疸的性质分为阳黄和阴黄,阳黄多因湿热蕴伏中焦,致使肝失疏泄,胆汁不循常道而成;阴黄多因寒湿阻遏脾阳,胆汁排泄受阻所致。其治疗大法,阳黄以清热利湿退黄为主,阴黄则以温中健脾化湿为主。此外,还有瘀血发黄,火热、瘟毒发黄和血虚发黄等不同证候。当按其病因病机分别采取不同治疗。

现代医学按其病因将黄疸分为溶血性黄疸、肝细胞性黄疸、阻塞性黄疸三类。急慢性肝炎、肝硬化、急性胆管炎、原发性肝癌、肝脓肿、胰腺癌、溶血性贫血等病,均可出现黄疸症状。

【辨证论治失宜】

(一)救误病例举隅

病例 1：1972 年 5 月,一黄疸型肝炎患者,发病仅 5 天,面目及身黄,黄疸指数达 100 单位以上,医用清热利湿中药,兼用西药保肝,一星期后黄疸指数升到 200 多单位,症状加重。患者面目发黄,自诉脘腹作胀、口淡、清涎自涌、饮食不思、大便溏、面部微浮、舌质淡、苔虽薄黄但甚润滑、脉细缓。据此证象,乃是太阴发黄。停用前医中药,改用理中汤加茵陈、砂仁,嘱试服 3 剂。服药后患者自觉舒适,腹胀减轻,大便渐趋成形。如是守方续服 7 剂,症状继续好转。此时中焦阳气已复,可与健脾之中佐以疏肝利湿,遂以香砂六君配合茵陈、郁金、赤芍、柴胡等化裁。1 个月后黄疸指数下降到 100 单位,3 个月后症状完全解除,肝功能及黄疸指数均在正常值范围。(《当代名医临证精华》)

评析: 黄疸病有湿热发黄与寒湿发黄的区别,前者称阳黄,后为阴黄。如果不辨阴阳,不分寒热就进行治疗,其有效性就会大打折扣。从患者临床表现来分析,确诊为太阴发黄,故用理中汤加利湿退黄之药,而病情得以好转。不辨阴阳,缺少了针对性治疗,所以病情不减反重。

病例 2: 韩某,男,33 岁。眼目、小便发黄反复不愈已近 1 年。肝功能:黄疸指数 13 单位,其余正常,曾诊为"毛细胆管性肝炎"。现证见食欲不振,厌油、乏力、右胁时痛、腹胀、便溏、小便黄、舌苔薄白、脉弦细滑。辨证:湿热未清,脾阳不振。治法:清热利湿,温脾和中。处方:茵陈 15g,猪苓 9g,白术 9g,泽泻 9g,干姜 3g,桂枝 5g,熟附片 6g,泽兰 12g,车前子 12g。二诊:服上方 4 剂后,口苦咽干,小便深黄,舌质红。复查黄疸指数 14 单位,进一步详细辨证,证象湿热未清,瘀阻中焦,脾失健运,久病以致气虚血滞。遂改变前法,拟以清热祛湿,芳化活血,佐以益气养血。处方:茵陈 60g,生黄芪 15g,焦白术 10g,砂仁 6g,杏仁 10g,橘红 10g,藿香 15g,酒芩 10g,蒲公英 15g,香附 10g,泽兰 15g,杭白芍 30g,当归 14g,通草 3g,车前子 12g。三诊:上方服药数十剂后,体力好转,食欲增加,腹胀消失,小便已清,大便调,复查黄疸指数降为 5 单位。以后重用生黄芪,进一步调理,临床痊愈。经随访未再复发。(《中国现代名中医医案精华》)

评析: 此为湿热兼脾气虚、血滞的发黄证。尽管使用了清热祛湿。佐以温脾和中治疗,为何病情不减?是病久湿热淤阻中焦,用药不全使然,后拟清热祛湿,芳化活血,益气养血,从而把病治愈。是证药相符,很有经验、有见地的治疗方法。

病例 3: 吴某,患急黄(重症肝炎),全身乏力,饮食减少,恶心呕吐,头晕,腹胀,厌油腻,嗜睡,右胁隐痛,身觉低热,皮肤及巩膜轻度黄染。肝功能检查:转氨酶高达 256 单位,拟诊为黄疸型肝炎收入院。入院后给予西药保肝及对症支持疗法。中药采用苦寒清热利胆之剂,方用龙胆泻肝汤合茵陈蒿汤加减。治疗月余,诸症不减,病情呈进行性加剧,黄疸迅速加深,诊断为重症肝炎。中医会诊：患者面目晦暗而黄，腹胀纳呆，恶心厌油，大便溏泄，小便短赤，舌苔黄而厚腻，脉虚弦而缓，诊为阳黄偏湿。若过用苦寒，势必更伐脾胃，中土败伤，健运无力，湿热难化。根据《金匮要略》"见肝之病，知肝传脾，当先实脾"的原则，采用苍术、白术、白蔻仁、茯苓、生薏苡仁、扁豆等健脾化湿之品为主，配合柴胡、赤白芍、川郁金、枳壳以疏肝利胆，用茵陈、垂盆草、赤小豆以清热退黄。二、三诊：患者病情明显改善，舌苔由厚腻转为薄黄，出现舌质红并有剥离现象。说明肝脾之阴损害已见端倪，在原方疏肝健脾、清热化湿的基础上加用北沙参、生白芍、石斛以益肝脾之阴。四、五诊：患者曾出现寒热交作，全身关节酸楚，头痛，鼻流清涕，隔日全身红疹满布。分析病情，此系久病体虚，风邪束表，内在湿热毒邪化为红疹而外达，是病机向愈的转折。根据"急则治标，因势利导"的原则，给予升麻葛根汤加减，以解肌透疹，清热解毒。患者热退疹消，恙情转安。最后以逍遥散出入，疏肝理脾，调养气血，善后收功。（《长江医话》）

评析：湿热蕴蒸所致的急黄病证，治疗比较棘手，先用清热利胆，过于苦寒，恐更伤脾胃，后改从健脾化湿，配合疏肝利胆，清热退黄，病情才出现向好转机。善后的调治也很到位。例中述说也非常明白，可资借鉴。

病例4：前营游击温公，夏月自浦口来松，途中冒暑。到署后请医调治，初用清暑利湿不效，改用参、术、归、地，转增脘痛，自后朝暮更医，愈言误补留邪，治难有效，遂延余诊。余见其身病发黄，总是胃腑结聚不行所致。用连理汤辛开苦降法，授方不服。遂就诊于青浦医家，方用茵陈五苓散等，服之亦不效，遂以绝症为辞。归至署中，计无复出，始委命以听余焉。予仍用前法，服参些少，是夜即得安寝，改用理中汤调理半月而愈。（《清代名医医话精华》）

评析：前医单从清热利湿或仅用补气养血，都不生效；后医只在清热利湿方中加入一味人参少许，就立刻生效。古有"治湿热加参，其效如神"的说法，似乎这里又得到验证。可能是参能健脾益气，脾气健旺，湿邪自然消退的缘故。

病例5：一患者，八十高龄，病黄疸，经余诊时，家属已环绕病榻，商议后事。证见全身浮肿如泥，前医曾用利水退黄药多剂，黄疸如故，神志不清。脾肾大亏之候，仿景岳法，急进大剂熟地黄、参芪、枸杞子等温肾实脾之味。一剂，翌日神志转清，浮肿已退，黄白厚燥之苔亦化。原方调治，不数日已能起坐，谈笑自如。

又：一中年妇女，因建造住宅，忧思劳伤过度，发为黄疸，面目色黄，悉身浮肿，不思饮食，精神困顿异常，舌红光如镜，脉细少神，脾胃之阴大伤。西医诊为急性传染性黄疸型肝炎。此时若用渗利，必当伤阴坏病，乃投大剂益津，

养胃清热之品,连服 7 剂,黄疸浮肿消退大半,舌红转淡,苔光稍复,渐思饮食,以原方增损数剂而愈。(《南方医话》)

评析:本例中曾用利水退黄药多剂,黄疸未减如故,而且反加严重,致全身浮肿,神志不清,后用温肾实脾,即刻出现转机;又一妇人病黄疸,同样是用大剂益津养胃清热,补泄合用而治,促使黄疸消退,这个治病经验,也十分宝贵。

病例 6:赵某,病已半年,久黄不退而来就诊。据称病初经西医院诊断为梗阻性黄疸,疑为胰头癌引起,经剖腹探查,未发现肿瘤。近日精神萎靡,体重减轻,全身黄疸色暗,倦怠乏力,胃呆纳少,溺黄便溏,肝肿大平脐,质硬而触痛,脾亦肿大,舌绛,苔黄白兼见,脉弦。服西药及中药茵陈蒿汤、茵陈五苓散、茵陈术附汤、硝石矾石散等,均无效果。分析其证候乃属湿热发黄,由于湿热滞留日久,侵及血分而致血瘀,若清湿热,血分瘀滞不化,则黄疸不愈;只化瘀滞,肝胆湿热不除,则黄疸亦不能除。治疗应化瘀滞,清湿热,两相兼顾。予丹栀逍遥散加三七、茵陈治之,方用三七 6g(冲),云茯苓 10g,茵陈 30g,牡丹皮 10g,栀子 10g,柴胡 10g,当归 10g,赤芍 10g,白术 10g,甘草 3g,水煎服,日 1 剂,分 2 次。服药 2 个月,黄疸消退,肝脾肿大恢复正常,病愈恢复工作。(《黄河医话》)

评析:病患已久,肝脾肿大质硬,舌质深绛,瘀滞内结十分明显,仅以茵陈蒿汤等清热化湿均无效果。后采用了疏肝气化瘀与健脾化湿协同治疗,使得肝脾恢复正常而病愈恢复工作,实属不易。

(二)防范措施——注意类证鉴别

1. 湿热发黄与寒湿发黄　湿热发黄以其黄色鲜明如橘,口渴便秘,舌苔黄腻,脉象弦滑数等为特点,治宜清热利湿,方用茵陈蒿汤或茵陈五苓散加减。寒湿发黄则以黄色晦暗如烟熏,口淡不渴,大便稀溏,舌淡苔白,脉沉迟缓为特点,治宜温中健脾化湿,方用茵陈术附汤加减。

2. 脾虚发黄与血虚发黄　两者均为虚黄。脾虚发黄以肝郁脾虚为病机特点,证见目黄、身黄、小便发黄,伴纳呆、便溏、舌淡等症,治宜健脾益气,利湿退黄,方用六君子汤或参苓白术散加茵陈。血虚发黄由于气血亏虚,血败不能华色而成。证见全身皮肤发黄,双目、小便不黄,伴头晕、心悸、失眠、舌淡、脉细等气血亏虚的症状,治宜补气养血,方用当归补血汤、十全大补汤加减。

3. 疫毒发黄与湿热发黄　两者同属阳黄,黄色鲜明。疫毒发黄又称"急黄""瘟黄",为感受时行疫疠而致,其病情较重,身目呈深黄色;湿热发黄,起病缓慢,黄疸逐渐加深,或有发热,或无热,口干口苦,心中懊恼,病在气分。疫毒发黄则必见高热,大渴欲饮,烦躁不安,或见神昏谵语,邪入营血,舌红绛,苔黄褐,可见鼻衄、齿衄、呕血、便血、身发斑疹等症。病重者迅速出现精神不振,昏迷;湿热夹毒,郁而化火,迫使胆汁外溢肌肤,故现热毒炽盛之象,治以清热解毒,凉血开窍,方选犀角散加味。湿热发黄病证较缓,辨治如上述。

4. 瘀血发黄与寒湿发黄　两证同属阴黄,有起病缓慢,黄色晦暗无泽等特点。但两者病机及临床表现不同。瘀血发黄,病因常由肝郁气滞,日久成瘀;或因湿热黄疸迁延不愈,湿郁气机不利,淤积肝胆,胆汁疏泄失职而发黄。临床特点:黄疸晦暗,面色黧黑,皮肤有蛛纹丝缕或出血斑,胁下有癥块疼痛等瘀血内阻的症状。寒湿发黄则以形寒肢冷,困顿纳呆,腹胀便溏,苔白腻脉迟等寒湿内阻为特点。瘀血发黄病情比寒湿发黄更为顽固缠绵,不易速愈,治疗以活血化瘀、软坚散结为主,方选大黄䗪虫丸等。

【辨病施治失误】

（一）疾病误诊误治

1. 肝硬化误作黄疸诊疗　肝硬化活动期可因肝功能损害出现黄疸症状,与急性黄疸型肝炎类似。尤其是无明显既往病史患者,易被误诊为急性黄疸型肝炎,但肝硬化的病机特点为本虚标实,治宜疏肝扶脾化瘀,或柔肝养阴软结,兼以祛邪,若误诊为急性黄疸型肝炎,一味清利湿热,则更伤正气,易生变证。

2. 肝癌误作黄疸诊疗　肝癌,特别是胆道不完全梗阻患者,可因癌肿组织广泛侵蚀肝脏,肝功能受损,而出现黄疸,若按黄疸型肝炎治疗,必然延误病机而发生误治。

3. 胰腺癌误作黄疸诊疗　胰腺癌早期可见阻塞性黄疸,呈进行性加深。部分胰腺癌黄疸呈轻度或中度升高,不呈进行性加重,易被误诊为黄疸型肝炎

（二）防范措施——掌握辨病要领

1. 肝硬化　肝功能损害出现黄疸表明病情严重。由于门静脉高压,脾脏淤血,可见脾脏肿大,门腔静脉间侧支循环开放。实验室检查:血小板、白细胞计数下降。血浆白蛋白明显降低(多在 30g/L 以下),球蛋白(丙种)增高,白蛋白 / 球蛋白比例倒置。由于内分泌失调,还可见蜘蛛痣、肝掌和性功能减退等。

2. 肝癌　凡有肝炎、肝硬化病史,出现难以解释的消化道症状、进行性消瘦、肝区疼痛、急性黄疸者,或出现低血糖、高血钙、红细胞增多等特殊表现者,应对肝脏进行综合性检查。

3. 胰腺炎、胰腺癌　重症胰腺炎可出现黄疸,但本病腹痛剧烈,应用一般解痉剂无效,并以休克、昏迷为首发症状,以束带样疼痛,两胁、脐周、腰腹部皮肤改变为特异性表现。遇到这些现象应尽早做血、尿淀粉酶测定,B 超等辅

助检查,帮助做出正确诊断。胰腺癌肿块使肝外胆道受阻,肝内严重淤阻,可见阻塞性黄疸。本病早期症状不典型,故凡40岁以上的患者,出现不明原因的食欲不振,体重下降,上腹部不适或隐痛向背部放射,脐周阵痛,右上腹剧烈绞痛,向右肩放射,疼痛以夜间平卧及脊柱伸展时加剧,屈位疼痛可缓解等症状时,当作进一步检查。B超若发现胰管扩张、胆管扩张、胆囊肿大、肝肿大时,要警惕胰腺癌的存在。

4. 胆石症、胆囊癌　胆石症出现胆道不完全梗阻时,可出现肝细胞性黄疸,应做综合性检查,如腹部平片、胆囊造影、B超等帮助确诊。胆囊癌可因癌肿组织浸润肝门、胆总管发生阻塞出现黄疸。故凡40岁以上患者(尤其是女性),有慢性胆囊炎、胆石症病史,出现不明原因的消化不良、消瘦、腹痛,经常有胆道感染等,应做影像检查,帮助确诊。

【文献摘要】

1. "急性期以清利法为主,扶正为辅;慢性期则以扶正为主,又兼以清利;若清利太过,则有阳黄转阴黄之弊,故不宜过用苦寒;滋养太过,又易于阻碍脾运,滞塞气机,故当补中寓清、寓疏、寓通。"(《谢昌仁临床医学经验》)

2. "黄疸多见湿浊中阻,运化迟滞,脘满纳差,舌苔黄腻,若过用苦寒,使湿遏热伏,病难速已,应于清热利湿方中加入芳香化浊之品,如藿香、佩兰、苍术、白蔻、砂仁等。此类药物,辛温香燥,味辛能行气散结,温燥能燥湿运脾,芳香能醒脾化浊,俾脾胃健运,气机调顺,湿浊得化,其疸自消。"(《长江医话》)

二十一、癥瘕(痞块)

【概述】

癥瘕包括有形之癥积和无形瘕聚两类病变。癥积以腹内结块,出现或胀或痛,固定不移的病证,病情较重,其病理多与"血瘀"有关;瘕聚则是腹中结块柔软,聚散无常,或攻窜作胀,疼痛为特征,多因气机不畅所致,病理变化主要在气分,若病久由气及血,或因气滞而导致血瘀,进一步发展成癥积。癥积和瘕聚通常以积聚或痞块而称的,多由气滞、血瘀、痰食凝结、中气虚损所导致。

现代医学中的脏器肿大、肿瘤,以及肠功能紊乱、肠痉挛、幽门梗阻等引起的腹部包块等疾病均属于癥瘕痞块的范畴。

【辨证论治失宜】

(一)救误病例举隅

病例1:李仪藩,常熟毛家桥人,胃脘中坚硬如盘,约有六七寸,他医皆谓胃脘痛,治之罔效。就余诊之,脉来艰涩,饮食、二便、行动如常。余曰:饮食、二便如常,中脘无病,此非胃脘痛也,痞积症也。寒气夹痰阻于皮里膜外,营卫凝涩不通,况素体阳虚,阴气凝结少阳,气失运化,非温补不可。进附、桂、鹿角、枸杞、杜仲、巴戟天、茴香、当归、淫羊藿、参、术、木香、姜、枣等,温补通气活血;外用附子、肉桂、阿魏、丁香、细辛、三棱、莪术、水红花、麝香、鹿角粉、木香、麻黄等品研末,摊厚膏药贴之。服药五十余剂,贴膏药两月余,而硬块消尽,软复如旧。(《余听鸿医案》)

评析:阳虚寒凝,脘中痞硬,当以温中行气治之,若不明病机,以其作胃痛治疗,便为误治,故无效。

病例2:患者李氏,女性,40岁,患痛经已7年之久,其痛处有积块,行经时聚如馒头大小,平时如核桃,自述7年前停经3个月,疑为怀孕,忽而大出血1次,又自认为是小产。此后每行经必腹痛,并发现肿块,月经过后仍如常人,亦无所苦,屡按痛经治疗,均无寸效。诊其脉无大变化,据其肿块常在,为有物可征,诊为癥瘕之证。癥为瘀血所结。瘀血阻碍气血的正常运行,不通则痛,应治以攻坚破积。《素问·六元正纪大论》曰:"大积大聚,其可犯也,衰其大半而止。"这是教人要知道攻坚破积之药,尽属克伐,均伤正气,用药不可过于孟浪。于是采用缀攻法,方取代抵当汤[桃仁、红花、归尾、丹皮、牛膝、大黄、山甲珠(用替代品)、夜明砂、京三棱]。月经来潮时腹痛,即服二三剂,痛止药停,下月再痛再服,最多不超过3剂。如此进行,至第5个月,所下之血内有以前不曾有过的大血块。其本人感觉异常,取血块刷洗之,出现肉状物1条,长可2寸,粗如拇指,抟之有核桃大。以后痛经消失,不久孕子。(《医话医论荟要》)

评析:瘀血癥瘕当以活血化瘀为治,若病史询问不清,诊断不明,将癥瘕误诊为痛经,用行气活血之药治疗,虽属异病同治之法,但证有轻重,病也各有特点,要使用药想丝丝入扣,谈何容易!后确诊为癥瘕,对证施治,霍然而愈,就不难理解了。

病例3:袁某,年二十岁,生痞块。卧床数月,无医不投。日进化坚攻削之药,渐至枯瘁肉脱,面黧发卷,殆无生理。余诊时,先视其块,自少腹至脐旁,分为三歧,皆坚硬如石,以手抚之,痛不可忍,其脉两尺洪盛,余微细。谓曰:"是病由见块医块,不究其源而误治也。初起时,块必不坚,以峻猛药攻之,至真气内乱,转而邪气为患,如人厮打,扭结一团,旁无解散,故进紧不放,其中全是空气聚成,非如女子冲任血海之地,其月经凝而不行即成血块之比。观两尺脉洪盛,明明是少阴肾经之气传于膀胱,膀胱之气本可传于前后二便而出,误以破血之药兼破其气,其气遂不能转运,而结为石块,以手摩触则愈痛,情况大露,若是血块,得手则何痛之有?此病本一剂可瘳,但数月误治,从上至下,无病之地,亦先受伤。故用补中药剂,以通中下之气,然后用大剂药内收肾气,外散膀胱之气,以解其相思相结。约计三剂,可全愈也。"于是先以理中汤,少加附子五分。服一剂,块已减十分之三。再用桂、附药一大剂,腹中气响甚喧,顷之,三块二时顿没,戚友共骇为神。再服一剂,果然全愈。调理月余,肌肉复生,面转明润。更以补肾药,加入桂、附,而多用河车为丸,取其以胞补胞而助膀胱之化源也。服之竟不畏寒,腰围亦大而体加充盛。(《寓意草》)

评析:怒伤肝,肝病郁,郁怒成癥,症结在于肝气,其治当以"木郁达之"为法。若新病在气,治宜疏肝理气,久病气滞血瘀,治当行气化瘀。若郁怒成癥,不用达法而行下夺,是谓攻伐无辜。

病例4:吴,三十一岁,脐右结癥,径广五寸,睾如鹅卵大,以受重凉,又加暴怒而得,痛不可忍,不能立,不能坐,并不能卧,服辛香流气饮,三日服五帖,重加附子、肉桂,至五七钱之多,丝毫无效,因服天台乌药散,初服二钱,满腹如火烧,明知药至脐右患处,如搏物然,痛加十倍,少时腹中起蓓蕾无数,凡一蓓蕾,下浊气一次,如是者二三十次,腹中痛楚松快,少时痛又大作,服药如前,腹中热痛,起蓓蕾,下浊气亦如前,但少轻耳。自己初服药起,至亥正共服五次,每次轻一等。次一日腹微痛,再服乌药散,则腹中不知热矣。以后每日服二三次,七日后肿全消。后以习射助阳而体壮。(《吴鞠通经典医案赏析》)

评析:癥病睾大受凉又加暴怒而病,单用桂附忽于疏肝理气,故无效。后以天台乌药散治之,行气、疏肝散寒,破滞化坚止痛而肿全消。

(二)防范措施——注意类证鉴别

1. 癥积与痕聚　癥积的特点是腹内结块,有形可征、固定不移、痛有定所;痕聚的特点是腹中结块按之柔软,聚散无常,或攻窜作胀,或兼疼痛,痛无定处。前者,病在血分,其病理变化主要为血瘀,治宜活血化瘀,方用膈下逐瘀汤等;后者多病程较短,病情较轻,病在气分,病理变化主要为气滞,治当疏肝理气,开郁散结,方选逍遥散、木香顺气散等。

2. 气滞血瘀痞块与瘀血内结痞块　两者都有瘀血内阻见证。前者多有情志不畅,郁怒伤肝,肝气郁结,可见痞块有形,固定不移,胀痛不适,但质软不坚,或有脘部痞闷,食后作胀,舌苔薄,脉弦,治宜疏肝解郁,理气活血,方用逍遥散合金铃子散,或大七气汤。后者病程较长,痞块明显,按之较硬,刺痛或隐痛,固定不移,面色少华或晦暗黧黑,面颈胸臂或可见血痣赤缕,形体消瘦,舌紫暗苔薄,脉细涩,治宜行气破瘀、消积软坚,方用膈下逐瘀汤合失笑散,或鳖甲煎丸等。

3. 痰食凝结痞块与正虚瘀结痞块　前者多发生在胃脘或脐腹部位,胃脘胀满闷痛,压痛拒按,食欲不振,或形体消瘦,面色萎黄,舌淡,脉细,治宜攻下痰食积聚,方用大承气汤加减。后者多病久体虚,癥结按之硬痛,痛势隐隐,或如刺如割,饮食减少,形体消瘦,精神倦怠,大便少或溏薄,面色萎黄或黧黑,甚则面浮肢肿,舌质淡紫,或光薄无苔,脉细或细弦,治宜补气养血,活血化瘀,方用八珍汤合化积丸加减。

【辨病施治失误】

（一）疾病误诊误治

癥瘕痞块包括了腹腔内的器官和组织由于各种原因而发生肿大、膨胀、增生、粘连或移位,致形成腹腔内异常的包块。如果不能将各类不同性质的腹部肿块,如腹部肿块与腹壁肿块、假性肿块相鉴别,肿大的脏器与新生的肿瘤相鉴别,良性肿瘤与恶性肿瘤相鉴别,则会发生误诊及误治。

（二）防范措施——掌握辨病要领

1. 区别腹部肿块与腹壁肿块、假性肿块 腹壁肿物如脂肪瘤、腹壁脓肿、脐部囊肿等,位置较表浅,可随腹壁移动;当病者坐位或收紧腹肌时,肿物更显著,腹肌松弛时肿物即较不明显。进一步则须判定该肿块是腹腔内真性肿块或假性肿块。如长期便秘的病者,粪块可积聚于乙状结肠甚至盲肠内,触诊时可在局部摸到相当硬实的包块,清洁灌肠排除积粪后包块即消失。膀胱尿潴留时在耻骨上部也可触及圆形隆起的肿物,排尿或导尿后肿物即消失。成年女性腹部包块须注意子宫妊娠的可能性,此时有停经史及其他妊娠征象可助诊断。腹部外疝如脐疝、腹股沟疝、股疝,其特征是时隐时现,增加腹压时包块增大,咳嗽时可触到有膨胀性冲动感,如疝内容物是肠管,听诊可闻肠鸣音。

2. 掌握腹部肿块的一般规律和特点 各种腹部肿块在其形成的过程、部位、性状、伴随症状及体征等方面有其各自的规律和特点,掌握这些规律和特点,有助于提示诊断。

（1）腹部肿块形成的过程:腹内肿块长时间存在,且生长缓慢而无明显症状者,大多为良性,如脂肪瘤、囊肿等。在腹部受撞击后短期内迅速出现的肿块常为内出血并有血肿形成。如肿块在腹部受伤后相隔很久始出现者,应考虑胰腺或肠系膜囊肿的可能。如病者曾与狗有密切接触,则应考虑腹腔内棘球蚴病的可能。肿块如在高热、寒战、腹痛与白细胞增多等情况下发生者,提示腹腔内有脓肿形成。

（2）腹部肿块的部位:腹部肿块一般起源于所在部位的脏器,但肿块过小时不易触及,过大时则难以确定其起源部位。尤以腹腔内炎性包块、恶性肿瘤,往往范围广泛,部位不一,难以确定其起源的部位。需结合其他检查进行确诊。

（3）腹部肿块的性状:右上腹梨形肿块常为胆囊疾病,表面平滑、质硬而有弹性,下极(或两极)呈半圆形者提示为肾脏;呈腊肠形者多见于肠套叠、蛔虫性肠梗阻等;肿块表面平滑呈囊样者,可见于胰腺、胆总管、肠系膜、网膜及卵巢等器官的囊性肿物,或腹部棘球蚴病,或肾盂、胆囊的积水;肿块外形不规则或表面呈结节状而硬实者,常提示为腹腔内恶性肿瘤;肿块上缘的境界清楚,而下缘模糊不清者,应多考虑为卵巢的肿瘤;肿块在未与周围组织粘连或尚未蔓延至附近组织时,可随呼吸上下移动者,多起源于胃、横结肠、肝、脾、肾等(肝、脾呼吸移动性较显著),起源于胰、腹膜后淋巴结、下腹部脏器的肿块及腹主动脉瘤,一般不随呼吸移动;肿块随大量排尿后迅速缩小,尿量减少时则增大,多为巨大肾积水;肿块有膨胀性搏动者,常见于腹主动脉瘤与三尖瓣关闭不全所致的肝搏动;有明显压痛的肿块多为炎性肿块,如结核性腹膜炎、阑尾周围脓肿、肝脓肿等,绞窄性肠梗阻出现的包块也有压痛。

(4)腹部肿块与伴随症状及体征:如腹部肿块伴有腹痛、呕吐、腹胀、腹泻或便秘症状,多见于肠梗阻、慢性肠道肉芽肿、肠恶性肿瘤;腹部肿块伴有黄疸提示为肝、胆道与胰腺疾病;腹部肿块伴有腹水,多见于结核性腹膜炎、原发性或继发性肝癌、腹膜转移癌、卵巢肿瘤等;腹部肿块伴有黑粪可见于胃或小肠肿瘤;伴有血便应注意结肠肿瘤、慢性肠道肉芽肿及肠套叠;腹部肿块伴有膀胱刺激征、血尿、脓尿或尿潴留者多为泌尿系统疾病,如膀胱肿瘤、多囊肾、肾肿瘤、肾积水(积脓)等;腹部肿块伴有闭经或阴道出血者,应注意卵巢与子宫肿瘤、妊娠等;腹部肿块伴有阵发性高血压、多汗,应考虑嗜铬细胞瘤。

当然,实验室检查与仪器检查也十分必要,如寄生虫抗原的皮内试验有一定的诊断意义,常用于棘球蚴病、血吸虫病、肺吸虫病等的辅助诊断;尿常规检查有助于泌尿系肿块的诊断;腹腔内有恶性肿瘤(包括恶性淋巴瘤)时,血清乳酸脱氢酶(LDH)常升高,有助于和良性肿块(包括结核性包块)的鉴别;超声检查可提示腹部肿块为实质性或囊性;胃肠 X 线钡餐检查与钡剂灌肠透视检查,可区别肿块在胃肠腔内或胃肠之外,并可发现胃肠受压、移位等间接征象;肾盂造影可显示肿块与肾脏、输尿管的关系;腹腔镜检查可直接窥视到腹腔内肿块,且需要时可在直视下做活检等。在内科临床上,经各项检查仍未明确诊断的腹部肿块,应请有关的临床科室协助诊断,对无手术指征的病例可考虑做诊断性治疗,而有手术指征时应及时手术探查,以期进一步明确诊断和争取根治的机会。

【文献摘要】

1."脾胃主运化,喜疏通而恶郁结,故作乐侑食,有自来也。盖力作之人,每食必饱,乘饱即用力,用力则气闭,气闭则不能运化,故饮食停滞,且气与食停，则血亦为之阻滞矣，久化为虫，为痰饮。是知此病，结气、死血、停痰、积饮、宿滞、虫，皆有也。故发则有胃痛、嗳气、吐蛔、吞酸、呕痰与死血、气走注攻痛诸症。并妇女多郁，郁则气结，故亦患此症。且此两种人多不知饥饱，不饥见食，或美膳，必强食，又好饮冷，冷则冰伏。至于疾发，不思食，又以为虚，痰饮郁火作嘈，又以为饿，为血少。强食、妄补、积聚有加无已。医人遇此两种人，须知多有此症。其治脾胃之法，前已论之矣。"(《医权初编》)

2. "块去须大补，若必欲攻之无余，多致积散成臌……正气盛则邪气自退，此不易之法也。"(《医学传灯》)

二十二、不寐

【概述】

不寐，又称失眠、不得卧，是指经常不易入睡，或寐而易醒，或彻夜不寐，致使身心健康受到严重影响的一种病证。引起失眠的原因很多，归纳起来，大抵有三大类：一是心脾、肝胆气血不足，心神失养所致的失眠；二是阴阳失调，心肾不交所致的心神不宁失眠；三是气血、痰火、食滞等实邪内扰神明所致的失眠。古人将失眠原因概括为"有邪"和"无邪"两种，有邪指邪热、痰火、食滞、瘀血内结扰乱神明；无邪则是指脏腑功能失调，气血不足，血不养心。前者多为实证或虚实夹杂证，后者为虚证。因而分清虚实是治疗失眠的关键，若是虚实不分，或一味地安神，多难取得满意疗效，甚至或加重病情。

现代医学中的"神经衰弱""贫血"等病可以出现本证。

【辨证论治失宜】

（一）救误病例举隅

病例1：汪石山治一女，年十五，病心悸，常若有人捕之，欲避而无所，其母抱之于怀，数婢护之于外，犹恐不能安寐。医者以为病心，用安神丸、镇心丸、四物汤不效。汪诊之，脉皆细弱而缓，曰：此胆病也，用温胆汤，服之而安。(《名医类案》)

评析：此为痰热内阻，胃失和降，心神不安的惊悸不寐证，治用清热化痰，和胃降浊，药证相符，故服之而安。若用四物、养血安神，药证不符。

病例2：陈某，睡眠易寐易醒，一夜间可辗转十余次，甚则彻夜难眠。白天则头目眩晕，心悸烦躁，胸闷乏力，脘满腹胀，食欲不振，延余诊治时出示前医之方，皆归脾汤、补心丹、柏子养心丸及龙骨、牡蛎之类。诊之，苔白厚腻，脉象滑数，似属脾胃痰湿壅盛，与"胃不和则卧不安"颇相符合。于是仿半夏秫米汤意，给半夏、茯苓、陈皮、神曲、麦芽、胆星、小米等水煎服之，第一剂药即彻夜熟睡，直至天晓。六剂后自觉精神饱满，失眠已愈。此不安神而神安也，设不辨证论治，可乎？(《黄河医话》)

评析：痰热壅盛属实证，实以虚治，是犯实实之误。

病例3：余尝治一人，患不睡，心肾兼补之药遍尝不效，以半夏三钱，夏枯草三钱，水浓煎服之，即得安睡。（《冷庐医话》）

病例4：陈右，年方二纪，素病不寐，反复发作，时经五稔。今妊娠八月，旧病复发，迁延月余，彻夜不能瞑目，经多方治疗，迄今无效验，惟每夜服氯丙嗪以期安睡，为时半月，虽能入睡，但仍睡眠不熟，梦寐纷纭、恍惚迷离，脉象滑数，舌质正常，无苔。脉症合参，证属阳不入阴，肝魂不敛而致。治宜交媾阴阳，镇纳肝魂，疏自制加味半夏汤：法半夏12g，夏枯草10g，干百合30g，紫苏叶9g，高粱米30g，因其妊娠腰痛，更加桑寄生15g，川续断12g，嘱服2剂，入夜酣睡甚适，已为常人，一扫"长夜漫漫何时旦"之苦。（加味半夏汤以《内经》半夏汤为准绳，加夏枯草、枣仁，自名为二合汤，再加干百合、紫苏叶，自名三合汤，治失眠颇效）（《长江医话》）

评析：上述两例皆属痰湿内盛，扰乱阴阳之交际（白天阳气在外，夜间阳气入阴）而致失眠证，治疗此病，一方面要消除痰湿，另一方面要交媾阴阳。例中做法，实属难得。

病例5：李士材治张同初善怒善郁，且应酬繁剧，膈中痛甚，夜不成寐，医用菖蒲、枳、朴、木香、豆蔻，殊不知此证属虚，虚则浊阴不降，神气失守，故痛且瘖也。遂以归脾汤倍用人参、当归，不十剂而胸快而安寝。（《续名医类案》）

评析：这是一例血虚心神失养的不寐证，前用理气开通心神机关无效，改用归脾汤而安。养血安神是治不寐最常用的方法，但一定要辨证明确，方能有效。

病例6：徐某，失眠3年，形瘦面黄，精神委顿，头痛且晕，目涩少神，终日昏昏沉沉，因职司机，曾休假多次，苦于失眠不治，曾有轻生之念。后经友人介绍，前来诊治，检视所服之方，皆益气养血，镇静安神，交泰心肾，和胃清胆之法，诸如养血归脾汤、天王补心丹、芩连阿胶汤、酸枣仁汤、交泰丸、温胆汤等。遍尝乏效，西药之安眠镇静剂也少见功。近旬来，失眠加重，甚者彻夜目不交睫，形体日衰，精力疲惫，面色萎黄，似有虫斑隐约可见，头顶微胀且痛，舌红苔薄白，口干苦，脉弦细。且伴中脘嘈杂痞满，纳差，时泛恶，手足不温等证。所述之症及所验之征，实复杂无序，正踌躇无理想方药时，患者无意中又云"时有气逆上冲，曾吐蛔两次"，使余茅塞顿开，转思至"消渴，气上撞心，心中疼热，饥而不欲食，食则吐蛔，下之利不止"之寒热错杂，厥热胜复，蛔扰不宁之机理，与此疾大有雷同之处。虽无失眠之记载，但此例失眠之机与其无异，遂改乌梅丸为汤剂，试服3剂以观动静。二诊时，患者喜形于色，谓服药2剂后，其效如神，竟酣睡一夜，昨日亦然，此余未测之显效也，给患者增强了信心，继服5剂遂告痊愈。（《长江医话》）

评析：本例失寐病机复杂，经过各种试探性的治疗均未生效，不得不重新寻找发病原因。经过仔细观察症情，医者发现了与厥阴病上热下寒证机理雷同，于是用厥阴病主方乌梅丸方治之，竟然神奇般地告愈。此案例似有以下三点启示值得说说：一是医者非常精于仲景经典医著；二是中医治病必须有类比推理的能力；三是还要懂得失眠病理与厥阴病相关的道理：厥阴从属肝经风木之脏，肝藏血，藏魂，血分有热，内扰心神，于是出现失眠。所以说白了，只有中医经典理论扎实的人，才会想得到这个治疗方法的。

（二）防范措施——注意类证鉴别

1. 心阴虚不寐与心肾不交不寐　两者均有阴虚内热的症状，但心阴虚证以心悸、健忘、五心烦热、舌红少津、脉细数为主症，治宜养心安神，方用天王补心丹加减；心肾不交证以心中烦，不得卧，头晕，耳鸣，腰膝酸软，遗精，舌质红，脉细数或数而有力为主症，治宜育阴清热，方用黄连阿胶汤、交泰丸加减。

2. 心脾气血不足不寐与胆气虚不寐　两者均可见到虚证，但气血不足不寐多由思虑劳倦过度，血不养心所致，以心悸、健忘、面色无华，纳差，脉细弱，舌质淡为特点，治宜健脾益气，养血安神，方用归脾汤加减；胆虚不寐，多由惊恐气陷胆伤，决断无能所致，以惊悸不安，不能独自睡眠，或容易惊醒为主症，治宜温胆益气安神，方用柴胡加龙骨牡蛎汤加减。

3. 肝胆郁火扰神不寐与痰热扰心不寐　两者均见热证，前者以烦躁易怒，胸胁胀满，口苦目赤，尿黄，舌红苔黄，脉弦数有力为主症，治宜清肝泻火安神，方用龙胆泻肝汤加减；后者多因脾失健运，湿聚酿痰，或恣食甘肥，或热邪久郁，痰热扰神所致，以睡眠不宁，胸闷呕恶，口苦而黏，苔黄腻，脉滑数为主症，治宜清热化痰安神，方用黄连温胆汤、导痰汤加减。

4. 心火亢盛失眠与余热扰膈失眠　两者均属热证，但心火亢盛热证较重，除心悸怔忡，面赤口苦外，还可见到口舌生疮，小便短赤、涩痛等症。治宜清心安神，方用导赤散加减；余热扰膈证热象较轻，以心中烦，胸中懊侬或闷塞为主症，治宜清热除烦，方用栀子豉汤加味。

【辨病施治失误】

（一）疾病误诊误治

1. 神经衰弱　中医对神经衰弱的治疗有良好的效果，但必须辨证明确，并且鼓励病人，树立向疾病做斗争的信心和勇气。如果病人对自己患病缺乏认识，出现焦虑、多疑、情绪低落也不作安慰，治疗措施也不及时，就会导致病情加重。

2. 内分泌疾病　如患有甲状腺功能亢进，病人心烦不寐，必须注意调整甲状腺功能，否则容易导致诊治失误。

3. 精神分裂症　本病早期往往出现心烦不寐,若不注意积极治疗,有可能使病情恶化。

4. 老年病　老年性痴呆常伴有严重的失眠,必须根据老年人的生理病理特点,进行调治,否则亦易生误。

（二）防范措施——掌握辨病要领

1. 神经衰弱　本病除失眠外,可有头昏,记忆力减退,急躁易怒及精神不振等症。自主神经或内脏器官功能紊乱的失眠病人,还有心悸、面色潮红、手足发冷等症。焦虑病人和癔症病人,往往有一定的诱发因素和发病特点,掌握这些特点,就不易发生治疗失误。

2. 精神分裂症早期失眠　本病往往表现出个性孤僻,行为奇特,或病人出现幻觉症状,甚至病人出现联想障碍,如说话和书信缺乏连贯,使人无法理解等。

3. 更年期患失眠　本病女性多在 45~55 岁绝经期的前后,男性在 50~60 岁。病人以失眠,头痛,头晕,乏力,注意力不集中,记忆力减退等为主要表现。有的病人只要出现某些症状或病情稍有改变,就发生心情紧张,恐惧,坐立不安,或反复叙述往事及内心感受。

4. 全身性疾病　如甲状腺功能亢进发生的失眠,应根据其病理特点做出诊断。

【文献摘要】

1. "寐本乎阴,神其主也,神安则寐,神不安则不寐,其所以不安者,一由邪之扰,一由营气不足耳。有邪者多实,无邪者皆虚证。"(《景岳全书》)

2. "凡怔忡惊恐健忘癫狂不寐,皆由痰涎沃心,以致心气不足,若凉心之剂太过,则心火愈微,痰涎愈盛,惟以理痰、顺气、养心、安神为第一义。"(《类证治裁》)

二十三、水肿

【概述】

体内水液的正常运行障碍,泛滥而引起头面、目窠、四肢、腹部,甚至全身浮肿者,称为水肿。水肿发生的原因十分复杂,归纳起来不外乎两大类:一是外邪袭肺,饮食失调影响水液运行而成,多为阳水。二是劳倦脾肾受伤,运化与开合不利,影响膀胱气化功能,水液停聚而成,为阴水。所谓"其本在肾""其标在肺""其制在脾"说明肺、脾、肾的功能失调是水肿最重要的原因,也是中医治疗水肿的关键。水肿的治法分为发汗、利小便、攻逐三种,再结合患者的体质予以健脾益肾、温阳、调气、疏肝等。若忽略病因病机,辨证用药不当,都会发生治疗上的偏误,难以达到治疗的目的。急慢性肾炎、心衰等病可以见到水肿。

【辨证论治失宜】

（一）救误病例举隅

病例1：予治一水肿者，腹大肤肿，久服八正散、琥珀散、五子五皮之类，小便仍淋漓，痛苦万状。予曰："此虽虚证，然水不行则肿不消，肿不消则正气焉能平复？"时值夏月，予不敢用麻黄，恐脱阳而漏汗不止，以苏叶、防风、杏子三味各等分，令煎汤温服，覆取微汗。次日，至病者之室，床之上下，若倾数桶水者，被褥帏薄，无不湿透。病者云：昨日服药后不待取汗而小水如注，不及至尿桶，而坐于床上行之，是以床上如此也。至天明，不意小水复来，不及下床，是以被褥又如是也。今腹满胀俱消，痛楚尽解，余即写一六君子方去甘草加苍术、厚朴、熟附子，每日令浓煎温服。即以此方合丸药一料，每日巳时服之，即止其汤药，半载后痊愈。（《张志聪医案》）

评析：本例水肿，医用中药发汗，利尿均不效，是由于正气不足，肺气壅塞，水湿不能下行所致。此种情况下，麻黄具有宣散肺气的功效，应该是首选的药物，因为处在夏日，所以改用紫苏叶、防风、杏仁三味代之，行开启华盖之事，上盖一开，水湿忽然下泄，如是见满床尿液，满胀俱消，痛楚尽解，也在情理之中了。最后用六君子汤加减，助脾肾之气，防止水肿再生，也是不可忽略的。本例在诊断明确，治疗方法确定的情况下，替换药物，以及用六君子方意收工的细巧做法，独具匠心。

病例2：朱某，男，24岁。头面四肢浮肿反复发作，已经2年。近1年来，用过健脾、滋肾中成药，浮肿未能控制。旋因肿势又起，请秦老（秦伯未）会诊。诊见浮肿上半身偏重，尤以头面及胸部明显，伴见胸闷烦热，咳嗽，不能平卧，口渴食少，两手皮肤干燥如泡碱水，小便短黄，脉象沉弦而数，舌净质淡。证系脾失运化，肺失清肃。治以越婢汤加减。炙麻黄一钱，光杏仁三钱，紫苏一钱半，生石膏八钱，赤苓四钱，通草一钱。服1剂后，咳嗽较繁，咯吐黏痰。此为肺气宣通之佳兆。再服2剂，咳稀，胸次舒畅。又服药2剂，烦热除，小便增多；最后改五皮饮合小分清饮，用桑皮、陈皮、茯苓皮、大腹皮、枳壳、薏苡仁、杏仁等调理而愈。（《中国现代名中医医案精华》）

病例3：朱，初因面肿，邪干阳位，气壅不通，二便皆少，桂附不应，即与导滞，滞属有质，湿热无形。入肺为喘，乘脾为胀，六腑开合皆废，便不通爽，溺短浑浊，时成点滴，视其舌绛、口渴。腑病背胀，脏病腹满，更兼倚倒左右，肿胀随着处为甚，其湿热布散三焦，明眼难以决胜矣。《经》云："从上之下者，治其上。"又云："从上之下而甚于下者，必先治其上，而后治其下。"此症逆乱纷更，全无头绪，皆不辨有形无形之误。姑以清肃上焦为先。飞滑石一钱半，大杏仁（去皮尖）十粒，生薏苡仁三钱，白通草一钱，鲜枇杷叶三钱，茯苓皮三钱，

淡豆豉一钱半,黑山栀壳一钱。急火煎五分服。(《临证指南医案》)

评析:上述两例水肿,同属肺气壅不通的病机,但治疗方法有异,可以互参。

病例4:一老妪,患全身浮肿2月余,尤以下肢肿甚,小便短少微黄,自诉求治数医,皆予五苓散、五皮饮或两者兼用,丝毫无效。噫!似乎对证,何以劳而无功?余踌躇再三,复究其本,乃知病起于外感之后,且先肿头面,后及全身,以致于此。斯时吾方恍然大悟:本应先开鬼门,却误洁净府,是以本末倒置,故此不愈矣。改用麻黄连翘赤小豆汤加味,1剂知,再剂患者肿已尽矣。(《长江医话》)

评析:"开鬼门,洁净府,去菀陈莝"是中医治水肿之三大法门。在运用时又当据证明确而用。若病起于外感,先肿头面而后及全身,是病邪在外,当先开鬼门,反之便为误治。

病例5:某男急性肾炎,经中西药治疗半年,诸症消失。今又见胫足浮肿,按之陷而不起,伴神疲乏力、头晕腰酸、偶有遗精、饮食不振、面色不华,尿蛋白(+++),舌淡,苔薄白,脉细弱。先以实脾饮、参苓白术散加减,服药80余剂,浮肿消失,尿蛋白亦消失,余症好转。后因不节房事,尿蛋白又见,再投参苓白术散加枣皮、补骨脂,治疗1月,效果不显,尿蛋白反复在+~++之间。于是改以治肾为主,以六味地黄丸重用枣皮,怀山药,加龟板、菟丝子、墨旱莲,进退30余剂。尿蛋白3次均未见,1年后随访,未见异常。(《长江医话》)

评析:肾虚致肿,当以治肾为主,本例肾炎反复发作,运用六味丸加味调治,亦有参考价值。

病例6:戈某,男,30岁,1943年夏季初诊。患者于1942年初,在革命环境中,坐卧湿地,达数月之久,又曾冒雨长途跋涉,致体惫劳倦,常觉乏力。至冬春之交,先感手部发紧,两腿重胀,眼皮下垂,继则出现浮肿,其势日甚,体力遂虚,当时曾至某医院诊治,诊断为肾炎。延至1943年夏季,周身浮肿,病情危重,遂住入嘉陵江畔某疗养院治疗。尿检:蛋白(+++~++++)。西医予利尿剂,并严格控制饮水,但溲量仍极少,肿势不减。两手肿如馒头,小腿按之凹陷不起,气急腹膨,翻身时自觉胸腹有水液振移感,检查胸、腹腔有积液。因治疗无效,动员出院。当时有王、曹二君延请邹老设法救治,因即前往探视。诊时患者头面胸腹、四肢皆肿,尿量每日100ml左右,病势危急。切其脉沉细,但尺脉有根,谓尚有救,按中医水气病辨治,专服中药。邹老辨证为肺脾肾俱虚,肺虚则气不化精而化水,脾虚则土不制水而反克,肾虚则水无所主而妄行。运用补气行水、健脾渗利、温阳化气法治疗。处方:生黄芪30g,青防风9g,防己9g,白术15g,茯苓皮30g,大腹皮12g,陈广皮9g,生姜皮9g,炙桂枝5g,淡附片15g。每日1剂。药服1剂后,尿量增至每日约400ml;

2剂后,尿量增至每日近1 000ml;8日后胸、腹水基本消失;20剂后浮肿明显消退,于2个月后消尽。以后体质虽有改善,但仍觉虚弱无力。遂以济生肾气丸加减制成丸剂而服用数月,并嘱进低盐高蛋白饮食调理,至1944年夏季身体康复,患者又至某疗养院复查,证实病已治愈。追访至1978年,未曾反复。

原按:坐卧湿地,冒雨涉水,雨湿浸淫是发病之外因,肾气内亏是发病之内因。病发后迁延不愈,至1943年夏邹老诊视时,病情已至危重阶段。当时虽未做有关血液生化检查,但从病史及症状分析,似系慢性肾炎肾病型,医治颇为棘手。邹老根据明代张介宾关于水肿"乃肺脾肾三脏相干之病,盖水为至阴,故其本在肾,水化于气,故其标在肺,水唯畏土,故其治在脾"的分析,从肺脾肾三脏俱虚着手,用防己黄芪汤合五皮饮加温肾助阳之品图效。方中黄芪补气行水,肺主一身之气,肺气充足,则肾之开合正常;防己行十二经,载引黄芪及他药而运行周身;防风配黄芪以升行疏胀,可防止黄芪大剂量使用时发生滞胀;桂枝辛温助阳,通阳化气,以利小便;附子峻补元阳,益火之源,以消阴翳。邹老在重庆时,附子用量较重,常于健脾温阳,行气利水剂中重用附子(久煎)30~60g,疗效颇著。此例病本在肾,故肿退后以严用和济生肾气丸加味滋阴助阳,健脾固肾,活血和络,终使肾气固摄,精气内收,尿蛋白消失而获愈。(《江苏省中医院名医验案医话精萃》)

评析:此为慢性肾炎后期危重肾病治验例,国医大师邹燕勤女士是治肾病特长的专家。

病例7:一女性,患慢性肾炎10年之久,因水肿咳喘发作3月,曾用西药抗炎、利尿及中药济生肾气丸等方不解,后在济生肾气汤方中加用麻黄、炙桑皮、杏仁等三味,患者服药3帖以后,即收肿消喘平之效。(《长江医话》)

评析:此为下病兼上,但治下,不治上,故难解:后用济生肾气汤加麻黄等宣肺,上、下并治故收肿消喘平之效。

病例8:一慢性肾炎肾变型患者,经用西药抗炎、利尿,激素及中药济生肾气汤、防己茯苓汤、五皮饮等而水肿不消,尤以腹水胀满为苦,后于原方中加干姜、厚朴两味,即见腹水逐渐消退。(《长江医话》)

评析:此为下病兼中,但治下,不治中之误。肾水不化水肿,兼脾寒气滞,当温肾化水兼补脾阳行气,否则,水肿难消。

病例9:赵某,男,42岁。发现肾病已年余。前医从温肾健脾法治,未能应手,全身高度浮肿,按之凹陷不起,腹大气喘不能平卧,小便短少,大便稀薄,厌食少饮,苔淡黄腻,脉沉小;透两侧胸膜积液,尿检蛋白少,管型0~2。此系水饮伏肺,气机受阻,脾失运化之权,水湿泛溢肌肤。拟方宣肺平喘扶脾行水。麻黄6g,杏仁10g,甘草4g,苏子10g,桑皮10g,前胡6g,连皮苓

15g,泽泻 15g,车前子 12g,陈皮 6g,姜夏 10g,冬瓜皮 12g,姜皮 3g,上药连服 14 剂,气喘渐平,浮肿显消,小溲增多。腹胀亦松,知饥思食。肺气已宣,脾运尚为湿困。方用宣肺健脾行水之剂。麻黄 6g,杏仁 10g,甘草 4g,苏子 10g,桑皮 10g,陈皮 6g,姜夏 10g,连皮苓 15g,泽泻 12g,车前子 12g,薏苡仁 12g,姜皮 3g,从肺脾治疗 1 月,周身浮肿基本消失。面色萎黄,腰酸,小便清长,食纳尚好,苔淡黄,脉沉小。大病之后,肾阳衰微,脾运失调,精微不能固摄。用健脾益肾法治之。太子参 12g,白术 10g,怀山药 12g,茯苓 12g,黄芪 15g,陈皮 6g,苡 12g,熟地黄 12g,枸杞子 10g,当归 6g,杜仲 10g,红枣 4 枚。另服肾气丸,别直参粉。以上随证加减调治半年,肾炎基本告愈。(《谢昌仁临床医学经验》)

评析:肺气不宣与脾不健运发生的水肿,其治当以宣肺平喘扶脾行水。若以温肾健脾利水,是只治中下,不治上中之误。

以上三例讲述了上、中、下脏气的病理变化,结合在一起分析,有助于了解不同的组合治疗状况,以及采取兼治的不同方法。

病例 10:李某,男,19 岁。患肾炎 6 月余,面身高度浮肿,皮肤光亮,以针刺之,水流不已,胸闷气短,日夜迫坐,不能卧平,虽服五苓五皮之剂亦无效;小溲短少,大便溏解,苔淡黄,脉沉弦,伴有形寒身楚,尿蛋白(+++),管型 0~2,肾功能差,此乃水湿之邪蕴结,气机升降失常,湿热下注,膀胱气化无权所致。当表里分治,方选疏凿饮子加减主之。羌活 6g,秦艽 6g,槟榔 12g,商陆 12g,大腹皮 12g,茯苓皮 12g,椒目 6g,泽泻 15g,赤小豆 12g,桑皮 12g,生姜皮 3g。服 5 剂后,身有微汗,小便显著增多,浮肿日退,胸闷已宽,气短已平。标证已缓,再从本治。方用健脾行水 10 剂,再用健脾温肾。(《谢昌仁临床医学经验》)

评析:本例为水湿之邪壅结气机升降功能失常所致的水肿,治宜逐水与行气并施。若单用利水,效难显现。

病例 11:一老者,花甲之年,身患痿证,卧床 2 月,继而下肢水肿,按之没指,遍服利尿西药,甚至激素,水泛无制。余继之,首用宣肺发汗,次以健脾利湿,再拟温阳渗利。患者共服药 30 剂,皆以失败告终。众医束手,惟某医云:曾治一久病卧床水肿患者,服一老中医方而愈,可否一试? 余观其药乃仙茅、淫羊藿、巴戟天、桂枝、干姜、茯苓、猪苓、泽泻、车前草、川芎、当归、王不留行、地鳖虫、怀牛膝。窃思之,其方不外温肾暖脾利水,但增以通瘀之品而已。诊毕,试用此方。出吾所料,患者服药 3 剂则溲清水涸,服 5 剂则肿势全消,一如往常。(《长江医话》)

评析:此例讲述了瘀血与水肿的关系。考《素问·调经论》就有"孙络水溢,则经有留血"之说。清代医家唐宗海《血证论》也云:"瘀血化水,亦发水肿,是血病而兼水也。"皆说明有兼血瘀而致水肿的存在。血瘀水肿多与脾肾阳虚久病气血不畅有关,留瘀致肿,当在温肾暖脾利水中,佐以通瘀之品,方能治愈。

病例12:李某,女,23岁,患肾炎1年余,住院治疗数月不效。全身浮肿,小便不利较甚,羸弱不能起床。检查蛋白尿(++++),肾功能低下。前医仍按常规消炎利尿来治疗,每日注射大量青霉素。知其用寒凉过度,以致阳气大伤而从未滋阴,阴分又极其亏虚。治宜行水滋阴,温肾达络。处方:党参20g,黄芪10g,甘草10g,黑丑10g,杏仁10g,半夏10g,生地黄50g(切碎),枸杞果50g,公丁香10g,干姜10g,桂枝10g,远志10g,连服上药10余剂,浮肿腹水痊愈。(《中国现代名中医医案精华》)

评析:利水可以消肿,但过用利尿之剂,又容易伤阴损阳;即所谓"五脏所伤,穷必及肾",而达不到治疗的目的。另外,过度使用寒凉药(消炎之品多属寒凉),既伤中焦阳气,又损其阴精。故慢性水肿,切不可一味地用消炎、利水,必须顾及病体脏腑之阴阳。

病例13:欧某,浮肿反复发作2年余,近8月来加重。腹胀难忍,气短肢麻,神疲身肿,四肢冷麻,头昏易惊,心烦乍怒,饮食乏味,口干喜饮,小便短赤,大便秘结。曾频繁求医,服中药150余剂。前医多以四君子汤、黄芪汤加味健脾祛湿;或肾气丸化裁温肾利水;甚者以大黄、芒硝、牵牛子为君攻下逐水;用桃仁、红花、三棱、莪术之属破瘀行水。刻下浮肿,腹大、二便不利,形体丰盛,面浮睑肿,㿠白无华,腹大似九月怀胎,足胫肿亮没指,踝部有黄水渗出。舌质淡红,苔薄白而干,脉沉细缓。乃阴凝搏结,表里俱寒,上下皆水,内外气机郁遏。治当温阳散寒,通利气机,宣发水饮。桂枝去芍加麻黄细辛附子汤加减:桂枝6g,麻黄3g,细辛3g,附片10g,干姜5g,党参12g,白术15g,茯苓皮15g,枳实15g,4剂水煎服。服药后腹胀大减,浮肿渐消。又3剂腹胀大减,肿势大退。(《长江医话》)

评析:气行则水行,故治疗水肿,应水、气同治。《金匮要略》将水肿称之为"水气病",其意可明。治气,就是要重视温阳化气,俾阳气得行,阴凝得散,水邪自消。此亦即"不治水而治水"之法也。若忽于治气,多难治愈。

病例14:李某,男,62岁。心悸、喘咳,水肿10年,加重半月。诊为"风湿性心脏病",镇静、强心、利尿等西医常规治疗不效。因心悸不宁,喘促,倦怠,畏寒肢冷,食欲不振,头晕恶心,口干腹胀不敢饮,大便不畅,小便少而色黄,舌质紫暗,苔白滑,脉细数无力,作肾阳虚水气凌心,用真武汤合五苓散、葶苈大枣泻肺汤加减3剂无效。又因考虑阳虚严重而前方合防己茯苓汤、参附汤3剂。不见尿量减少而改为利水通阳,仍不效。据其唇青,舌紫,肝大癥积而方用化瘀行水的桃花化浊汤加减2剂,无增减。最后用济生肾气丸,阴阳双补：熟地黄 18g，山药 30g，丹皮 9g，泽泻 15g，茯苓 30g，山萸肉 12g，牛膝 12g，肉桂 6g，炮附子 9g，车前子 30g（包）1 剂，水煎 500ml，药后一夜尿量 2 000ml，水肿明显减退，症状改善。继用 6 剂，水肿基本消除，再服 10~20 剂，巩固疗效。（《中医疑难病例分析》）

评析：水肿久治不愈，必伤及肾阴肾阳。《景岳全书·传忠录》所谓："阴阳原同一气，火为水之主，水即火之源，水火原不相离也。"石寿棠《医原》对阴阳的关系说得尤为明白，"阳不能自立，必得阴而后立，故阳以阴为基……阴不能自见，必得阳而后见，故阴以阳为统"，故有补阳配阴，补阴配阳之治法。若单纯温阳化水而不予补阴配阳，是难以治愈肾阴肾阳两虚水肿病证的。

（二）防范措施——注意类证鉴别

1. 风寒犯肺浮肿与风热犯肺浮肿　两者均为肺气闭郁，肺失宣降，失于通调水道所致的水肿，均以头部眼睑浮肿，且兼有表证为主要特点。但前者属风寒证，以恶寒重，发热轻，苔薄白，脉浮紧等为主症，治宜祛风行水，方用麻黄加术汤加减；后者属风热证，以发热重，恶寒轻，咳嗽，咽痛，苔薄黄，脉浮数等为主症，治宜清热利水，方用麻黄连翘赤小豆汤、越婢加术汤加减。

2. 水湿困脾浮肿与湿热壅阻浮肿　两者均以水湿为主的浮肿，多有四肢、肌肤浮肿。但水湿困脾为湿困中焦，气机升降失调，以胸闷泛恶，身倦困重，小便清而少为特点，治宜温化水湿，方用胃苓汤、五皮饮加减；湿热壅阻浮肿可见皮色光亮，烦热，小便短赤，大便干结，舌苔黄腻，脉沉而数等症，治宜分利湿热，方用疏凿饮子加减。

3. 脾阳虚浮肿与肾阳虚浮肿　两者皆属阳虚，病久迁延，且肿势以腰以下为甚。但脾阳虚证以纳呆便溏，乏力肢冷为特点，治宜温脾利水，方用实脾饮加减；肾阳虚证以腰膝酸重，四肢厥冷，面色灰暗，阴囊湿冷等症为特点，治宜温肾化水，方用真武汤、济生肾气丸加减。

【辨病施治失误】

（一）疾病误诊误治

1. 严重贫血浮肿、更年期内分泌失调水肿　此类病证均宜从心、脾、肝等脏器功能失调来治疗。若用利水消肿，多易发生误治。

2. 狼疮性肾炎水肿　本病是以多系统损害为特征的自身免疫性疾病。若不注意辨别，误作为一般水肿治疗，多难治愈。

（二）防范措施——掌握辨病要领

1. 贫血水肿　慢性贫血可有浮肿，头晕，耳鸣，皮肤黏膜苍白，心悸气短等症状。应通过血常规检查及红细胞比积测定，做出明确诊断。

2. 更年期内分泌失调水肿　妇女更年期因失血过多或肝郁化火而使肺、脾功能失调，水湿停聚而浮肿。一般在经行前后浮肿明显，小便检验正常。

3. 狼疮性肾炎 狼疮性肾炎是一种原因不明的全身结缔组织疾病，累及于肾脏，引起浮肿、高血压及蛋白尿、血尿、管型尿的病证。本病全身表现，多有长期不规则或间断性的发热，面部鼻梁及两侧颊部有蝶形红斑，脱发，心、肝器官有损害，其关节炎酷似风湿或类风湿病变。故见到以上这些症状，当做出可疑性狼疮性肾炎的诊断，并做进一步检查确诊。

【文献摘要】

1. "凡治水肿病，不分风水、皮水、石水、正水、黄汗五证及脾、肺、肾三脏所主，恣用驱水恶劣之药，及禹功、舟车、导水等定方者，杀人之事也。"(《医门法律》)

2. "肿胀证，大约肿本乎水，胀由乎气。肿分阳水阴水，其有因风、因湿、因气、因热，外来者为有余，即为阳水。因于大病后，因脾肺虚弱，不能通调水道；因心火克金，肺不能生肾水，以致小便不利，因肾经阴亏，虚火烁肺金而溺少，误用行气通利之剂，渐至喘急痰盛，小水短赤，酿成肿证内发者为不足，即为阴水。"(《临证指南医案》)

二十四、鼓胀

【概述】

鼓胀即腹部胀大如鼓的病证。以腹大脉络暴露、皮色苍黄为主要特征。多因湿热毒邪久羁，或情志郁结，劳欲过度，虫毒感染等原因，导致肝、脾、肾功能失调，气滞血瘀水停聚于腹中而成。临床根据鼓胀的病因病机分为气鼓、血鼓、水鼓、虫鼓等。而治疗当分虚胀、实胀，或先攻后补，或先补后攻，或攻补兼施。若鼓胀原因不明，辨证不清，用药不当，皆可发生误治，甚至造成不良后果。

现代医学中的肝硬化、肝癌晚期或其他腹腔肿瘤、丝虫病、结核性腹膜炎等病形成的腹水，均属本证范畴。

【辨证论治失宜】

（一）救误病例举隅

病例 1：魏某之母，40 余岁，1938 年秋诊治。缘产后二旬，面色苍白，全身浮肿，下肢尤甚，腹胀如鼓，身倦乏力，不欲饮食，舌质淡，苔薄，脉沉细无力。前医用十枣汤峻剂逐水，其肿益甚，然产后多属脾胃虚损，不任攻伐。此病标证虽急，应以治本为要。故以健脾温肾，方可本安标除，即用实脾饮加减：党参，白术，茯苓，山药，炙甘草，陈皮，木瓜，薏苡仁，附子，肉桂。服药 3 剂，诸症略减。然仍感乏力，宗原方加黄芪，继进 3 剂，肿消胀减。后用上方加当归、白芍、熟地黄等药调治月余，诸症消失，病告痊愈。(《古今救误》)

评析：鼓胀病起之初，人的正气尚旺，故肿病宜用利水消肿治其标；若病至后期，正虚大虚，就不宜强攻伤正，否则不但鼓胀难消，反致病情加重而难愈。

病例2：文学顾若雨，鼓胀喘满，昼夜不得寝食者二十余日。吾吴名医，用大黄三下不除，技穷辞去；更一医先与发散，次用消克破气，二十余剂，少腹至心下遂坚满如石，腰胁至膝中皆疼痛如折，亦无措指而退。彼戚王墨公邀余往诊，脉得弦大而革，按之渐小，举指复大，询其二便，则大便八九日不通，小便虽少而清白如常。此因克削太过，中气受伤，浊阴乘虚僭据清阳之位而然。以其浊气上通，不便行益气之剂。先与生料六味丸，加肉桂三钱，沉香三分，下黑锡丹二钱，导其浊阴，是夜即胀减六七，胸中觉饥，侵晨便进糜粥，但腰胯疼软，如失两肾之状。再剂胸腹全宽，少腹反觉微硬，不时攻动，此大便欲行，津液耗竭，不能即去故也。诊其脉仅存一丝，改用独参汤加当归、枳壳，大便略去结块，腰痛稍可，少腹遂和。又与六味地黄，仍加肉桂、沉香，调理而安。(《清代名医医话精华》)

评析：此例亦因使用大队攻消之剂，造成中气受伤，浊阴蕴结，气机不运而致的鼓胀病，治用六味加味温肾化浊而胀减，改用独参汤益气加当归枳壳养血通便消结，腰腹痛也减轻。最后用六味加肉桂、沉香滋肾养血调理而安。这种徐缓而不是急于求成的完整的治疗过程与做法，值得称道。

病例3：刘某，女，32岁。1979年8月9日初诊。患者于7月10日产后腹部逐渐胀大，伴纳差、乏力、下肢浮肿。7月25日以"肝硬化腹水"住某医院内科，给以呋塞米、葡醛内酯及中药实脾饮加减治疗半月，腹水未见明显减少，反出现口渴、腹胀加重，8月9日请余会诊证见：面色萎黄，精神萎靡，喜卧嗜睡，胸满气促，口渴纳差，腹部胀大，行动困难，舌红少苔，脉弦细数，证属产后阴血亏虚。元气受损，运化失职，水湿停聚而成鼓胀，治以养阴益血，化气行水。处方：生地黄30g，白芍15g，麦冬12g，黄芪15g，桂枝6g，桔梗10g，茯苓30g，薏苡仁30g，陈皮12g，木香10g，水煎服。服药3剂，尿量明显增多，腹部明显缩小，胀满减轻，继服6剂，精神好转，腹水消失，食量增加，上方加阿胶10g(烊化)，泽兰10g，继服5剂，以巩固疗效。调治月余获愈。(《诊籍续焰》)

评析：水鼓多由中阳不运，水湿凝聚而成，但病久而阴伤血弱者，又当阴阳气血并补，不可单纯健脾利水，况且有久利必伤其阴，故而两相兼顾才是有效之举，否则水鼓难愈。

病例4：宁国李公门太守，患少腹大，肢体尽肿，两胁刺痛，吐瘀多至盈碗。凡理气行水之药，均遍尝不效，群医以此病难治，皆相率辞去。其幕僚赵君与余善，因荐余往诊，余思昔贤论肿胀之因，有气血寒热痰湿虫积之不同。若肿胀腹大，而又胁痛吐瘀者，其为血鼓无疑。余即用归尾、桃、红、乳、没、旋覆、郁金之属，以通络消瘀。服两帖，瘀止痛平。仍以前法增损，再服十余帖,而肿胀尽消。夫医者临症,能辨明病因,则施治自可获效;如辨因不确,则药不中病,未见有能治愈者,如李太守血鼓之类是也。(《清代名医医话精华》)

评析:本例旨在强调审因而治的重要。鼓胀之因,有气、血、寒、热、痰、湿、水、虫、积之不同,有单独治、数种病兼治之异,故对这种病的治疗,必须先明病因,方可有的放矢用药,若病邪性质不明,盲目用药,多难治愈。

病例5:钟女病腹胀如鼓,四肢骨立,医或以为孕、为虫、为瘵也。项彦章诊其脉告曰:此气薄血室。钟曰:服芎、归辈积岁月,非血药乎?彦章曰:失于顺气也。夫气道也,血水也。气有一息之不运,则血有一息之不行矣。经曰气血同出而异名,故治血必先顺其气,俾经隧得通,而后血可行(气为血帅,气行则血亦行,专治其血无益矣)。乃以苏合香丸投之,三日而腰作痛。彦章曰:血欲行矣。急治芒硝、大黄峻逐之,下污血累累如瓜者数十枚,应手而愈。彦章所以知钟女之病者,以脉弦滑而且数,弦者气结,滑者血聚实邪也,故气行而大下之瘕。(《三三医书》)

评析:血聚内结发为鼓胀,当以理气、活血、下血为治,若用养血补血,血积不除而反加严重而难治。

病例6:李某,男,56岁。1年前即出现鼓胀,并经某医院确诊为"肝硬化腹水"。近1周来午后低热,口苦发干,呕恶纳差,脘痞腹胀,溲少而赤,大便不爽。延余诊治。刻下:肤色萎黄,目睛黄染,腹大如鼓,面浮肢肿,舌边尖红,苔黄腻,脉弦细而数。辨证为湿热蕴结,气郁水聚,治拟清热利湿,行水逐水为法,方拟茵陈四苓散加减。服3剂后,患者每日尿量由原800ml减少为500ml,肿胀益甚,余症未减,苔脉如前。证系水湿弥漫三焦,遂改从肺论治,方仿麻黄连翘赤小豆汤化裁,处方:炙麻黄6g、连翘、陈皮各15g、赤小豆、茵陈各30g、光杏仁、藿香叶、炒山栀、黄柏各10g、川厚朴、炒苍术、桑白皮、泽泻各12g、茯苓皮、大腹皮各20g,患者自诉首剂药后的尿量即增至1 200ml,5剂药后腹水消去大半。复予原方20剂,诸症基本去除。(《中医失误百例分析》)

评析:水湿弥漫三焦,腹大如鼓,身黄目黄,是湿热蕴结兼表实证。治宜清热化湿,此水湿弥漫三焦,肺为水之上源,故从肺论治,用宣肺解表。若不知此法,一味清热化湿,多不生效。

(二)防范措施——注意类证鉴别

1.寒湿凝聚水鼓与脾虚湿困水鼓　两者均为水湿内聚,胸腹胀满。但前者病机为寒湿阻遏中焦,脾阳受损,症见腹大胀满,按之如囊裹水,伴身体困重,小便短少,大便溏薄,苔白腻,脉濡缓,治宜温阳散寒,化湿利水,方选实脾饮加减。后者以脾运化失职,水湿停聚为病理,症见胸腹胀满,肠鸣便溏,面色萎黄,神疲乏力,少气懒言,舌淡边有齿痕,苔薄腻,脉沉弱,治宜健脾益气,化湿利水,方选异功散加味。

2. 气滞湿阻鼓胀与气滞血瘀鼓胀　两者皆为实证，均有肝脾失调，肝郁气滞的症状。但前者湿阻气分，以湿为主，湿邪重浊黏滞，伴有腹胀纳呆，舌苔腻，脉弦缓等症，治宜疏肝理脾，行湿除满，方用柴胡疏肝散合平胃散加减。后者血分瘀阻，以肝郁胁痛，舌紫脉涩等症为主，治宜疏肝理气，活血化瘀，方选血府逐瘀汤加减。

3. 脾肾阳虚鼓胀与肝肾阴虚鼓胀　两者皆为邪盛正虚证。前者大多起于脾阳不运，水湿不化，继而累及肾脏，以四肢厥冷，尿少便溏，舌淡苔白，脉沉微细为主症，治宜温补脾肾，兼化水湿，方用真武汤加减。后者多因病久不愈，肝肾阴液不足所致，以口燥，心烦、衄血、便血，舌红绛少津，脉弦细而数等为主症，治宜滋养肝肾，凉血化瘀，方选一贯煎加山萸肉、丹参、鸡血藤、白茅根、仙鹤草等。

【辨病施治失误】

（一）疾病误诊误治

1. 水肿　水肿是指体内水液潴留，或泛溢肌肤，严重时也出现胸腹积水而误作鼓胀治疗。

2. 肠覃　下腹部生长的肿块，肿块较大时亦可见到腹大如鼓，若不加检查，易误作鼓胀治疗。

（二）防范措施——掌握辨病要领

1. 水肿　水肿严重时可出现胸腹腔积水，而被误诊为鼓胀。但水肿以头面、四肢及全身浮肿为特点，一般腹部无青筋暴露，脐不突出。《医学心悟》中说："目窠与足先肿，后腹大者，水也；先腹大，后四肢肿者，胀也。"

2. 肠覃　肠覃与鼓胀的区别是肠覃早期肿块局限于下腹部，大如鸡卵，以后逐渐增大，如怀胎之状，按之坚硬，推之可移，无水液波动感。只要仔细询问病史，做出严格的检查，就不难鉴别。

3. 肝硬化　本病临床较为常见，是多种病因长期或反复作用，造成的慢性、进行性、弥漫性肝病，临床上有多系统受累，以肝功能受损和门静脉高压为主要表现。肝硬化腹水是较为常见的临床表现。体检可见脾脏肿大，结合患者既往病史、实验室检查及 B 超等可帮助确诊。肝硬化腹水合并自发性腹膜炎与结核性腹膜炎渗出型的区别是后者也可见到腹水，但结核毒血症状明显，再结合病史与影像检查加以区别。

4. 原发性肝癌　本病有肝硬化的临床表现，而且许多原发性肝癌是在肝硬化的基础上发生的。由于这类病例与单纯肝硬化容易混淆，所以应通过各项检查，以做出明确的诊断，并反复测定甲胎蛋白（AFP），密切随访病情，以区别单纯的肝硬化。肝癌腹水与肝硬化腹水良恶性的鉴别对治疗和预后具有重要价值。可通过乳酸脱氢酶（LDH）、癌胚抗原（CEA）、脂类、纤维连接蛋白

（FN）等测定做出诊断。

5. 其他疾病腹水　如心血管疾病、肾病、变态反应性疾病、结缔组织疾病、代谢功能障碍等疾病,可伴发腹水,可通过原发病的临床表现及有关实验室检查做出诊断。

【文献摘要】

1. "医不察病起于虚,急于作效,炫能希赏。病者苦于胀急,喜行利药,以求一时之快,不知宽得一日半日,其肿愈甚,病邪甚矣,真气伤矣……制肝补脾,殊曰切当。"(《格致余论》)

2. "……其病胶固,难以治疗。用半补半泻之法,健脾顺气宽中为主,不可过用猛烈,反伤脾胃,病再腹胀,不可治也。"(《张氏医通》)

3. "治胀当辨虚实,若察其果由饮食所停者,当专去食积;因气而致者,当专理其气;因血逆不通而致者,当专清其血;其于热者寒之,结者散之,清浊混者分利之,或升降其气,或消导其邪,是皆治实之法也。第凡病肿胀者,最多虚证,若在中年之后,及素多劳伤,或大便溏滑,或脉息弦虚,或声色憔悴,或因病后,或因攻击太过而反致胀满等证,则皆虚损之易见也。诸如此类,使非培补元气,速救根本,则轻者必重,重者必危矣……若以虚证而妄行消伐,则百不活一矣。"(《景岳全书》)

二十五、淋证

【概述】

凡出现小便频数、短涩、滴沥刺痛及小腹拘急引痛者,称为淋证。根据症状表现的不同,中医将其分为热淋、血淋、气淋、石淋、膏淋、劳淋等类型。淋证与膀胱、肾及脾病关系密切。湿热蕴结下焦,膀胱气化不利是淋证比较常见的病机。而湿热的形成既有外来的侵袭,也有内在原因,如肾的分清泌浊失调,脾的输化失常。若病延日久,热郁伤阴,湿遏阳气,或阴伤及阳,每致虚实夹杂。临床上虚实不分,辨证不清,或用药不当,皆难治愈。

现代医学中的泌尿系统急慢性感染、结石、结核、急慢性前列腺炎、乳糜尿等疾病,表现有尿频、急、涩痛等特点者,均隶属于本证范畴。

【辨证论治失宜】

（一）救误病例举隅

病例1:毛,三十四,壮盛体丰,当夏令湿热蒸迫水谷,气坠而有淋浊。服寒凉腹胀,得固涩无效,皆非腑病治法。子和桂苓饮。(《临证指南医案》)

评析:此为湿热之邪外侵所致的淋证,当以清热利湿治之,湿热清而小便畅通。若用苦寒凉药反伤阳气而气机失运,故发生腹满之证。

病例2:李某,女,60岁,农民。1974年6月麦收后,患尿频,尿道热痛,小腹有下坠感。在当地治疗无效,同年 11 月下旬来院就诊。开始以热淋论治,拟八正散合导赤散,服 6 剂,病情如故。疑其病重药轻,遂于上方加槐角、小蓟,凉血通淋,3 剂后病势不减。患者转治于西医内、外科,诊断为膀胱炎。尿检,蛋白(+),红细胞少许,白细胞(++)。用呋喃妥因、乌洛托品、土霉素治疗,症状仍无缓解。于 12 月 10 日再次来诊。

再诊:面色㿠白,神疲乏力,尿频,白昼 7~8 次,夜间 10 次左右。便时尿痛,痛苦呻吟,便后疼痛持续 1~2 分钟,并有怕冷、食少、喜热饮、小腹坠痛、大便干结、脉象沉短无力、舌苔薄滑等症。脉证合参,辨证为脾肾气虚,湿热下注。治宜健脾温肾,清利湿热。药用:党参 30g,炒白术 10g,炮附子 6g,炒山药 24g,熟地黄 12g,陈皮 10g,茯苓 12g,生薏苡仁 15g,泽泻 10g,龙胆草 1.5g。

三诊:上方服 1 剂,自觉腹中气动,尿道热痛减轻。参、附已投病机,再加肉桂 6g 以助肾阳气化,升麻 3g 以举下陷之气。

四诊:上方进 3 剂,尿道热痛明显减轻,大便通畅,小便减为昼夜 7~8 次。病人愉快地说:"半年多来没有像现在这样轻松"。上方继服 3 剂,另服金匮肾气丸 10 丸,诸症消失,饮食增加,尿检无异常。1976 年 6 月随访,淋证再未复发。(《医林误案》)

评析:此为脾肾阳虚兼湿热下注的虚实夹杂淋证,前医不辨其证,便用清热利湿或消炎治疗,均未缓解,后脉证合参,辨证明确后,采取与证相应的用药,终于取效。

病例 3:王某,男,34 岁,工人。自诉年前曾在有关医院作小便及前列腺液检查而确诊为"前列腺炎合并泌尿系感染"。少腹坠胀,小便频数而不畅,淋漓涩痛而不尽,色黄而时有混浊,迭经多方治疗不效,故于 1987 年 10 月 30 日来我院门诊求治。刻下:症如前述,尿检白细胞为(+),红细胞为(+),舌体胖大,质淡红,苔薄白而滑腻,脉沉细而兼数,辨证为下焦湿热,膀胱不利。治拟清利下焦,通淋畅脬,方宗八正散加减。处方:炒黄柏、细木通、炒车前子(包煎)、炒萹蓄、建泽泻各 10g,飞滑石 15g(包煎),白茅根 26g,生甘草 5g,5 剂,1 剂/日,水煎取汁,早晚分服。

11 月 7 日二诊:诸症无明显好转,并觉少腹似有一股凉气时时上冲,舌质淡而边有齿痕,苔如前,脉不兼数;细思是证似热实寒,乃缘肾阳亏虚,滋生内寒,在下气化无力,在上则时时冲逆,故转以补肾阳,助气化,平冲逆为治。处方:菟丝子、补骨脂、川桂枝各 12g,山萸肉、女贞子、怀山药、建泽泻各 10g,云茯苓 18g,佛手片、炙甘草各 6g,3 剂,如前煎服。

11 月 9 日三诊:少腹已无凉气上冲,余症也明显减轻,尿检正常,前列腺液检查也基本正常,宗原方出入,又进 20 余剂,再予金匮肾气丸以善其后。

（《中医失误百例分析》）

评析：本例也是虚实夹杂证，与上例证情相比较，又有所区别，故治疗方法与用药也有所不同，读者宜细心体会。

病例 4：何某，男，50 岁，尿频，尿急，反复发作已 3 年，小便培养发现白色葡萄球菌及副大肠杆菌，经某医院诊断为慢性肾盂肾炎。前段病史多用补养肾阴或清利湿热之法，方用六味地黄丸、八正散、导赤散之类，均告无效。初诊时，尿频尿急，夜尿多发作又已月余，伴头昏无力，神疲乏力气短，昼夜汗出，口渴喜热饮，食少纳差，腰膝酸软，大便秘结。面色嫩红，面及下肢轻度浮肿，舌质胖嫩，舌苔淡黄有津，脉象沉细。尿常规：脓细胞(＋)，红细胞(3~5)，管型(0~1)，蛋白(＋)。辨证为脾肾阳虚，采用温补脾肾法施治，方拟右归丸合菟丝子丸去滋养肾阴之品，投以附子、肉桂、补骨脂、菟丝子、扁豆、薏苡仁、茯苓、杜仲、续断。服药 3 剂，尿频尿急基本消失，汗出顿减，食欲显著增加，浮肿消失，体力增强。继诊时，前方稍作加减，继服 4 剂，前证又减，尿常规基本正常，疗效显著。（《医林误案》）

评析：脾肾阳虚淋证当以补阳为治，若用补阴、清利之药，不仅药证不符，无效治疗，又因甘寒滋腻而发生脾的运化受阻。后来方中减去了滋阴药，脾肾温阳之功专力雄，药力集中，阳气得复，则诸证自除，以此佐证。

病例 5：张某，女，50 岁，工人。闽北腊月，寒气凛冽，张每日上班，路途遥远，倦劳伤正，邪气乘袭，初感下焦重坠，小便频数，但尿检无异常。曾服西药消炎，未效，又服八正散、知柏地黄汤之类清热利湿药数十剂，但诸恙有增无减，以至余尿滴沥不止，难以自禁，每日换内裤数条，口干寐欠，尿频尿急，前阴灼热，痛苦不可名状，患病至今历时 4 个月整，而越治越坏。余举指诊之，六脉不满本部，为气血不足之征，两尺沉弱乃肾虚及命门火衰之兆。舌体胖大，舌质淡红，苔中偏厚，形体肥胖，综观脉证，可知痰湿之躯，阴湿弥漫，肾阳衰弱，命火被蒙，阳气不能温束膀胱、制约无权，尿沥裤兜，阴极似火，而致前阴灼热，尿频尿急，命门火衰，不能蒸化水液以上承，出现口干。眼下当务之急，在于点燃水中之火，滋润火中之阴，拟投以济生肾气汤。处方：熟地黄 24g，怀山药、枣皮、牡丹皮、云茯苓、牛膝、车前子、泽泻、附片各 10g，肉桂 3g，2 剂。

二诊：药后肾阳振奋，制约有权，尿频尿急减轻三成。阳气升张，阴霾驱散，垢苔渐退，初切病机，方法既对，击鼓再进。拟去车前、牛膝之利，增强温补之力。处方：熟地黄 24g，怀山药、牡丹皮、茯苓、泽泻、附片各 10g，枣皮 12g，肉桂 4g，3 剂。

三诊：药后尿频尿急及前阴灼热已消，小便已能自禁，精神转佳，口不干渴，反觉津液源源自溢。命门之火已经燃起，生机开始复原。惟素患子宫下垂之症,少腹仍有坠感。守前方加黄芪、升麻、柴胡增强升举之力。处方:熟地黄 24g,黄芪 15g,枣皮 12g,牡丹皮、怀山药、茯苓、泽泻、附片各 10g,肉桂 4g,柴胡 4g,升麻 5g,3 剂。

四诊:诸羔若失,神佳寐安,小溲自如,尿频灼热全消,膀胱自约功能恢复。中气升举,少腹下坠感消除,继续以温补肾阳,佐以升举中气,调理半月大安。(《福建中医药》)

评析:肾气不足,命门火衰,感受外邪,阴寒内盛,往往出现"阴极似阳"之候,若医者不识,见其假象而不究本质,误认为下焦湿热,而以湿热下迫论治,迭进清热利尿之剂,必重伤肾气,以致雪上加霜。此证当遵王冰"益火之源以消阴翳"之意,急投桂附八味为方,壮命门火以拨云驱雾,阴霾得散,淋证可除。

病例 6:王某,男,45 岁。据述半月前突然腰部左上缘疼痛,汗出恶心阵作(约 10 分钟发作 1 次),到某医院门诊,经用止痛针剂未能缓解,致下午腰痛加剧,伴有尿频、尿少、少腹坠胀、恶心,水米不入,而后到某医院急诊,内科检查无异常,遂转外科,血常规检查:白细胞 16.4×10^9/L,淀粉酶 16 单位;尿检:红细胞(10~15),白细胞(0~1),蛋白极微量;触诊左侧肾脏未触及,有压痛及叩击痛;经 X 线片检查,左侧肾盂有块状阴影,因而确诊为肾结石,给予排石汤。药后腹泻数次,腰痛未得缓解,反见胃脘痞满,恶心不欲饮食,头晕,肢倦乏力,而来我院门诊。患者除具有上述见症外,并伴有大便溏薄,形寒怕冷,眼睑有沉重感,舌质淡,苔白而滑,脉来弦滑,四诊合参,显系脾虚气陷,肾阳虚衰所致。治拟建中益气,温阳利水排石,仿仲景黄芪建中汤合真武汤意。药用黄芪、桂枝、白芍、炒白术、茴香、乌药、官桂、川续断、桑寄生、丹参、土茯苓、金钱草。(《古今救误》)

病例 7:王女,24 岁,工人。初诊:患者近两年曾先后发作肾绞痛 3 次,经 X 线及 B 型超声波肾脏检查均未发现异常,近 1 周来因工作劳累而感到腰部不适,今晨又突然出现腰腹剧痛难忍,状如刀绞,并向股内侧放射,查外周血常规正常,查尿示红细胞(+++),蛋白微量,再次经 X 线腹部平片检查仍无异常发现而拒绝做肾盂静脉造影,舌质偏暗,苔白,脉沉弦而兼数,辨病为泌尿系结石合并肾绞痛,辨证为湿热久蕴,煎液为石。先予针灸并肌注阿托品与异丙嗪止痛,继予中药通淋排石,理气止痛,处方:金钱草、飞滑石(包煎)各 30g,海金沙、白茅根、杭白芍、冬葵子各 12g,醋柴胡、台乌药、甘草梢各 10g,3 剂,1 剂/日,水煎取汁,早晚分服。

二诊:痛势未缓,反见腰脊沉重,视舌两边布有瘀点,诊脉为沉迟而尺弱。细究病因,当属湿热久羁,伤及肾气,气滞血瘀,阻塞络脉,治拟补肾行气,渗利化瘀。处方:金钱草、鸡内金、熟地黄各 20g,山萸肉、菟丝子、飞滑石(包煎)、炒川楝各15g,鹿角霜30g,琥珀(冲服)6g,小茴香12g,怀牛膝、泽兰叶、建泽泻各10g,3剂,如前煎服。

三诊:腰腹痛止,余症如前,原方继进5剂,先后排出绿豆大小结石3枚,尿检正常,随访年余未复发。(《中医失误百例分析》)

病例8:王某,男,32岁,工人。初诊:近1个月来,患者腰脊常常酸痛,时轻时重,重则可引及左侧少腹、外阴,乃至股之内侧,脊柱正常,左肾区有明显叩击痛,腹部未触及包块,肝脾不肿大,尿检红细胞(+++),X线腹部平片示左输尿管上段有一0.5cm×0.3cm大小的阴影,舌质红,苔白厚而腻,脉沉弦,遂辨病为输尿管上段结石,辨证为湿热蕴脬,煎津为石,治拟清热利湿、通淋排石,方予石韦散加味。处方:金钱草60g,海金沙、飞滑石(包煎)各30g,石韦、冬葵子、杭白芍各12g,泽泻、炒车前子(包煎)、猪苓、瞿麦各10g,白茅根15g,甘草梢6g,4剂,1剂/日,水煎取汁,早晚分服。

二诊:腰痛趋缓,苔脉依旧,故宗原方并改金钱草为120g,10剂,如前煎服,另嘱多饮水,多活动。

三诊:未见排出结石,仍感左侧腰腹不适,复增头晕乏力、食纳不香等表现,小便清长,苔转薄白,脉兼细弱,此乃通利重剂克伐正气,欲速而不达,邪气未去,脾气先伤,并成虚实错杂,本虚标实之势,姑且暂予扶脾醒胃先复其正,方用四君子加味。处方:潞党参、炙黄芪各15g,土炒白术、焦三仙、鸡内金各12g,云茯苓20g,杭白芍、炒枳壳各10g,炙甘草6g,4剂,如前煎服。

四诊:神振食增,惟腰脊仍觉酸沉痛,舌苔同前,脉呈沉迟而尺弱,证属肾脾两虚,湿聚下注,治宜补肾健脾、利尿通淋,方用济生肾气丸加减。处方:熟地黄20g,怀山药、山萸肉、菟丝子、泽泻、炙黄芪各15g,淡附片、怀牛膝、炒车前子(包煎)各10g,金钱草30g,鸡内金12g,3剂,仍如前法煎服。

五诊:已排出一块黄豆大小及若干泥沙样结石,复摄X线腹部平片示结石阴影消失,续予前方3剂,并以金匮肾气丸调理之。(《中医失误百例分析》)

评析:对于尿路结石的治疗,一般均用清利湿热、通淋排石的方法,如八正散、石韦散等方剂。近年来亦有遵八正散、石韦散之意,拟定清利湿热、淡渗通淋的排石汤,施于湿热蕴结者,收效较好,然用于年老体弱,脾肾阳虚者就不一定有效。上述三例,均采用温补肾阳的方法,不仅能改善患者的体质,同时也能起到结石化解于无形的效果。

病例9:芦某,男,53岁,工人。初诊:患者间断尿血已月余,近1周加重。刻下:小便频急淋漓,其色形如洗肉水,口干舌燥,五心烦热,大便稍干,尿检示红细胞(++++),脓细胞(++),舌质红,苔薄白,脉弦而略数,证系湿热内蕴膀胱,阻滞气机,损伤脉络。治拟清热利湿、凉血止血,方选八正散加味。处方:车前子(包煎)、飞滑石(包煎)、白茅根各30g,瞿麦12g,炒地榆、仙鹤草各 15g，血余炭、细木通、炒萹蓄、炒栀子、生大黄（后下）各 10g，生甘草 6g，5 剂，1 剂／日，水煎取汁，2 次分服，并嘱忌食辛热燥烈及荤腥滋腻食品。

二诊：诸症依然如故，舌质红而少津，无苔，脉沉细而数，详察脉证，当属肾阴亏虚，虚火妄动，治宜滋阴补肾，凉血止血。药用：北沙参、麦冬、大生地、墨旱莲、仙鹤草、炒白芍、全当归、甘枸杞各 15g，菟丝子、地榆炭、牡丹皮各 12g，炒黄柏 9g，4 剂，煎服同前。

三诊：尿检已正常，余症悉减，惟感五心烦热，神倦乏力，原方去地榆炭、仙鹤草，继服 4 剂而告愈。（《中医失误百例分析》）

评析：小便频急淋漓而尿血者，多由火热迫血妄行所致，其性质有虚有实。临证若不辨尿血为虚火还是实火，单从清热利湿治之，多难起效。本例即属肾阴虚夹有相火妄动引起的尿血，当以滋补肾阴为主，兼以凉血止血。若不辨其阴虚，一味用清热利湿克伐其阴，则犯虚虚之戒。

病例 10：大史沈韩淳，患膏淋，小溲频数，昼夜百余次，昼则滴沥不通，时欲如解，痛如火烧。药虽频进，而所解倍常，溲中如脂如涕者甚多。服消胀、清热、利水药半月余，其势转剧，面色萎黄，饮食难进。延石顽诊之，脉得弦细而数，两尺按之益坚，而右关涩大少力。此肾水素亏，加以劳心思虑，肝木乘脾所致。法当先实中上，使能堤水，则阴火不致下溜，清阳得以上升，气化通而疼涩瘳矣。或云：邪火亢极，反用参、芪补之，得无助长之患乎？曷知阴火乘虚下陷，非开提清阳不应，譬诸水注，塞其上孔，倾之，涓滴不出，所谓病在下取之上。若用清热利水，则气愈陷，精愈脱，而溺愈不通矣。遂疏补中益气方，用人参三钱，服二剂痛虽稍减，而病者求其速效，或进四苓散加知母、门冬、沙参、花粉，甫一服，彻夜痛楚倍甚，于是专服补中益气兼六味丸，用紫河车熬膏代蜜调理，补中原方服至五十剂，参尽斤余而安。（《张氏医通》）

评析：尿浊如泔、如脂，尿时尿道热涩疼痛，称为膏淋。本病的病因病机，既有湿热下注和败精浊瘀阻窍，也有脾肾虚弱。临证组方遣药必须做到因证制宜，圆机活法，用药恰到好处，才能收取预期效果。本例膏淋非湿热而是中气下陷，脾肾两虚，治宜补中益气，健脾补肾。若用清热利水的方法诸证不仅不除，反致病证转剧。

病例 11：李某，女，59 岁。主诉有尿感病史 4 年余，常急性发作，该患者曾屡服龙胆泻肝汤合八正散加减，病情未有进展。近 1 周来小溲频急涩痛，尿常规检查：白细胞(＋)。患者兼见胸闷，少腹胀痛，头胀烦热，脉来弦数，舌苔薄黄质偏红，证属郁怒伤肝，气逆动火，上扰则头胀冒热，下注则小溲黄浊，频急涩痛，横逆则少腹胀痛。治仿景岳化肝煎，清化肝经之郁火。处方：橘叶 4.5g，橘核 9g，炒青皮 6g，生白芍 9g，粉丹皮 4.5g，炒山栀 9g，泽泻 9g，川贝母 4.5g，木通 4.5g，煨金铃 6g，车前子 9g(包)，嫩白薇 12g，白蒺藜 12g。上方投药 5 帖,尿路刺激症状消失,尿常规复查阴性。随证选加旋覆花、广郁金、绿萼梅、佛手柑、瓜蒌皮、青黛、生石决明、嫩钩藤等味,治之匝月,症情稳定,宿疾 1 年来未作(此病员在中药治疗期间未加任何西药)。(《上海中医药杂志》)

病例 12: 某女,41 岁。有子宫肌瘤,近半年崩漏交作,遂行子宫切除术。术后半月因夫妻不睦,情志抑郁,旋觉脐下悸动有气上冲或下迫,多由情绪激动诱发,气上冲则心烦,胸闷,咽部梗阻,口干舌涩;气下迫则少腹坠胀,大便窘迫排解不畅难得快意,小便尿意频作,尿量少而涩痛灼热,夜间反复便溺 4~5 次而影响睡眠。昼则心烦意乱,口干频饮,饥不欲食。近 10 日内,多次查尿常规:尿糖(-),红细胞(-),偶尔有白细胞或脓细胞少许。测体温,最高时达 37.5℃。曾服诺氟沙星及中药导赤、八正散类皆取效不显。症见:形体消瘦,面色萎黄,两睑胞暗红,舌质深红少苔,舌尖赤点密布,脉象细数,尺部尤弱。证属:精血亏损,真阴元阳生化无源,任、督脉阴阳失调,冲和失司。治以育阴扶阳、交通任督、交泰心肾为法。处方:黄连 3g,肉桂 3g,阿胶 10g(烊),枸杞子 10g,百合 15g,生酸枣仁 15g,肉苁蓉 15g,金樱子 10g,甘草 5g,水煎分服,停服西药。复诊:药进 5 剂,夜能安睡 4 个小时许,昼亦情绪安宁。每遇情志激惹,虽便溺频作,但能控制,脐下悸,气上冲下迫感势减,原方加焦山栀、淫羊藿各 10g,守方再服 20 剂获愈。(《中医杂志》)

评析: 上述两例都是讲的气淋病证的治疗。程门雪在《淋浊解》篇中论曰:"气淋见脐下胀痛且满,牵引少腹,溺时管痛,小溲艰涩,矢气稍松者。此肝气内郁化火,气滞不通,火郁不发之象。"所以气淋病证的治疗,宜根据发病原因、辨证施治,上例李某属肝经郁火气淋,使用龙胆泻肝汤、八正散清肝经湿热是不恰当的,后改用化肝煎,清肝经郁火治之而愈;下例精血亏损,阴阳失调,治宜育阴扶阳,交通心肾,若用清热利水,更伤阴精,亦为失宜。

病例 13: 温某,女,已婚。初诊:患者漏下淋漓已 3 年余,每次月经须历 10 数天方净。月经净后即泄泻,每日 3~5 次,稀便中夹带少许黏液,无里急后重感。月经来潮前泄泻自止,然又出现小便频数淋漓,微有涩痛,尿色淡红,直至月经来潮,小便症状才缓解,而月经又复漏下淋漓。如此周而复始,缠绵不休,痛苦难言。曾在厦门几家医院检查,大便常规:脓细胞(++);小便常规:白细胞(++),红细胞(++),蛋白微量。妇科检查未见异常体征。诊断为:子宫功能性出血、慢性肾盂肾炎、慢性结肠炎。虽经多方治疗未效,经人介绍来我处门诊医治。证见:消瘦,面色无华,四肢欠温,食欲不振,头晕目眩,肢体倦怠,下肢微肿,时届月经将至,伴见小便频数淋漓,微有涩痛,脉沉细,舌质淡,苔薄白。脉证合参,属脾胃衰弱,中气下陷。宜补脾益气,摄血通淋,予补中益气汤加减。处方:黄芪五钱,党参三钱,陈皮一钱半,白术一钱半,升麻一钱半,当归二钱,通草一钱,炒黄柏三钱,阿胶(另烊化)三钱,水煎 2 次,每日 1 剂,3 剂。

二诊:余自以为上方用药甚当。黄芪合升麻,升举中气,佐以通草,下渗通淋,另以黄柏一味,突出辨病观点。因患者小便有白细胞,大便有脓细胞,当为细菌感染所致,若单用补中益气汤,则能否抑菌,实无把握,故投黄柏以抗菌,又恐苦寒,嘱患者取出炒黑与诸药共煎。不料患者第 2 次来诊时,谓服药 3 剂,不但诸恙未减,反而引动宿疾疝气下坠,再参患者脉证,确认中气下陷无误,遂按原方去黄柏,加肉桂粉八分,分 2 次冲服,3 剂。

三诊:患者喜形于色,诉疝气已回缩,不复下坠,四肢转温,小便已无涩痛频急。惟经期将届,忧心漏下,余按二诊方药,去通草加莲房炭四钱,嘱服 5 剂。

四诊:患者云:"本次月经来潮,仅历 5 天,量亦正常,经净后亦无泄泻发生。"至此,余嘱患者常服补中益气丸(或汤),加肉桂粉一钱(分冲),或与十全大补丸交替服用。连服 3 个月,迄今已 3 年,旧疾未复发。(《医林误案》)

评析:脾胃阳虚,中气下陷,小便淋沥,当用补中益气治疗,此时若以为淋证当作炎症,而用黄柏清下焦之热"消炎",就违背了中医用药原则,导致中气下陷而发生治疗失误。由此说明,选用抗菌消炎中药时,应结合患者的具体证情,忽视中医辨证,最易发生误治。

(二)防范措施——注意类证鉴别

1. **湿热蕴结下焦淋证与气火郁于下焦淋证** 湿热淋证多由过食肥甘酒热之品或感受湿热之邪,尿液受其煎熬而尿液涩滞不利或结为砂石,以尿黄赤、尿痛或尿浑浊、小便频急不爽、有灼热刺痛、小腹与腰坠胀,伴发热口苦、舌红苔黄腻、脉数等症为主要表现,治宜清热利湿通淋,方用八正散加减。气火郁于下焦多因肝胆气郁,气机不利所致,以寒战发热、口苦欲呕、尿频灼痛、舌红苔黄、脉弦数为主症,治宜疏利气机,清利邪热,方用柴胡疏肝散加减。

2. **湿热伤阴淋证与久病伤阳淋证** 两者都为虚实夹杂或因虚致实证。前者湿热留恋不化,伤及肾阴,以腰膝酸软、低热、口渴不多饮、尿频灼痛、舌红苔黄腻或少苔、脉细数为主症,治宜滋阴清热泻火,方用知柏地黄汤、猪苓汤加减。久病伤及肾阳,以腰膝酸冷、肢体不温、小便频数不爽、舌淡苔白、脉虚无力为主症,治宜温肾利水,方用济生肾气丸加减。

3. **肝经郁火淋证与肝经湿热下注淋证** 两者均为热淋实证。前者多由于怒气伤肝,肝气内郁,化火下移膀胱,见胁肋及小腹胀痛且满,牵引少腹,小便艰涩疼痛,甚至气火冲激,血络受戕,以致动血,并口苦而干,易怒,舌红苔薄黄、脉弦数,宜清化肝经郁火,用化肝煎治之。后者除口苦、胁肋胀痛外,尚有小便淋浊涩痛，外阴瘙痒或阴囊湿疹，妇女带下黄赤黏稠，舌红苔黄腻，脉弦滑数或濡数，治宜清泻肝经湿热，方选龙胆泻肝汤加减。

【辨病施治失误】

（一）疾病误诊误治

1. 淋病误作淋证诊治　淋病是由淋病双球菌引起的性传播疾病。与一般的尿路感染疾病有所区别，普通的清热利湿恐难生效。

2. 前列腺炎、膀胱肿瘤等误作尿路感染诊治　前列腺炎、膀胱肿瘤等疾病可出现膀胱刺激征等小便异常的症状，若不认真诊察鉴别，易致辨病论治失误。

（二）防范措施——掌握辨病要领

1. 淋病　淋病是由淋病双球菌引起的性传播疾病。其主要表现是泌尿生殖系统的急性或慢性传染性炎症，可有排尿时尿道灼热疼痛，外阴红肿、瘙痒、疼痛，小便频数或不畅，特别是在急性期伴有大量脓性分泌物。泌尿生殖器分泌物涂片检查可发现淋病双球菌。对症状可疑而涂片检查阴性的病人可进行淋菌培养等检查。病情严重时淋病双球菌可经血行播散全身，侵犯多个器官而表现出多系统的症状，如淋菌性关节炎、淋菌性脑膜炎、淋菌性胸膜炎、淋菌性败血症等。但也有部分病人为无症状患者。淋病主要通过性接触传染。另外，也可通过接触被病人含淋病双球菌的分泌物污染的用具传染。

2. 前列腺炎　为成年男性较常见的疾病。多由前列腺长期充血，腺泡淤积，腺管水肿或细菌感染所致。本病往往呈慢性经过，但也有急性发作者。在急性发作时，可出现尿频、尿急、尿痛，甚至血尿。直肠指检和前列腺液检查有助于诊断。

3. 膀胱肿瘤　膀胱肿瘤血尿可呈"初血尿""终末血尿"或"全程血尿"，有时排出血块。由于肿瘤增大、坏死或继发感染，可引起排尿困难及尿频、尿急、尿痛。全身症状可见不规则发热、疲乏、消瘦、贫血等。特别是40岁以上的男性病人，有无痛性血尿者，要警惕泌尿系统肿瘤的发生。尿液脱落细胞检查、膀胱镜检查、X线检查及CT等检查有助于诊断。

【文献摘要】

1. "淋证忌补之谈，在医籍中确有之，但其所指系小肠有热，小便痛者，忌用补气之剂，亦即对实证而言。盖气得补而愈胀，血得补而愈涩，热得补而愈盛，因而忌之。推而广之，若肾阴不足，阴虚火旺者，同样忌用升阳益气之剂，否则，龙雷不潜，孤阳上越莫制矣。今患者尿虽少而不痛，尿虽浑而无灼热感，其非实也，热也，明矣；加之药后脘闷腹胀，少腹下坠，便溏肢倦，形寒怕冷等一派中气下陷，肾阳式微之候，用建中益气尚恐不及，故又以官桂、乌药、茴香、桑寄生等温肾通阳之品继之，以期斡旋中气，温阳救逆，逆流挽舟，补之、温之、何忌之有?"(《医话医论荟要·路志正》)

2. "必以脉以证而察为寒、为热、为虚，庶乎治不致误。"(《景岳全书》)

3. "夫淋浊癃闭等证，举世皆用利湿之法，而不思达木，岂知利湿之品，其性趋下，有愈利而风愈闭者。经云，肾司二便，其职在肝。若不达其风木之郁，脾气之陷，下窍焉得通调，湿火何能两解乎? 故余用渗利之品，而佐柴、桂以达木;下陷已结之火，用胆草、黄柏、生草梢等以清之;再得杏、陈利其肺、胃升降之气。有不霍然而愈乎。"(《医学求是》)

二十六、暑温

【概述】

暑温又称暑病，是夏热季节感受暑热发生的急性外感热病。火热之气，热盛势急，初病即见壮热、头痛、烦渴、汗多、脉洪等症，暑邪极易伤人正气，尤多耗伤津液，所以中暑常出现津伤气耗，甚或津气欲脱等危重证象。暑热之性，燔灼横逆，传变迅速，气分之邪不制，还动辄入侵心营，所以有温病"逆传心包"之说。暑热为病，还极易出现动风动血现象，如颈项强直，角弓反张，四肢抽搐，牙关紧闭。邪热内迫血分而发生咳血、咯血、衄血及麻疹等。此外暑邪多夹湿邪为患。现代医学中的流行性乙型脑炎、钩端螺旋体病等急性传染病等，均可参考本病辨治。

【辨证论治失宜】

（一）救误病例举隅

病例1：程杏轩医案历叙生平治验，颇有心得，惟治张汝功之女暑风，用葛根、防风等药，遂致邪陷心包，神昏肢厥，旋用清络热、开里窍之剂，而势益剧，变成痉证而殁。因谓暑入心包，至危至急，不可救药，而不知暑风大忌辛温升散，其初方用葛根、防风，劫耗阴液，遂致热邪入里。观此可见学医之难。忆道光癸巳仲秋，三弟以灏，年十五，患伏暑症，初见发热，恶寒，头痛，延同里某医治之。某医宿负盛名，诊视匆遽，误为感寒，用桂枝、葛根、防风等药两剂，而神昏肢冷。余时方自群城而归，更延茅平斋治之，以为热邪入里，用生地黄、玄参、银花、连翘、竹叶等味，竟不能痊。人皆归咎于茅，而不知实误于某也。并记于此，以明学医之宜慎焉。(《冷庐医话》)

评析：暑温病不宜用辛温发散，否则风火相煽，耗伤阴液，甚至危及性命。

病例2：宁波提标湖南弁勇，患暑热证，初微恶寒，旋即发热，彼地医士，喜用温药以桂枝、吴茱萸、苍术、厚朴等燥热之药服之，身热如炽，口大渴，喜饮凉水，小便涓滴俱无邀余诊之。脉洪大而数，曰：此暑热证误服温燥之所致也。乃用白虎汤加芦根、花粉、麦冬、银花、鲜石斛、鲜竹叶、滑石大剂，煎成候冷饮之，一剂即瘥。次日扶行至寓，诊之热势甚微，小便已通，脉象已和，口舌濡润，诸恙均瘥。乃照前方增减之，去知母、鲜斛，加西洋参、荷叶、川斛，服二剂而愈。盖省虽分南北，而六淫之邪感人则一。总须审体质之强弱，辨脉症之寒热，不可固执成见以施治耳！（《清代名医医话精华》）

评析：暑热病邪入里，若又为寒邪所乘，而致暑为寒遏，出现恶寒、肢冷等症，治疗本当以清暑疏表为法。若医者疏于识证，被"寒"之假象所蒙，误用温中之品，无异于开门揖盗，引邪入里，遂至邪陷而病进，甚至出现窍闭神昏的危候。

病例 3：患者李禹仙，39 岁。病因：初感暑温，误投下剂，致暑热内陷。症状：身热汗出，四肢厥冷，大便泄泻，腹中疼痛，烦躁不安，口渴不止，舌呈灰黑、焦干无津，脉数无力，精神倦怠，嗜睡谵语。诊断：暑温误下，正气大虚，阴液内竭，不能上滋口唇，故口渴烦躁，舌苔灰黑；热邪陷胃，胃弱不振，故为泄泻；久泻精神伤耗故神倦嗜睡；邪热扰心，心神不宁，故谵语不休。病已多日，邪盛正衰，急当扶正祛邪，才能收效。

疗法：仿张锡纯通变白头翁汤法，重加桔梗升提肺气，杏仁滋润利肺。因肺和大肠相表里，肺得桔梗升提，杏仁滋润，则肺之治节得行，大肠之传导有权，泻自可止。

处方：白头翁 6g，秦皮 9g，黄芩 6g，杭白芍 9g。杏仁 9g，桔梗 9g，怀山药 30g，知母 12g，女贞子 9g，南沙参 12g。

二诊：脉平舌净，精神清爽，口微渴，泻止，依前方加西洋参 4g，玄参 9g。效果：连服 3 剂，病已痊愈，唯精神尚未恢复，食欲不佳，再与怀山药 60g（研细末）和鸡蛋 1 枚搅匀蒸服，1 日 3 次，调养月余，恢复健康。（《福建中医医案医话选编》）

评析：暑温初感呈现阳明气分之候，治宜清暑泄热生津益气，不能当成腑热实证而用下法，否则暑热内陷造成气虚液竭，甚则邪热扰心神昏谵语。例中用白头翁加味，以清肠中湿热滋阴养液，用西洋参、玄参益气生津，怀山药等调脾益胃调养月余而愈，可作参考。

病例 4：燮甥向在沪阜经商，感暑热时症，回姚求诊于王某，王固薄负时誉者也，不料治得其反，误认虚损，南辕北辙，日趋困顿。于是乃商酌于余，余亦偶觉不适，难以应诊。渠信余心切，亦不改延，停药旬余，虽不见瘥，亦不增剧。一日，复促余诊之，已薄暮矣，恐脉候不准，待翌日晨诊焉。方用清暑涤热，且晓之曰：汝病若因循前法，必致淹缠而不起矣。然医之目汝为虚损者，一则形羸面白，咳声连续，类肺劳也；手心如烙，热在子夜，类阴亏也；腰膂酸倦，时或溺血，类脱元也。虚象如绘，在当时若作暑热时症治之，汝且愕然。虽然，该医过矣。阴亏之脉必细数，今汝脉滑大有力，非暑热扰动，脉度亢进而何？舌虽无苔，第不光绛，亦不脱液。基此两点，暑热之邪，知其尚未入营，而留恋于气分之候也。遵服二剂，定可霍然。果验。（《勉斋医话》）

评析：暑温初起，一般不宜用补，如若患者阴伤较著，且素体薄弱，病后益甚者，感邪之后往往会给医家辨证带来一定困难，容易误诊为虚劳之疾而施补剂，造成误治伤命。临床当细辨舌脉，结合时令，以求治验。

病例 5：李某，男，30 岁，感受暑邪，突发呕吐，前医误用大黄，连进数剂，以致吐泻不止，懊烦闷乱。一日夜吐泻达 60 余次，精力疲惫，两手发厥，水浆不能入口，脉沉细而迟，舌绛尖红，苔白腻如积粉。

辨证：暑湿腹泻，误服苦寒，暑湿内闭。治用清暑化湿。

处方：青蒿穗、京半夏、淡豆豉各 9g，佩兰、茵陈、鲜生地黄各 12g，陈皮、川黄连、蔻仁各 3g，苍术、广木香、鲜藿香各 6g，甘露消毒丹 6g，鲜荷叶边 1 块。

疗效：服上方 2 剂后复诊，吐止，泻大减，两手不厥，舌转淡红，苔化。原方去陈皮、苍术、淡豆豉、川黄连、消毒丹、荷叶、藿香、生地黄，加山栀子、石菖蒲、六一散各 9g，厚朴 3g，连服 4 剂痊愈。（《老中医医案医话选》）

评析：暑温每易兼夹湿浊之邪，清代医家章楠在《医门棒喝》中云："火湿合气名暑，人感暑邪，若禀体多火，则暑随火而化燥，禀体多寒，则暑随寒而化湿。此邪之阴阳，随人之阴阳而变也。"因而暑温病的治疗，宜在清暑的同时，佐以化湿之品。本例暑湿腹泻，误用大黄数剂以致暑湿内闭，病情加重，显然属于误治。当用清暑化湿芳香化浊为治，因方药配伍得当，加减合理，故取效迅速。

（二）防范措施——注意类证鉴别

1. 暑入阳明证与暑伤津气证　两证均为邪在气分，且都有津气耗损的表现，症见发热、汗出、心烦、口渴等。暑入阳明证以阳明气分热盛的病理为主，故临床以热象较显，且热邪内蕴上蒸，会出现呼吸气粗似喘、头痛且晕、面红目赤等症，即使津气受损明显，也以热势较甚为主，治疗侧重于清暑泄热，津气受伤者兼以益气生津，方如白虎汤、白虎加人参汤等。暑伤津气证则为暑热之势稍轻而津气损伤较甚，为暑热未退，津气两伤之候，故临床多伴见肢倦神疲、脉虚无力等症，治疗以清热涤暑和益气生津并重，方如王氏清暑益气汤等。

2. 津气欲脱证与暑伤津气证　津气欲脱证为暑热虽解，但津气耗伤过甚，而致欲脱之候，以身热已退，汗出不止，喘喝欲脱，脉散大等症为主要临床表现，治疗重在益气敛津，生脉固脱，方如生脉散等。这与暑伤津气证暑热仍甚，津气也伤的病理机制，以及清热涤暑与益气生津并举的治法显然有着较为明显的区别。

3. 暑湿困阻中焦证与暑湿弥漫三焦证　两证均为暑温兼湿停留气分之候,见身热、脘痞等症。暑湿困阻中焦证属热炽阳明,湿阻太阴,热重而湿轻之候,病机重点在中焦脾胃,症见壮热烦渴,汗多尿短,脘痞身重,脉洪大等,治宜清热为主,化湿为辅,并根据湿邪的轻重,调整祛湿的力度,方如白虎加苍术汤等。暑湿弥漫三焦证病机涉及三焦气机,为暑湿弥漫三焦气分之候,除中焦脘痞等症外,尚有上焦与下焦见症,上焦见症如面赤耳聋、胸闷、咯痰带血等,下焦见症如小便短赤、下利清水等,治疗重在清暑泄热,兼以利湿,方如三石汤等,临床尚须根据三焦暑湿部位之偏重选择药物。

4. 暑入心营证与暑热动风证　两证都是暑热传入营血分的证候,均可见有身体灼热、神志不清等症。暑入心营证以烦躁、谵语或昏聩不语、舌红绛,甚至突然昏倒、不省人事、身热肢厥等暑热入营,心神被扰乃至热闭心包的症状为主,未见动风之象,治宜凉营泄热,清心开窍,方如清营汤、安宫牛黄丸、紫雪丹、行军散等。暑热动风证则为暑热内陷厥阴,引动肝风而导致的痉厥之变,症见四肢抽搐,甚则角弓反张,牙关紧闭,喉间痰鸣等,治宜清泄暑热,息风定痉,方如羚角钩藤汤等。两者进一步发展,热甚动血,则可见斑疹、出血等危重证候,故当力求辨治准确。

【辨病施治失误】

（一）疾病误诊误治

1. 流行性乙型脑炎　流行性乙型脑炎是乙型脑炎病毒引起,经蚊媒传播的急性传染病。由于本病发热、头痛、倦怠、呕恶等临床表现与中毒性细菌性痢疾、化脓性脑膜炎、其他病毒所致脑炎、中暑乃至脑血管意外、脑型疟疾等相类似,故临床常须结合西医诊疗手段,辨病施治,以免发生误治。

2. 钩端螺旋体病　钩端螺旋体病是由致病性钩端螺旋体所引起的急性传染病,亦好发于夏秋季节,临床表现有多种类型,如流感伤寒型、肺出血型、黄疸出血型、脑膜脑炎型等。其中,流感伤寒型易误诊为流感、伤寒、败血症等病;肺出血型易误诊为大叶性肺炎、支气管扩张咯血或肺结核等;黄疸出血型易误诊为急性黄疸型肝炎、流行性出血热、急性溶血性贫血、急性胆管感染等;脑膜脑炎型易误诊为病毒性脑膜脑炎、结核性脑膜炎等。

3. 中暑　中暑是由于在高温、炎夏、湿度较高或通风不良环境中发生的一组急性病症。若诊断不明,常易与他病相混淆,发生失治误治,如以发热为主要表现者常需排除脑炎、有机磷农药中毒、中毒性痢疾、细菌性痢疾、疟疾等疾病;以虚脱或晕厥为发病特点者应排除消化道出血、异位妊娠或低血糖等;以肌肉痉挛伴腹痛为主者应排除各种急腹症等。

（二）防范措施——掌握辨病要领

1. 流行性乙型脑炎　由于蚊子是本病的主要传播媒介,因此本病有明显的季节性,主要在夏秋季流行,多见于儿童。当人被带病毒的蚊子叮咬后,病毒可侵入人脑内生长繁殖,经2周左右的潜伏期发病。本病的早期症状是:突然发病,发热38~39℃,伴有头痛和精神倦怠,有的人有恶心呕吐、寒战、烦躁、轻度嗜睡和颈部轻度强直。随后体温可升至40℃以上,各种症状加重,由嗜睡转入昏迷,甚至强直性抽风及麻痹。治疗若不及时,病死率较高。部分患者治愈后可遗留后遗症,如痴呆、半身不遂、精神失常、记忆力和智力减退等。因此,本病的早期发现、早期治疗很重要。本病的诊断主要依据流行季节、临床症状和体征,并结合实验室检查综合分析而定,一般说来,在流行季节,儿童突然发热、头痛、嗜睡,或颈部有轻度强直,应密切注意患本病的可能,并采取积极措施。

2. 钩端螺旋体病　本病以夏、秋季发病为显著特点,易感者在流行区近期内(10天左右),曾参加过稻田收割或接触过可能污染钩端螺旋体的疫水。临床表现以急性发热为主,伴全身疲乏酸痛,腓肠肌疼痛与压痛,腹股沟淋巴结肿大及压痛,且无其他原因可以解释;或并发肺出血、黄疸、肾功能损害或脑膜炎;或在青霉素治疗过程中出现赫氏反应等。实验室检查可发现血常规中白细胞总数和中性粒细胞轻度增多,血清学检查或病原体分离阳性,X线胸片提示有弥漫性点状、片状或融合性片状阴影。

3. 中暑　中暑可分为三级,先兆中暑是患者在高温环境中劳动一定时间后,出现头昏、头痛、口渴、多汗、乏力、心悸、注意力不集中、动作不协调等症状,体温正常或略有升高。轻症中暑除有先兆中暑的症状外,出现面色潮红、大量汗出、脉搏加快等表现,体温升高至38.5℃以上。重症中暑包括三型:一是因高温引起体温调节中枢功能障碍,热平衡失调使体内热蓄积,以高热、意识障碍、无汗为主要症状的热射病;二是因失水、失盐引起的以肌肉痉挛为特点的热痉挛;三是因周围循环不足引起的以虚脱或短暂晕厥为特点的热昏厥。

【文献摘要】

1. "暑邪病有表之而出冷汗,或自出冷汗者,弗惊也。此由贪凉过度,或午夜纳凉,或清晨涉野,中雾露之邪耳!以辛温表之。病有表之大汗淋漓,呼呼而卧,唤之不醒,身冷如脱者,勿惊也。此正邪退之候,阳不能骤复耳!叶氏云,肤冷经一昼夜自愈。"(《留香馆医话》)

2. "夏至日后病热为暑,暑者,相火行令也。夏月人感之,自口齿而入,伤心包络之经,其脉虚或浮大而散,或弦细芤迟。盖热伤气则气消而脉虚弱。其为症:汗,烦则喘渴,静则多言,身热而烦,心痛,大渴引饮,头痛自汗,倦怠少气,或下血,发黄,生斑,甚者火热致金不能平木,搐搦,不省人事。治暑之法,清心利小便最好。暑伤气,宜补真气为要。"(《明医杂著》)

3. "形似伤寒,但右脉洪大而数,左脉反小于右,口渴甚,面赤,汗大出者,名曰暑温。在手太阴,白虎汤主之;脉芤甚者,白虎加人参汤主之。""手太阴暑温,如上条证,但汗不出者,新加香薷饮主之。""脉虚夜寐不安,烦渴舌赤,时有谵语,目常开不闭,或喜闭不开,暑入手厥阴也。手厥阴暑温,清营汤主之;舌白滑者,不可与也。""手厥阴暑温,身热不恶寒,精神不了了,时时谵语者,安宫牛黄丸主之,紫雪丹亦主之。""暑邪深入少阴,消渴者,连梅汤主之;入厥阴麻痹者,连梅汤主之;心热烦躁,神迷甚者,先与紫雪丹,再与连梅汤。"(《温病条辨》)

二十七、湿温

【概述】

顾名思义,是感受湿热之邪引起的急性外感热病。湿温初起,以身热不扬、身重肢倦、胸闷脘痞、苔白腻或黄白相兼、脉缓等为主要症状。湿中蕴热,湿重热轻是其病理特点。本病起病缓慢,病机演变虽然也有卫气营血的不同变化,但主要稽留于气分,且以脾胃症状为多见。疾病后期则有湿热化燥伤阴,和阳气虚衰两种不同转归。四时皆有,但夏秋雨湿季节较多,天暑下逼,地湿上腾,人在气交中劳作,极易感受湿热之邪;劳倦过度或恣食生冷,脾胃运化呆滞,导致湿邪内困。吴瑭所谓"内不能运水谷之湿,外复感时令之湿"指出了仅有外感而无内伤,或仅有内伤而无外感,皆不易形成湿温,惟"外邪入里,与湿为合"方能发病。可见,本病的病机复杂,其传变也有多端,临证当分清证型,对证治疗,减少失误。

现代医学的伤寒、副伤寒、沙门菌感染、钩端螺旋体病、夏季流行性感冒等,有湿温的证候表现者,均可参考本病辨证施治,在明确诊断的前提下运用中西医结合方法,可以提高疗效。

【辨证论治失宜】

（一）救误病例举隅

病例 1：姚禄皆,在金陵适遇大水,继而回杭,途次酷热,患感。顾某诊为湿邪,与桂枝、葛根药三帖,药乃剧。赵笛楼知其误治,连用清解,因见蓝斑不肯承手。迨孟英视之,脉细数而体瘦,乃平昔阴亏,热邪借风药而披猖,营液得温燥而干涸,斑色既绀,危险万分。挽投大剂石膏、知母、白薇、栀子、青蒿、丹皮、竹叶、竹沥、童溲之药,调以神犀丹。三服,大解下如胶漆,斑色渐退,而昏狂遗溺,大渴不已。仍与前方,调以紫雪数剂,热退神清,而言出无伦,犹如梦呓,或虑其成癫。孟英曰:痰留包络也。与犀角（现水牛角代）、菖蒲、元参、鳖甲、花粉、竹茹、黄连、生地、木通、甘草为方,调以珍珠、牛黄,始得渐安。改授存阴,调理而愈。

案析：姚氏途次遇水，湿邪先蕴，复感酷热，遂成温病。温邪夹湿，法当清热兼以化湿，其病何患不愈？顾医惟治其湿，连用温化，乃至邪热鸱张，阴液亏耗，痰湿内伏。赵某知其误治，连用清解，法原不悖，而病不瘥者，病重药轻耳。孟英先以大剂石膏、知母、栀子、丹皮等药合神犀丹相伍清热凉血，斑色渐退，继用前方配服紫雪丹清心解毒而热退神清，复终以犀角（现水牛角代）、牛黄、菖蒲、竹茹解毒化痰醒神开窍，终用养阴之品调理而愈。王氏医治此例，辨证明晰，用药得法，次第有方，故能取效如神。（《回春录新诠》）

评析：湿温初起，可见头痛、恶寒、身重疼痛等症，乃湿伤肌表，卫阳被遏所致，与太阳病的伤寒表实证，或温热病的卫分证颇相类似。但湿为阴邪，其性黏腻，非如寒邪恶寒之用辛温解表、温邪之用辛凉解表可愈，所以麻桂、银翘之类均非所宜，尤其是辛温峻汗之品，不仅不能达到除湿祛邪的目的，反而会助长热邪，使湿热蒸腾于上，清窍被蒙，而出现神昏、耳聋、目瞑等变证。故治宜结合湿热合邪的特性，选用轻清透达、芳香宣化之品。至于误用辛散而变生他证者，又当以清解为要。

病例2：宁波周子章先生室人吴氏，仲秋患湿热症，迁延月余，每日哺时必先微寒，旋即发热，至天明而热始退，胸闷不食。前医固执小柴胡汤出入加减，愈治愈剧。乃延余诊。诊毕告曰：疟脉自弦，今脉不弦而濡小，其为脾胃虚弱，湿邪阻遏膜原，而发此潮热，当从太阴阳明两经主治。且令阃体肥痰盛之质，外盛中空，中者阴所守也；中虚即阴虚，是以治法又与寻常湿热不同。若用风药胜湿，虚火易于上僭；淡渗利水，阴津易于脱亡；专于燥湿，必致真阴耗竭；纯用滋阴，反助痰湿上壅。必须润燥合宜，刚柔相济，始克有效。乃以沙参、石斛、麦冬、芡实、牡蛎、仙半夏、竹茹、陈皮、薏仁、黄芩等调理数剂，潮热除而胃渐开。余因上郡，彼就邻近之医治之，以桑叶、川贝、苓、泽、谷芽等，互相出入调理而愈。叶天士云：柴胡劫肝阴，非正疟不可用之。观此益信。（《一得集》）

评析：湿温伏于膜原乃至中焦脾胃，也会出现寒热往来等邪正交争的症状，但与伤寒少阳证的寒热往来有着本质的区别，可从症状表现、脉象和发病季节特点等方面加以鉴别，绝不可以因其有寒热的定时发作，妄用伤寒少阳和解之治。此为湿邪阻遏募原，脾胃虚弱，当从太阴、阳明两经诊治，从脾胃入手，以免生误。

病例3：宁波张义乾，秋患湿热症，发热十余日不解，大肉尽脱，肌肤甲错，右脚不能伸动，小腹右旁突起一块，大如拳，倍极疼痛，大便已十四五日不解，延医治之，皆谓肠内生痈，伊亲胡宝翁乃商治于余。余谓肠痈胀急，《金匮》以败酱散主治，今此草罕有。伊于第三日觅得，乃问余服法。余曰：果尔，须同去诊视，瞑眩之药，岂堪悬拟。因同至张家，见张倚于床褥，张目摇头，病苦万状,面色青惨而枯,脉极坚实,沉部如弹石,尺愈有力,时或一驶。余曰:此非肠痈也。肠痈脉洪实为脓已成,脉弦紧为脓未成。今浮部不洪数而沉部实大,腹筋突起,目有赤缕,乃湿热之结于阳明,腹旁之块,乃燥矢之积聚也。但得大便一通,块即消散,而腹亦不痛矣。病者闻之曰:曾与前医商议下法,医云人已虚极,岂可妄下。余思胀疼不下,病何由除?今先生为我用下法,死且不怨。余遂书大承气方,大黄五钱,芒硝三钱。旁视者惶惶未决。余曰:不下必死,下之或可望生。于是煎成置于几上,病人腹平块消,明日脚伸而胀痛俱失。继进增液汤二剂而热亦退;再与益胃汤法,胃纳渐旺,津液渐濡。余便上郡,病者欲食羊肉,以问近地之医士,云病后胃气当复,羊肉最能补胃,由是病者坦然无疑,恣意饱餐,次日身又发热,舌苔又厚浊,而脉又数,复来召余。余曰:湿热症初愈,以慎口味为第一要务,何如是之蒙昧耶?乃与平胃散加神曲、焦楂、谷芽,而分量遽减,以胃气久虚,不任消耗之故也。果服二剂而安。按是症初则失于清解;至热已日久,津液枯涸,胃土燥烈,而犹日服运气之药,愈益其燥;迨至结粪或块,腹旁突起,筋脉不能濡润而脚挛急,医又误认为缩脚肠痈,设或误投以败酱散,攻伐无过之血分,又将何如耶?士君子涉猎医书,大忌悬议开方,药不对症,生死反掌,可不慎哉!(《清代名医医话精华》)

评析:湿温虽有"禁下"之说,但对于气分热重于湿,如湿热化燥,胃腑结实,或湿热夹滞,交阻胃肠者,又当及时攻下,不可姑息养奸。叶桂《外感温热篇》中云"再论三焦不得从外解,必致成里结。里结于何?在阳明胃与肠也。亦须用下法,不可以气血之分,就不可下也",讲的就是这种情况。

病例4:常熟杨府一小使周姓,无锡人,年十八九,七月间病后,至八月间又劳碌反复,发热面红,脉沉气促。有汪姓医以为虚阳上脱,服以参附,热更甚,脉更沉,汗出不止。邀余诊之,以脉沉、面赤、气促论之,却似戴阳,视其正气,断非虚脱,而面赤、口臭、小便短赤,脉沉滞而模糊不清,此乃湿温化热,被参附阻于气机,热郁不能分泄,逼阴外出,故反汗多气促。杨公曰:实热有何据?余曰:仲景试寒热,在小便之多少、赤白、口中气臭,断非虚热。以进黄柏、木通、栀皮、郁金、薏苡仁、通草、苓皮、竹叶、滑石、杏仁、藿香令服之。杨公曰:昨寒凉,今温燥者何也?余曰:湿温症热去湿存,阳气即微,再服凉药,必转吐泻。昨以寒淡渗热,今以苦温化湿,服三剂,湿亦退。后服香砂六君五六服而愈。症非危险,若执持不定,因循人事,仍用参附,不死何待!(《清代名医医话精华》)

评析:湿温以实证为主,除非疾病晚期,温补断不可施。但湿温病变复杂多样,尤其湿遏热伏之时,往往容易出现一些虚寒的假象,这就要求为医者能于万变之中,抓住病情的主要矛盾,切不可见虚补虚,见寒治寒。

　　病例 5：湿温 2 月余，发热不退，白瘩层出，昏昏似睡，语音低微，不饮不食，舌苔厚腻，脉细若伏。前医处方，皆清热化湿，理气扶正，方法对症，何以病邪不退？马师说："热处湿中，湿不化则热不退，湿乃有形有质黏腻之邪，最伤脾胃，湿邪久困，其气必虚，脾虚又生湿，脾越虚，湿越重，虚邪多实邪，同流合污，缠绵因循，正气日衰。今邪势鸱张，正气细微，破舟重载，论治之法，湿邪固可药以化之，但实邪由虚邪而来，欲化虚邪，必振脾气，脾气赖谷气以健，今胃受湿困，又因每日服药，药味败胃，食欲全无，脾气何以得振？为今之计，只有醒胃，其他方法都是隔履抓痒也，立方当择胃所喜者而投之。"处方：鲜佩兰、鲜佛手、代代花、甘草、炒麦芽、生薏苡仁、醋小半匙（分冲），嘱每煎药作 3 次分服，宁少勿多。归途中，学生问："湿忌酸涩，用醋何意？"马师答："药有性味，此方重在取味，胃畏苦臭，而喜芳甘，微酸之味，可以开胃，如空间湿雾弥漫，必须风吹方得舒爽，风属木，在味为酸，取其意也。"3 日后复诊，患者热退瘩收，苔转薄腻，已坐靠床头吃粥，众皆说：此奇方也。马师说："用药得当，四两可拨千斤，但必须详究端末，方可变法运用，否则还当以常法治疗为是。"（《江苏省中医院名医验案医话精萃》）

　　评析：湿温病多见于长江中下游雨湿之久困之地，其治疗用药，难以把握得当。阅读本案，对其病机分析脾胃虚实，以及选方用药，都有一定的参考价值。

　　（二）防范措施——注意类证鉴别

　　1. 湿重于热证、湿热并重证与热重于湿证　　湿温乃湿中蕴热，蒸酿为患，其辨证的关键在于辨清湿与热之孰轻孰重，治疗也是根据湿热的偏盛和病位之所在，或以化湿为主，或清热化湿并进，或以清热为主。总之，使湿热分解，其中尤其讲究化湿的方法。湿重于热证，以身热不扬、胸闷脘痞、身重肢倦、口淡不渴或渴不多饮、苔白腻、脉濡缓等为症状特点，又有邪遏卫气，邪阻膜原，湿困中焦，湿浊蒙上，湿阻肠道等不同证型。其中卫气同病者，治宜芳香辛散，宣化表里湿邪，方如藿朴夏苓汤等；湿浊郁伏膜原者，治宜疏利透达膜原湿浊，方如雷氏宣透膜原法等；湿阻中焦，脾胃升降失司者，治宜燥湿化浊，方如雷氏芳香化浊法；湿邪久困，蒙上流下，泌别失职，治宜先予芳香开窍，方如苏合香丸，继进淡渗利尿，方如茯苓皮汤等；肠腑湿郁气结，传导失司，则当宣通气机，清化湿浊，而非一般苦寒攻逐所宜，方如宣清导浊汤。

　　湿热并重证，则以身热不退、脘痞口渴、便尿黄或神志昏蒙、舌苔黄腻，脉濡数或滑等为症状特点，又有湿热蕴毒，湿热中阻，湿热酿痰、蒙蔽心包等不同证型。其中湿热蕴毒者，治宜清热解毒与化湿并进，方如甘露消毒丹等；湿热俱盛，中阻脾胃者，治宜苦辛通降，分解湿热，方如王氏连朴饮等；湿热酿痰、蒙蔽心包者，治宜清热化湿，豁痰开蔽，方如菖蒲郁金汤等。

热重于湿证，多为湿温病久，湿邪渐趋化热而成热重湿轻之候，证见高热面赤、口渴欲饮、身重脘痞、苔黄微腻、脉象滑数等，治以辛寒清泄阳明为主，兼以苦燥化太阴脾湿，方如白虎加苍术汤。

值得一提的是，辨湿热的轻重，舌苔不失为辨证的重要依据，当于临证时细加体悟。

2. 邪遏卫气证与邪阻膜原证　两证均有恶寒发热、身重脘痞之症，但寒热的类型与汗的程度有所不同。邪遏卫气证以恶寒少汗，身热不扬，午后热象较显为特征，为湿热交争，卫气同病见证，治以芳香辛散，宣化渗利，使表里之湿从内外分解，方如藿朴夏苓汤、三仁汤等。本证临床尚须与风寒证、食滞证、阴虚证相鉴别，其发热恶寒，头痛少汗，类似风寒表证，但脉不浮紧，项不强痛，且有胸脘痞闷等湿阻之象，当以鉴别；而胸闷脘痞又有似食滞见证，但无嗳腐食臭，可资鉴别；午后热甚，状若阴虚，但无五心烦热、舌红少苔，亦可分辨。

邪阻膜原证以寒热往来，寒甚热微，身痛有汗为特征，是邪正反复交争的结果，湿浊偏盛，阳气受郁，故恶寒较甚而发热则微，阳气渐积，郁极而通，则恶寒消失而发热汗出；由于湿浊较甚，非一般化湿之剂所能奏效，须投以疏利透达之法，以开达湿浊之邪，方如雷氏宣透膜原法等；运用本法时要特别注意中病即止，一旦湿开热透，热势转甚，即转手清化，以免助热伤津，而致痉厥之变。此外，本证寒甚热微、身痛有汗、手足沉重，均为湿邪困阻，阳气郁而不伸的表现，这与伤寒寒邪束表，恶寒身痛无汗者截然不同，当须鉴别。

3. 湿困中焦证与湿浊蒙上、泌别失职证　两证均有身热不扬，脘痞呕恶，渴不多饮，舌苔白腻见证，系中焦湿浊内困之象。但湿困中焦证以湿浊偏盛，阻滞中焦，脾胃升降失司为主要机制，除上述症状外，尚伴见大便溏泄，小便浑浊，为湿浊趋下的表现。而湿浊蒙上、泌别失职证则为中焦湿浊久困所致，为湿困中焦证的进一步发展，由于湿遏热蒸，清阳受阻，清窍被蒙，故伴见热蒸头胀、神志昏迷；湿浊下注，泌别失职，故尚有小便不通。医者可从病变的发展过程及症状特点上推断其病机重点所在，前者以燥湿化浊为治，切不可早投寒凉而闭郁湿浊；后者则应先以芳香开窍，继进淡渗利湿，以使小便通行，湿浊下泄。

4. 暑温暑湿困阻中焦证与湿温热重于湿证　两者在临床表现上很难区分，均有高热口渴，面赤心烦，汗多溺短，脘痞身重等热重于湿的征象，但可以从发病过程加以辨别。暑温暑湿困阻中焦证初起即可见到症状，其病变较为迅速，病势较为急剧；而湿温热重于湿证则有一个较长的发病过程，病势较为缠绵。在治疗上，虽都以清热化湿为治，均可用白虎加苍术汤加减，但亦有所侧重,暑温之证要注意运用芳化渗利之品,以恐湿邪不祛;湿温之证要注意在津伤不甚的情况下,注重苦寒泻火药的使用,以免热邪难除。

【辨病施治失误】

（一）疾病误诊误治

1. 伤寒、副伤寒　伤寒是由伤寒杆菌引起的急性肠道传染病,以持续菌血症、网状内皮系统受累、远端回肠微小脓肿及溃疡形成为基本特征。典型的伤寒,其临床表现包括持续高热、腹部不适、肝脾肿大、白细胞低下,部分患者有玫瑰疹和相对缓脉。其他沙门菌感染,特别是副伤寒甲、乙、丙也可引起类似伤寒的临床表现,统称为副伤寒。本病主要是病原随血流播散到全身各器官而引起,而临床常根据其肠道症状而误诊为单纯的肠道局部病变;或与其他以发热为特征的疾病相混淆,如病毒感染、疟疾、粟粒性结核、革兰阴性杆菌败血症、霍奇金病、布鲁氏菌病等,从而发生误治。

2. 沙门菌感染　沙门菌感染是除伤寒、副伤寒以外其他沙门菌引起的急性传染病,可出现胃肠炎、伤寒、败血症及肠外灶性感染等多种症候群。本病症情复杂多样,各种证候群可重叠出现,给诊断和治疗带来一定的难度,尤其会误诊为其他原因引起的急性胃肠炎或败血症等,也易与伤寒或副伤寒相混同,从而影响治疗效果。

3. 钩端螺旋体病　参见暑温。

4. 流行性感冒　流行性感冒是由流感病毒引起的急性呼吸道传染病,病原体为甲、乙、丙三种流行性感冒病毒,通过飞沫传播,临床有急起高热、乏力、全身肌肉酸痛和轻度呼吸道症状,病程短,有自限性,老年人和伴有慢性呼吸道疾病或心脏病患者易并发肺炎。本病诊断主要靠病原学检查,须与症状相似的其他病毒性呼吸道感染、钩端螺旋体病,以及流行性出血热、肺炎双球菌肺炎、麻疹等病的初期阶段相鉴别。

5. 急性血吸虫病　血吸虫病是寄生于人体静脉系统所引起的疾病,流行于我国的主要是日本血吸虫。其中急性血吸虫病的发病有明显的季节性,多为夏秋季接触疫水而发,并可产生上消化道出血、肝性昏迷、各种感染等多种并发症。临床须结合流行病史和症状特点,与伤寒、副伤寒、阿米巴脓肿、结核性腹膜炎、粟粒性肺结核、败血症等疾病相鉴别,以免误诊;流行区的癫痫发作者,应考虑脑型血吸虫病的可能。

（二）防范措施——掌握辨病要领

1. 伤寒、副伤寒　伤寒的潜伏期一般在 10 天左右,其长短与感染菌量有关,食物性爆发时可短至 48 小时,而水源性爆发时可长达 30 天,临床凡原因不明的高热持续 1~2 周不退者,均应想到本病的可能,尤其在夏秋季或最近有流行区逗留史者;而特殊的中毒面容,相对缓脉,肝脾肿大,玫瑰疹,白细胞低下,嗜酸性粒细胞消失等,高度提示本病。检出致病菌是确诊的唯一依据。疾病早期以血培养为主,曾用抗菌药物治疗、血培养阴性者应做骨髓培养。对临床经过典型血培养阴性的患者,肥达反应有诊断价值,应结合流行病学资料、临床及实验室检查结果综合考虑。副伤寒的临床表现与伤寒类似,但症状较轻;流行病学特点与伤寒相同,但潜伏期较短,且多为急性起病。

2. 沙门菌感染 本病潜伏期与感染的细菌及临床类型有关,食入染菌食物后 8~48 小时发生胃肠炎症状,如感染菌量大,多在 12 小时内发病,小量感染因病原体繁殖需要时间稍长,潜伏期可在 48 小时左右;败血症型与伤寒型潜伏期为 1~2 周。沙门菌感染的胃肠炎伴明显发热,且时间较长;有不洁饮食(尤其是动物性食物)史,而大便常规及血白细胞计数基本正常时应怀疑本病。从排泄物及可疑食物中分离到病原菌即可确诊。

3. 钩端螺旋体病 参见暑温。

4. 夏季流行性感冒 本病流行特点是突然发生、发病率高、迅速蔓延、流行过程短但能多次反复,患者是主要的传染源,并通过空气飞沫传播,人群对流感病毒普遍易感。本病的潜伏期一般为 1~3 天,临床可见急性高热,体温可达 39~40℃,全身症状较重而呼吸道症状并不严重;高温一般持续 2~3 天内渐退,全身症状逐渐好转,但鼻塞、流涕、咽痛干咳等上呼吸道感染症状开始显著,症状消失后,体力恢复较为缓慢。当流感流行时诊断较为容易,可根据接触史、集体发病史及典型的症状和体征诊断;而散发病例则不易诊断,一般在短时期内出现较多的上呼吸道感染患者,应考虑流感的可能,应做进一步检查,予以确定。

5. 急性血吸虫病 疫水接触史是诊断本病的必要条件,患者的籍贯、职业、居住史,以及是否到过疫区和是否接触过疫水,对确立诊断都有重要参考价值。根据急性血吸虫病的临床特点,在流行区于夏秋季节的发热患者,如有游泳等长时间、大面积接触疫水史并伴有尾蚴皮炎、荨麻疹史,或肝肿大伴压痛,或腹痛、腹泻等,或血中白细胞总数与嗜酸性粒细胞显著增多者,均应考虑本病的可能。

【文献摘要】

1. "湿温者,先伤于湿,而后伤于暑也。……湿温何以不可发汗?盖因湿邪在胸,已自有热,又遇暑气客之,两热相侵,犹未混合,为一汗之,则两邪混合,闭塞经络,不死何待耶!"(《医学传灯》)

2. "湿温大忌早清,必验之于舌,舌绛似燥,手扪之仍润者,或细察之有浮腻者,胸闷反复不宁者,口渴不欲多饮者,表热绵绵不扬者,此皆早清之咎。必仍当芳香二陈等品,或可加入厚朴,催其悉从火化,然后黑膏一投,疹布而

热解矣。"(《留香馆医话》)

3. "湿热病属阳明太阴经者居多,中气实则病在阳明,中气虚则病在太阴。""湿热证,始恶寒,后但热不寒,汗出胸痞,舌白,口渴不引饮。""湿热证,发痉,神昏笑妄,脉洪数有力,开泄不效者,湿热蕴结胸膈,宜仿凉膈散;若大便数日不通者,热邪闭结肠胃,宜仿承气微下之例。""湿热证,壮热口渴,自汗身重,胸痞,脉洪大而长者,此太阴之湿与阳明之热相合,宜白虎加苍术汤。""湿热证,湿热伤气,四肢困倦,精神减少,身热气高,心烦溺黄,口渴自汗,脉虚者,用东垣用清暑益气汤主治。"(《温热经纬》)

4. "湿温之为病,有湿遏热伏者,有湿重热轻者,有湿轻热重者,有湿热并重者,有湿热俱轻者,且有夹痰、夹水、夹食、夹气、夹瘀者。临症之时,首要辨明湿与温之孰轻孰重,有无兼夹,然后对证发药,随机策应,庶可用药当而确收成效焉。"(《全国名医验案类编》)

第二节　妇科常见病证

一、月经过多

【概述】

月经过多又称经水过多、月水过多,是指月经量明显超过正常量,月经周期却正常的病证。月经过多与崩漏的区别是:崩漏是指不在经期内的阴道大量出血或淋漓不净;月经过多则是在月经期间的出血量过多,虽然月经周期提前或推后,或经期延长,但仍保持一定的规律。当然月经过多迁延日久,经血不绝也可发展为崩漏的。

现代医学中所说的排卵型功能失调性子宫出血症引起的月经过多,与本证类同。

【辨证论治失宜】

（一）救误病例举隅

病例1: 蔡某,24岁,未婚。近3个月来,每次月经来潮血量明显增多,色紫质稠有血块。自述经前即有小腹胀痛,腰酸,并伴有心烦、急躁、易怒、纳差、倦怠等症状,舌苔薄白,舌质偏红,脉象沉细而弦。前面用药皆因腰酸、纳差、乏力而以脾肾不足,冲任失固立法,用健脾补肾固冲调经治疗,效不明显。本次月经已行4天,仍量多不绝,余细从经色、经质分析,经色紫红而质稠有血块,显然属于血热气滞之证,故改从清热凉血,理气调经治之,用清经散加减:地骨皮、青蒿、黄芩、白芍、乌药、川楝子各10g,木香6g,用2剂后血止,继用5剂。以后月经量趋向正常,半年未发。

评析： 辨别月经病证寒热虚实的主要依据应是月经的期、量、色、质，而其全身症状只能作为参考。本病例前面仅以腰酸、乏力、纳差，就使用健脾补肾固冲等药为治，没有从经色紫、质稠、有血块症状采取清热、凉血、理气方药施治，所以效果不明显。

病例2： 张某，29岁，月经过多2个月。病起于"人流"术之后。前医以其经血色淡、质稀、无块、无异常气味，而作气血亏虚，胞脉不摄，用补中益气汤加鹿角胶、艾叶，服药后血量基本正常，以为病已痊愈，未再继续服药治疗。次月月经来潮，血量又增多，又继续使用原方治疗3月之久，结果不仅未愈，反而月经来潮量多如冲，于是转入我院治疗。余诊时，见其血量多，色深红，有血块有臭秽，伴小腹坠痛，面色苍白，纳呆神疲，心烦口干、情绪急躁，舌苔薄黄，质暗，脉细弦数。综合以往病史，以及现有脉症，表明病理已由虚转为实证，在气虚之中夹有湿热、瘀滞，遂以益气化瘀与清热利湿并用。处方：太子参15g、山药15g、败酱草30g、连翘10g、黄芩10g、黄柏10g、生地黄12g、车前草12g、益母草15g、制香附10g、失笑散10g（包）、三七粉15g（冲服）。服2剂后血量即减，5剂后血止，以后月经量即恢复正常。

评析： 止血是经血过多不可或缺的一种治法，但止血药的选择和使用时间是很有讲究的：一般来说，处在行经期，除正常经血外，若血量过多时，可以适当加些摄血、止血药的，目的是减少出血；而在经净之后，则需要针对病的原因进行调治，杜绝虚、热、瘀的发生；使用止血药最适合的时间，是在经前3~5天。药物剂量应从小剂量开始，随着经期血量的增多而增加，连续用5~7天即可。如此调治3个月（周期）为一疗程。若止血固冲药用时过多或太长，不仅影响正常月经的排泄，而且容易产生留瘀之患。如果月经已净还在使用止血药，就不妥当了，也达不到治疗的目的。

（二）防范措施——注意类证鉴别

1. 肝肾阴虚月经过多证与肝郁化火月经过多证　两者皆有热迫血行，先期量多，血色红之症，但肝肾阴虚属阴虚火旺证，其血红质清，腹痛不显，伴有颧红、潮热、盗汗、五心烦热，舌质红，少苔或无苔，脉细数等症，治宜滋阴凉血固经，方用两地汤、左归丸加减；肝郁化火证，属实火，其经血鲜红或深红、质黏稠，并夹有瘀块，经行时少腹胀痛，乳房作胀，兼心烦口苦，急躁易怒，头晕头痛，舌红苔黄，脉弦数，治宜清热凉血，疏肝解郁，方用丹栀逍遥散加减。

2. 脾气虚弱月经过多证与冲任虚寒月经过多证　两者皆属虚证，血淡红，神疲乏力，脉弱等，但前者以气不摄血为主，其临床表现除月经提前量多、血淡红、小腹坠胀外，还可见到四肢懒惰，带下稀薄，纳呆腹胀，舌淡苔白，脉细弱无力，治宜补中益气，升提固摄，方用举元煎、归脾汤加减；后者以肾阳虚,胞宫虚寒,冲任失固为主,以经量过多,血稀,色淡暗,夹有瘀块,少腹冷痛,喜温喜按和形寒肢冷,带下清稀,大便稀溏,夜尿频多,舌质淡,脉沉迟或沉微为主症,治宜温补肾阳,养血固冲,方用温经汤加减。

3. 湿热下注月经过多证与瘀血内阻月经过多证 两者均有邪实阻滞。其湿浊秽毒之邪侵袭胞宫,久郁化热,迫血妄行,经血过多者,有湿重和热重两种情况。湿重者经血多偏红,并夹有黏液,带下色白或微黄,伴胸闷、肢体困重或虚浮,苔白腻或薄黄腻,脉濡滑,治宜清热化湿,方用清肝止淋汤加减;热重者,经血紫红或紫暗,质黏稠,带下黄浊,其气臭秽,阴部瘙痒,舌苔黄腻,脉滑数,治宜清热化湿,方用龙胆泻肝汤加减。瘀血内阻,络伤血溢而月经过多者,其血色紫黑,有血块,小腹刺痛拒按,舌质有瘀点或紫暗,脉细涩,治宜活血化瘀止血,方用失笑散加益母草、茜草、血余炭等。

【辨病施治失误】

（一）疾病误诊误治

1. 全身性消耗性疾病引起月经过多 全身性的消耗性疾病,如肝功能损害、营养不良等引起月经过多,当以治病为主,若作月经过多治疗,容易发生误治。

2. 血液病的月经过多 血液病,如再生障碍性贫血、血小板减少性紫癜、白血病等,均可见到月经过多,当先明确其病,防止误治。

3. 生殖器官疾病月经过多 如盆腔炎、子宫内膜炎、子宫内膜息肉、子宫肌瘤等皆可导致月经出血过多,应进行有关检查,防止误治。

4. 异物导致出血过多 如宫腔置节育环或服避孕药或不规则地使用性激素,皆可出现突破性出血,若不了解这方面的情况,极易发生误治。

（二）防范措施——掌握辨病要领

1. 再生障碍性贫血 本病出血多,易致感染,如口、咽、颈部疖痈,甚至发生肺炎、败血症等。有全身出血,如皮肤、黏膜紫癜,皮下溢血,贫血,网织红细胞减少等特点,根据病情和实验室检查可做出诊断。

2. 血小板减少性紫癜 本病以皮肤瘀点或瘀斑为主要见症。常伴有齿龈出血、衄血。实验室检查血小板低于正常值。

3. 子宫肌瘤 子宫肌瘤瘤体较大,特别是长在肌层内的肌瘤,多发生月经过多。妇科检查及腹部可触到肿物。B超、子宫输卵管碘油造影和内窥镜可直接做出诊断。

其他疾病包括宫腔置节育环引起的月经过多,可通过询问病史和有关妇科检查而做出诊断。

【文献摘要】

1. "止血不忘化瘀""固冲任不忘滋肝肾""统摄经血不忘补脾益气"已故

上海名医朱南山验方"将军斩关汤"用药即有此三个特点。用此方加减治疗经水淋漓不断均有效果。其方用熟大黄炭 3g,生熟地黄各 9g,蒲黄炒阿胶 9g,茯神 9g,焦谷芽 9g,仙鹤草 18g,黄芪 45g,炒当归 9g,白术 45g,巴戟天 9g,另用藏红花 0.9g,三七末 0.9g,红茶汁送服。原方注:治严重血崩,虚中夹实者。(《北方医话》)

2. "妇人童幼,天癸未行之间,皆属少阴,天癸既行,皆从厥阴论之;天癸既绝,乃属太阴经也。"(《河间六书》)

3. "妇人有经水过多,行后复行,面色萎黄,身体倦怠,而困乏愈甚者,人以为血热有余之故,谁知是血虚而不归经乎?"(《傅青主女科》)

二、痛经

【概述】

凡在经期或经行前后发生的周期性小腹疼痛,或痛引腰骶部,严重影响日常生活与工作者,称为痛经。痛经既有原性(功能性,初潮即痛)又有继发性(因病而生)。

引起行经腹痛的原因很多,机理也较复杂,既与患者的体质、经期及经期前后的特殊生理变化有关;又与感受的各种病因及生活习惯相关联。月经前后气血生理变化与病因交织在一起,于是发生的时间,程度的轻重,均有所不同。

痛经的性质及病理不外乎下列两大类:一是瘀阻性疼痛,即由冲任、胞宫、气血瘀阻,经血流通不畅而发生的"不通则痛";二是失养疼痛,即冲任胞宫虚寒,失于温煦和濡养而发生的"不荣则痛"。前者由气滞、寒凝或湿热内结所致,属实证疼痛,经前、经期较常见;后者多由子宫虚寒、气血不足或肝肾亏损所致,属于虚证疼痛,多在经期或经后出现。

此外,痛经的病变,还有在气分与血分之别,寒热虚实和在气、在血的不同,所有这些都是临床辨证、处方用药需要注意的地方,如有疏忽或辨识不清,均易发生失误。

子宫内膜异位症、盆腔炎、宫腔内膜粘连及宫内异物等,其经期疼痛也十分显著。

【辨证论治失宜】

(一)救误病例举隅

病例1:一妇人,每次经行腹部疼痛,用逍遥散加行气之品无效,复用理气化瘀药不仅无效,而且经后亦痛,经多方治疗不能根治。细察病情,见痛时有形寒,面色不华,心悸不宁,乃属荣卫不和,方用小建中汤。桂枝 6g,甘草 3g,白芍 10g,饴糖 20g,姜 3 片,大枣 5 个,3 帖痛止,以后经至无腹痛之苦。

（《长宁医萃》）

评析：此为营血不足所致的痛经，治宜温补气血。而用逍遥散理气化瘀，不仅无效而且痛势更甚，可见分清虚实是治疗痛经的关键。

病例2：某绸缎店主人之女。主诉：素娇养成性，常以小事违意而气恼拒食。年方及笄，天癸至而经水涩少，少腹疼痛。初未介意，后恒2~3月一潮，腹痛之象递进，且形羸少寐，烦急便艰，舌红苔黄，脉弦滑带数。问医求药，类皆以血虚寒凝议温补辛通，屡治不验，求医于先生。辨证：诊曰：病本在肝象气郁，夹湿热下注血室，血分瘀阻，因发并月和居经之象，腹痛缠绵之疾。治法：解郁疏肝，行气散瘀，清利湿热之法。处方：生石决明、赤小豆、丹皮、制香附、郁金、川楝子、乌药、盐橘核、丹参、延胡索、车前子，配鲜藕、左金丸（布包煎）、醒消丸（分吞）。在每月经来前5日服药，至经完后停药，即在旬日左右内，每日进1剂，余则辍服。遵法调理两月，经事以时下，腹痛不复再作矣。（《中国现代名中医医案精华》）

评析：肝郁化火，湿热下注所致的痛经，应以解郁、清肝、化湿等采取综合治疗。若用温通，以热治热，就不符合病情，也不会生效。

病例3：吕某，患月经不准已10余年。周期或早或迟，血量亦或多或少，平时小腹重坠作痛，经前半月即痛渐转剧，既行痛止，经后流黄水10余天。结婚9年，从未孕育。近个月月经未行，按脉沉数，舌苔黄腻，面黄不荣，知本体脾湿素重，先予温脾化湿，和血调经，双方兼顾。

处方：白术、桂枝、当归、泽泻、香附各二钱，茯苓、益母草各三钱，川芎、延胡索各一钱五分，3剂后舌苔化薄，觉腰腹痛，有月经将行之象。

接予：当归、白芍、白术各二钱，官桂、川芎、苏叶各一钱五分，炒干姜、炒木香各一钱，吴茱萸八分，益母草三钱，温经和血。服后未见变动，因之细询问病因：冬令严寒，适逢经期，又遇大惊恐，黑夜外出，避居风雪野地，当时经水正行而停止，从此月经不调，或数月一行，血色带黑，常患腰痛，四肢关节痛，白带多等症。据此由内外二因成病，受惊恐而气乱，感严寒而血凝，治亦宜内调气血，外祛风寒，遂予虎骨木瓜丸，早晚各二钱，不数天月经行而色淡夹块，小腹觉胀，脉象沉迟。方用：金铃子散、四物汤去地黄加桂枝、吴茱萸、藁本、细辛。经净后仍予虎骨木瓜丸，经行时再予金铃子散和四物汤加减。如此更迭使用，经过3个月的调理，至6月初经行而血色转正常，量亦较多，改用桂枝汤加味调和荣卫。因病情基本好转，一段时间用八珍丸调补。此后或因劳动或其他因素，仍有痛经症状，治法不离温经和血，平时兼见胃痛、腰痛和腹泻等症，则另用温中化浊、活络等法，随证治疗。由于症状复杂，病史较长，经1年多诊治，逐渐平静。于1957年4月始孕，足月顺产。（《蒲辅周医案》）

评析：临床上如果见到治疗效果不明显，就应该重新审查发生痛经的原因。本例经过审证求因，得知由于经期遭恐，又受严寒而经乱渐停，诸证丛生，故改用内调气血，外祛风寒合治之法，病情逐渐好转，调理 1 年后，不仅沉痼久病治愈，而且喜得贵子。

病例 4：朱某，35 岁。自幼禀赋不足，体弱多病。14 岁时月经初潮起，即感行经前后少腹隐痛，时有胀痛和刺痛。经期则口干心烦，两肋胀痛。22 岁结婚后，痛经之症日趋加重，经期提前，经量减少，经色紫暗并有血块，至今 10 余年未孕。后经某医院检查发现阴道后穹窿左侧可触及有痛感结节 3 粒，均为黄豆大小，诊断为"子宫内膜异位症"。遂多次邀中医诊治，皆云"血瘀癥瘕"之证而服用水蛭、虻虫、三棱、莪术之类甚多，不但无效，反使病情更重。吾闻其病情及诊治经过，又查其舌质暗红，诊其脉弦而细。细思前医之误何在？忆及张介宾《景岳全书·经脉诸脏病因》曾云："凡治经脉之病，或其未甚则宜解。初病而先其所因，若其已剧，则必计所归而专当固本，甚至脾肾大伤，泉源日涸，由色淡而短少，由短少而断绝，此其枯竭已甚也。昧者无知，犹云积血，而通之破之，祸不旋踵矣。"

此证乃肝血不足，气郁血瘀，疏泄失常，瘀阻胞脉所致，前医反妄投温燥破血之品，正违此训，岂不适得其反？我以为当养血疏肝为法，并配合行气化瘀以为治，遂选《证治准绳》所载之交加地黄丸加减（生地黄 30g，老姜 15g，延胡索 10g，当归身 10g，白芍 12g，没药 9g，广木香 6g，桃仁 12g，潞参 15g，制香附 12g，鸡血藤 15g，炒大黄 6g，鲜韭菜根 15g），水煎汁送服三虫二甲散［蜣螂 1 对，红糖水拌炒，土鳖 5 个酒炒，九香虫 5 个，生鳖甲 15g，炒穿山甲（用替代品）5g，山楂肉 15g，共研细末，使之均匀即成］，每次 5g，每日 3 次。进药 20 剂后，经行好转，痛经消失，其他症状亦大减。继以 10 剂，诸症痊愈，竟收全功，妇检查，阴道后穹窿左侧结节完全消失。（《南方医话》）

评析：先天禀赋不足，血虚夹瘀痛经，当以养血疏肝，佐以行气化瘀为治。若泥于"子宫内膜异位症"属"血瘀癥瘕"之说，而一味地使用通经活血，不一定能取得效果。痛经病理，有虚实之分，治疗用药亦要分清虚实才能有效。此外，女性生殖器官异常、畸形，以及孕、产和病变过程中留下的后遗病变，如宫腔粘连等，单靠中药也很难治愈的。

（二）防范措施——注意类证鉴别

1. 气滞血瘀痛经与湿热瘀结痛经　两者均为胞脉瘀阻性疼痛，有实证的表现，多发生在经前或经期。但气滞血瘀性痛经以小腹胀痛、拒按，坐卧不宁，月经量少，色紫暗有血块，经行不畅，血块排出后痛减为特点，伴见急躁易怒，胸胁乳房作胀，舌质紫暗或舌边尖有瘀斑，脉弦或弦涩等症。治宜理气活血，化瘀止痛，方用膈下逐瘀汤、桃仁承气汤加减。湿热瘀结痛经以小腹灼痛而胀,按之痛增,或伴腰骶部胀痛,经色暗红,质稠有血块,或伴有低热起伏,带下黄稠,有异味,舌红苔黄腻,脉弦数或滑数等症,治宜清热化湿,消瘀止痛,方用清热调血汤、二妙散加减。

2. 寒凝血瘀痛经与胞宫虚寒痛经　　两者均有寒象,均有经期小腹冷痛。然寒凝血瘀痛经属实寒证,多由寒、湿、风、冷内侵,凝泣经血,阻滞冲任胞脉所致,以经前、经期小腹冷痛或绞痛,得热而痛减,按之则痛甚以及经血量少,色紫暗有血块,块下则痛减为特点,全身症状有畏寒,肢冷,舌质紫暗,苔薄白而滑,脉沉弦或弦紧。治宜温经散寒,活血止痛,方用少腹逐瘀汤加减。胞宫虚寒是阳气不足,阴寒内盛,胞宫失于温煦,胞脉失于滋养而发生的痛经,属虚寒证,其证候除经行时小腹冷痛,得热痛减外,多喜温喜按,月经量少而质稀色淡,伴有腰膝酸冷,小便清长,舌淡苔白润,脉沉细无力。治宜温经暖宫,调经止痛,方用温经汤、艾附暖宫丸加减。

3. 气血虚弱痛经与肝肾亏损痛经　　两者均为虚证,乃冲任胞脉失养性的疼痛,且疼痛的时间均在经期、经后,以小腹隐痛,月经量少,质稀色淡为特点。但气血虚弱的痛经以空痛,喜按喜揉,面色萎黄,舌淡,边有齿痕,苔薄白,脉细弱为辨证要点。治宜益气养血,调经止痛,方用十全大补汤加减。肝肾亏损的痛经则伴有腰骶疼痛,色淡暗质稀,头晕耳鸣,舌红少苔,脉沉细弱等症。治宜补益肝肾,养血止痛,方用调肝汤加减。

【辨病施治失误】

（一）疾病误诊误治

1. 生殖器官发育不良　　如子宫颈口与子宫颈狭窄、子宫位置过度前屈与后倾、子宫畸形生长与宫腔粘连性病变等,均可因经血排出受阻、不畅或经血潴留,刺激子宫收缩而引起痛经。子宫收缩不协调,或合并血管供血功能异常,造成生殖器官组织缺血、缺氧,也可发生痛经。这类痛经运用一般的中药治疗是难以治愈的。

2. 生殖器官器质性疾病引起的痛经　　如子宫内膜异位症、子宫肌腺症、盆腔炎、宫内异物等引起月经期的小腹疼痛。若缺乏相应的检查,诊断又不够明确,多易发生治疗上的偏误。

3. 内分泌失调性痛经　　如子宫内膜前列腺素含量增高,引起的痛经。若不注意诊断,易作一般痛经诊治。

此外,某些神经类型不稳定者,由于对疼痛十分敏感,耐受力较差,所以每次月经来潮就大叫大喊,这就不宜当作痛经治疗,防止发生不必要的误治。

（二）防范措施——掌握辨病要领

1. 子宫内膜异位症　　本病月经来潮腹痛属于继发性的痛经。因其疼痛呈进行性加重,且向肛门、阴道、会阴及大腿部放射。经血量多,经期延长和出现性交疼痛。妇科三合诊检查子宫后壁、子宫骶骨韧带或子宫直肠窝处可扪及单个或多个触痛之结节,即可做出诊断。

2. 子宫肌腺症　也属继发性痛经,也呈进行性加重。但妇科检查有子宫呈均匀性增大,或有局限性突出;子宫大小相当于妊娠 8 周以上,甚至 12~13 周的大小;子宫质地较硬,月经前增大稍软,并有压痛,月经后缩小等特征性症状,即可做出诊断。子宫碘油造影、B 超也有助于做出诊断。

3. 盆腔瘀血症　本病是慢性盆腔静脉瘀血引起的病变。以下腹坠痛,低位腰痛为主症。可因体虚、长期站立、手术、体外射精避孕等造成静脉淤滞而发生。表现为子宫体一致性肥大,变软,充血,宫颈呈紫蓝色,或有举痛感,有瘀血斑点及浆膜下水肿等。

【文献摘要】

1. "经前腹痛,无非厥阴气滞,络脉不疏,治以疏肝行气为主,但须迭用血中气药,如香附、乌药、元胡之类,不可专恃辛温香燥。……惟为寒惟热,更当以其他证参之,必不能仅据绞痛一端,概指为寒湿而浪投温燥。""若以阵痛乍作乍止,即定为血热气实,则殊不然,是当以脉证互参,方有寒热虚实可辨。"(《沈氏女科辑要笺正》)

2. "凡经来腹痛,在经后痛,则为气血虚弱;经前痛,则为气血凝滞。若因气滞血者,则多胀满。因血滞气者,则多疼痛。更当审其凝滞作胀痛之故,或因虚、因实、因寒、因热而分治之也。"(《医宗金鉴》)

三、闭经

【概述】

女子年逾 18 周岁,月经尚未来潮者,称为原发性闭经;已行经后又停闭达 3 个月(周期)以上者,称为继发性闭经。

引起闭经的原因很多,病机也较为复杂,但归纳起来,不外乎虚实两端。虚者精血不足,血海空虚,无血可下,多因肝肾气血虚损,包括肾气未充、失血、房劳、多产及误用攻伐之药,以致精血枯竭,古人称之为"血枯"证;实者邪气阻碍脉道,经血不得下行,包括肝郁气滞或寒凝血瘀、痰浊闭塞胞脉,古人之为"血隔"证。故闭经之治当审清血枯、血隔之不同病理。若识证不清,用药不当,均可发生失治与误治。

各种慢性消耗性疾病,营养不良等亦可导致闭经,当注意辨别。

【辨证论治失宜】

(一)救误病例举隅

病例 1:一室女,年十七,历久不愈。天癸未通,发热咳嗽,饮食少思,欲用通经丸。余曰:此盖因禀气不足,阴血未充故耳。但养血,益津液,其经自行,彼惑于速效,仍用之。余曰:非其治也。此乃剽悍之剂,大助阳火,阴血得之则妄行,脾胃得之则愈虚。后果经血妄行,饮食愈少,遂致不治。(《济阴纲目》)

评析:此女属于先天禀气不足,天癸未通,欲用通经丸,是不切实际的想法。当用大剂温补脾肾,充养精血,方能获效。

病例2:一女,年30,缘由4年前产后出血而昏厥,此后性欲减退,乳房萎缩,腋下及阴毛脱落,月经4年未来。经用雌激素、孕激素、活血化瘀类药物,均不见效。入院时面色苍白,浮肿,表情淡漠,反应迟钝,食少纳呆,毛发稀疏,舌淡少苔,脉沉缓。西医诊断为席汉综合征。余详审本案,属脾肾俱虚,治宜益先天,补后天,佐以消导。疏方:仙茅30g,淫羊藿30g,女贞子15g,墨旱莲10g,人参10g,黄芪15g,当归20g,枸杞子10g,焦三仙(炒谷芽、炒麦芽、炒山楂)各20g,大枣10枚,水煎服,4剂后食欲增加。用药1月,精神大振,浮肿消失,血红蛋白由8g/L上升到12g/L,闭经4年月经再次来潮。上方加减共服2月余,周期规律,月经正常。仍宗前法,开方令作丸剂,嘱服半年。月经有信,性欲正常。(《北方医话》)

评析:脾肾阳衰经闭,仅用雌激素、孕激素及活血化瘀的中药治之,对于这个患者来说,显然是治标不治本的做法。从患者的证候来看,属于脾肾阳虚,应该首先温养脾肾阳气,阳气充足则化生精血,精血满溢则方能月经恢复正常。

病例3:女子陈某,21岁,患闭经之症。常需注射黄体酮经始来潮。医者曾用逍遥无功,继用桃、红、泽兰之属活血祛瘀不效。审证而思,其女舌质淡而脉沉细,尺脉尤细弱,月事量少,常不用纸,显然冲任不足。"冲为血海,任主胞胎",血亏肾弱是其理也!处以四物汤增菟丝子、桑寄生、巴戟天,肉苁蓉,调治2月而愈。(《南方医话》)

评析:本例经闭发生的原因也是冲任不足,精血虚少。前医用逍遥疏肝活血治法,并不符合病情,经过细审舌、脉,再从经血量少,诊为精亏血少,用补养精血,调和冲任,药证相应,故能取得良好效果。

病例4:杨季登二女。俱及笄将字。长女病经闭年余,发热食少,肌削多汗。而成痨怯。医见汗多,误为虚也,投以参术,其血愈锢。余诊时见汗出如蒸笼汽水,谓曰此症可疗处,全在有汗。盖经血内闭,止有从皮毛间透出一路,以汗亦血也。设无汗而血不流,则皮毛干槁而死矣。宜用极苦之药,以敛其血入内,而下通于冲脉,则热退经行,而汗自止,非补药所能效也。于是以龙荟丸日进三次。月余忽觉经血略至,汗热稍轻,始减前丸,只日进一次。又一月,经血大至,淋漓五日,而诸病全瘳矣。(《寓意草》)

评析:本例经闭发生在"多汗"之体,前医以汗多作虚论治,结果愈治病愈深重；后医识得此汗非同一般。从"汗为心之液""夺血者无汗"之血汗同源思考，是血分有热，逼血从皮毛而出，遂用苦药入心肝之窍道，助血液进入冲任之脉而取效。

病例5：梁某，21岁，未婚，苦于月经稀少，2年来常2~3月始一行，其量忽多忽少，腰痛神疲，腹胀不适而求治于医。医者始以为青年女子多为肾虚不足，投六味地黄汤增益母草、鸡血藤之类，其症不减。继又以为血瘀不畅，处以桃红四物汤增土鳖、泽兰冀其瘀血一去经水则通。如此治法数月均无建树。余细察该女，其证虽如上述，但舌边尖红脉象弦细而数，此为肝经郁热之故，改投丹栀逍遥散竟数剂而愈。（《南方医话》）

评析：此例本属肝经郁热经闭，却不被前医所识，仅以其腰痛（肾之府）神疲（气之虚）而作补肾通经治疗。乍一看，亦有道理，用药亦无挑剔之处。然而用药后"其症不减"，说明中必有误。后医从不效处细加诊察，发现舌红、脉弦细而数，找到了病机答案，于是改用清疏肝经郁热之治而愈。本案也说明复杂病证，必须脉证合参，全面分析，才不致有误。

病例6：李右，禀素沉静寡言，因经期郁怒而量减不畅，腹痛似割，年来经事愆期，间2~3月一行，色暗点滴即净，少腹胀痛时作，午后低热体倦。曾服疏肝理气、滋阴清热、养血调经等剂，未见效验。兹经阻5月，两少腹痛引胸胁，带多黄白质稠，心烦少寐，纳呆便艰，面色晦滞。舌质暗红，苔薄根腻，脉细略弦。先哲尝云："病有热象，脉反无热，是为阴伏，此瘀血也。"血实宜决之，当先行血化瘀，通利冲任。当归尾9g，杭川芎4.5g，京赤芍9g，红花4.5g，怀牛膝9g，制香附9g，蓬莪术9g，京三棱9g，制锦纹9g，桂枝3g，木通3g，凌霄花9g。

二诊：服药后经行，始则腹痛量少欠畅，翌日旋增，下块颇多，腹痛即除，低热已退，精神亦爽，唯腰酸神倦乏力。先贤认为瘀滞痰气食积，皆阻经候，必先去其病，而后当滋血调经。治宜扶土培元，养血调经。

生地黄12g，熟地黄12g，全当归9g，丹参9g，炒白术9g，杭白芍9g，白茯苓12g，炒杜仲9g，制黄精12g，柴胡4.5g，陈皮4.5g，党参9g。（《蔡氏女科经验选集》）

评析："决渠通闭"本是常识范围内的事。然而本例患经阻5个月之久，却不为所识，曾用理气、清热、养血都不见效，是缺乏辨别所致。直至诊为瘀血证，用行气活血化瘀，下血块颇多，病痛才除，再用扶土培元，养血调经而愈。可见识得其证，加以调养，对防止失误有何等的重要了。

病例7：一妇人，月事不行，寒热往来，口干颊赤，饮食少，旦暮间咳一二声。诸医皆用虻虫、水蛭、干漆、硇砂……之类。惟戴人不然，曰：古方虽有此法，奈病患服之，必脐腹发痛，饮食不进，乃命止药，饮食少进。《内经》曰：二阳之病发心脾，心受之则血不流。故女子不月。既心受积热，宜抑火、升水、流湿、润燥、开胃诱食。乃涌出痰一二升，下泄水五六行，湿、水上下皆去，血气自然淜流，月事不为水湿所隔，自依期而至矣。亦不用虻虫、水蛭之类有毒之药。如用之则月经总来，小溲反闭，他证生矣。凡精血不足，宜补之以食，大忌有毒之药偏胜而致夭阏多矣。（《济阴纲目》）

评析：此例痰湿经闭，诸医却不用化痰祛湿而用水蛭、虻虫攻逐积血，显然与上例不识病机而犯的是同样的错误。

病例8：一妇人，停食，饱闷，发热，或用人参养胃汤，益甚，再用木香槟榔丸，泄泻吐痰，腹中成块，饮食少思；又用二陈、黄连、厚朴之类，前症益甚，腹胀不食，月经不至。余以为胃气亏损，用补中益气加茯苓、半夏，三十余剂，脾胃健而诸症愈。又二十余剂而经自行。（《校注妇人良方》）

评析：食积用补，再用破气伤中，见症治症，药杂乱投，乃是无的放矢之举。此患者已属胃气亏损。故用补中益气培补脾胃才是正道。

病例9：一妇人，饮食后或腹胀或吞酸。彼服枳术丸，吞酸益甚，饮食日少，胸膈痞满，脚内酸痛，畏见风寒。又服养胃汤一剂，腿内作痛。又服二剂，腿膝浮肿。月经不行。余谓郁结所伤，脾虚湿热下注。清晨用四君、二陈、芎、归。午后，以前汤送服越鞠丸。饮食渐进，诸症渐愈。又用归脾、八珍汤，兼服两月余而经行。（《校注妇人良方》）

评析：肝郁脾虚湿热下注，当以疏肝健脾化湿。若用行气破滞，必使诸症加重，造成经血停闭不行。

病例10：某，脉弱无力，发热汗出，久咳形冷，减食过半，显然内损成劳，大忌寒凉，清热治嗽。姑与建中法，冀得加谷经行，犹可调摄。桂枝五分，生白芍一钱半，炙草五分，枣肉三钱，饴糖二钱，归身一钱半。（《临证指南医案》）

评析：阴血不足，虚火灼肺，经闭成痨，用寒凉药是不相宜的。

病例11：朱某，26岁，未婚。室女2年前因双侧卵巢巧克力囊肿剥离术后，经每愆期，量少欠畅，曾用西药人工周期治疗3个月，停药后经阻依然，两少腹痛似刀割，不能按抚，头痛面热，心烦易怒，现又停经3个月。脉沉细弦，舌红少苔，边有瘀斑。此乃瘀滞成癥，气机失宣，法当化瘀散结，理气通滞。全当归9g，川芎4.5g，炒丹皮9g，赤芍9g，怀牛膝9g，桂枝3g，桃仁泥9g，生大黄4.5g，莪术9g，红花4.5g，延胡索12g，败酱草15g。药后腹痛减轻，腑行即舒，经仍未转，带多气秽。脉细弦、苔薄腻边尖红，舌左边有青紫斑。瘀滞已久，尚须破坚通闭。当归尾9g，川芎4.5g，川牛膝9g，红花4.5g，桃仁泥9g，莪术12g，三棱9g，桂枝3g，月季花4.5g，穿山甲(用替代品)9g，皂角刺15g，生大黄4.5g。药后经行量畅，7天而净，腹痛微作，头痛、面热等恙均除。脉弦少力，苔薄质红。此胞脉虽通,而瘀滞未消,治宜扶正化瘀。潞党参12g,制黄精12g,生地黄9g,桂枝3g,炒丹皮9g,桃仁泥9g,赤芍9g,白术9g,皂角刺15g,穿山甲(用替代品)9g,白茯苓12g,女贞子9g,炒白术6g。(《蔡氏妇科经验选集》)

评析:此例用人工周期治疗未效,用化瘀散结,理气通滞,痛减之后更用破坚通闭及扶正化瘀治之方生效。一般来说,瘀滞内结,一时难以攻下,或下而不净,用药亦要量病的轻重而施。闭经既有病理性的原因,也有非病性或精神因素而发生的。还有生殖器官发育异常缺陷和假性闭经的等,当注意辨别。

按:育龄期妇女突然闭经,应该首先要排除早孕;使用活血调经药时,一定要在明确诊断的前提下,才可放心使用,防止失误带来麻烦。

(二)防范措施——注意类证鉴别

1. 气血虚弱闭经与肝肾不足闭经　两者皆为虚证,属精血匮乏,源竭流断。但气血虚弱闭经多由脾胃气虚,生化乏源;或月经后期、量少、色淡、质稀薄,渐渐演变而成,伴见面色㿠白或萎黄,神倦乏力,气短懒言或心悸不寐,或食欲不振,肌肤不润,毛发不泽,舌淡苔白,脉细弱无力。治宜补气养血调经,方用人参养荣汤加减。肝肾不足闭经,多见于肾气不足,体质素弱,月经初潮较迟的妇女,伴见体质虚弱,头晕耳鸣,腰酸腿软,舌淡苔少,脉沉弱或细涩。治宜补肾阴、温肾阳,养血调经,方用归肾丸加减。

2. 肝郁气滞经闭与阴虚血燥经闭　两者均有内热的症状。但肝郁气滞经闭属实热瘀证,且以精神抑郁,烦躁易怒,胸胁胀满,小腹坠胀,纳谷不香,舌红苔薄黄,脉弦等症状为特点。治宜疏肝理气,清热化瘀,方用四逆散加黄柏、牡丹皮、败酱草等。阴虚血燥经闭属阴虚劳热证,以形体瘦削,五心烦热,盗汗或咯血咽燥,舌红苔少,脉细数为特点。治宜养阴清热调经,方用加减一阴煎。

3. 瘀血经闭与痰湿阻滞经闭　两者均属实证。瘀血经闭除有气滞症状外,以小腹胀痛、拒按,舌质暗,有紫斑,脉沉涩为特点。治宜理气活血,化瘀调经,方用血府逐瘀汤加减。痰湿阻滞闭经,多由脾肾阳虚,痰湿阻滞冲任而致,伴见形体肥胖,胸闷纳呆,带下频频,苔白腻,脉滑等症。治宜健脾化湿,行气通经,方用苍附导痰丸加减。

【辨病施治失误】

(一)疾病误诊误治

1. 非病理性闭经　妇人早孕停经、哺乳期停经、少女初潮后一段时间的停经、绝经期妇女的经期紊乱停经,以及精神因素(紧张、恐惧、渴望)生活环境改变引起的一时性停经等,均属生理性变化,不能误作闭经进行治疗。

2. 假性闭经　生殖道先天畸形或后天损伤造成的闭锁,经血因之不能排出,积聚于内,表面上不见经血,而实际上有月经的称为假性闭经。若不注意询问及妇科检查,容易误作闭经治疗。

3. 生殖器发育异常或缺陷导致妇女不来月经　如先天性无子宫或子宫发育不良,无卵巢或先天性卵巢发育不全闭经者,不宜作一般闭经治疗。

4. 生殖器官器质性病变引起的闭经　常见的有卵巢肿瘤、垂体肿瘤、子宫内膜结核、宫腔粘连、席汉综合征、多囊卵巢综合征等,若不注意妇科检查,容易误作一般闭经治疗。

5. 全身性疾病引起的闭经　如甲状腺、肾上腺等内分泌疾病引起的闭经,如不注意发病特点和全身检查,极易误作一般闭经治疗。此外,还有精神性厌食症(如减肥)导致闭经的情况,也要防止诊治失误。

(二)防范措施——掌握辨病要领

1. 早孕停经　育龄期妇女,有夫妻生活,以往月经一贯正常,突然停经者,当进一步检查,确定是否早孕,然后再考虑治疗方案。

2. 生殖器官肿瘤　可通过妇科检查或测定基础体温,或诊刮、盆腔气腹造影、蝶鞍摄片等检查,予以确诊。

3. 全身性疾病　全身性疾病引起闭经者,应做与该病相关的体检、实验室检查以明确诊断。

【文献摘要】

"室女月水久不行,切不可用青蒿等凉药。医家多以为室女血热,故以凉药解之,殊不知血得热则行,冷则凝……若经候微少,渐渐不通,手足骨肉烦疼,日渐羸瘦,渐生潮热,其脉微数,此由阴虚血弱,阳往乘之,少水不能减盛火,火逼水涸,耗亡津液。治当养血益阴,慎毋以毒药通之。"(《景岳全书》)

四、崩漏

【概述】

《诸病源候论》中说:"血非时而下,淋沥不断,而成漏下","忽然暴下,谓之崩中"。《血证论》亦云"崩漏者,非经期而下血之谓也"。"非时""非经期",就是指不在行经期间的阴道出血,它与经血过多、周期性的子宫出血的病理机制是不同的。崩与漏虽然出血量有缓急、多少的差别,但病因病机是基本相同的。故将崩与漏合为一个病证。

崩漏发生的原因很多,常见的有血热、肾虚、脾虚、血瘀等4种,总的病机是冲任损伤,不能制约经血所致。崩漏日久,损血耗气严重,又会累及多个脏腑功能,特别是伤及到脾肾之后,使得精血不生,身体健康受到重大影响。所以医家们都十分注重本病的防治。

现代医学中的"无排卵性功能性子宫出血""更年期功能性子宫出血"与

本证病机基本相同。

【辨证论治失宜】

（一）救误病例举隅

病例1：赵某，16岁，阴道流血月余不止，多次服用补气、固摄、止血之品，非但血不见少，反而病势加重。余见其面色无华，神情困顿，少气懒言，询知血色暗而夹有血块，且腹痛阵作，改以活血化瘀法治疗。方用补中益气加益母草、蒲黄、灵脂、茜草、延胡索。服用3剂，其血即止。调治月余，诸证悉减。

病例2：王某，30岁。崩漏年余。屡经治疗罔效。经行2月余，初量如崩，后渐淋漓不净，时多时少，经色紫，质稠夹有血块，脉沉弦，舌尖有紫点。足产3胎，人工流产3胎，扎管绝育5年。妇科检查：未发现明显异常。曾行清宫术，后用丙酸睾酮、卡巴克洛、氨甲苯酸，中药用固本、归脾、胶艾等方剂治疗无效。刮宫送病检报告为"增殖期子宫内膜"。诊为"功能性子宫出血"。自觉头晕、心烦、口干、疲乏，证属瘀热阻滞，血不归经。治法：化瘀清热止血。处方：桃红二丹四物汤，服5剂，患者血止……随访2年，未见复发。（《长江医话》）

评析："塞流""澄源""复旧"，是治疗崩漏的三大法门，但必须以辨证，审因论治为前提。尤其是止血剂的运用，若不加辨别，见血止血可导致留瘀为患。上两例均为瘀血阻滞冲任，血不归经所致的崩漏病，治疗当用活血化瘀为主，若见出血便用固摄止血，皆易造成失误。

病例3：张某，15岁，学生。因月经过多，经行20天未净来就诊。初潮13岁，月经先期量多……经量先少后增多，色鲜红，时有血块。至今20天未净，量仍多。曾用归脾汤、卡巴克洛、酚磺乙胺等治疗无效。妇科肛查：未发现明显异常。印象：青春期功能性子宫出血。诊脉沉数，舌质淡红舌尖赤，头晕，心烦、心悸。证属：热郁冲任、迫血妄行。治宜清热化瘀，凉血止血。处以清热固经汤加大小蓟。服5剂，患者血止。改投调补三阴以善后，月经渐趋正常。随访2年余，未见复发。（《长江医话》）

评析：此病例属于热郁冲任迫血妄行之证。而用归脾汤补养血、止血，并不符合病情所需，故无效。青春期功能性子宫出血，多属热郁冲任、迫血妄行。治宜清热化瘀，凉血止血，较为恰当。

病例4：一妇人，39岁，月经淋漓不断月余。病人面色㿠白，消瘦，精神萎靡不振脉沉弦。追问病史，知其已有半年之久，月经无规律，持续时间长，血量多，影响劳动，深感痛苦。血未见少，反增头晕，少腹闷痛等症。疑其药量不达，原方意参、芪加倍，益增棕炭、地榆炭，服2剂。三诊，患者病情依然。余想淋漓不断已久，虚证当现，细辨舌象，见舌边紫色瘀斑，询知经色暗夹少量血块,黏稠不断,此虚中夹瘀无疑,遂改活血化瘀法,方用当归20g,川芎15g,香附15g,红花7.5g,灵脂15g,蒲黄15g,木香7.5g,甘草10g,水煎冲服三七粉2.5g,连服3剂。患者服药后第2天,即下大量黏稠血块,次日血少痛减,3剂服尽,经血明显减少,又2剂血净,诸证悉除。半年未发。(《北方医话》)

评析:气血亏虚而夹有瘀滞的崩漏,当先化其瘀血,然后补其虚,若先补气血以塞其流,就属治疗失宜。

病例5:张某,13岁。月经来潮50余天仍流血不绝。患者11岁初潮,一向先期,量多。近3月来,月经频至,行经期延长,一般要10~15天方止。本次月经虽经治疗,不仅血不减少,血量反而增多,遂来医院门诊求治。余察前医用药,皆以少年肾气未充而用熟地黄、菟丝子、杜仲、当归、黄芪、附子、赤石脂等温阳固冲止血之剂。刻诊:出血量多如冲,色泽鲜红,夹有小血块,小腹微痛,面色苍白,神倦纳差,心烦急躁,舌质淡胖,尖红,苔薄白,脉细小而数。诊为阴虚有热,热扰冲任。治拟养阴清热,固冲止血。药用生地黄、白芍、黄芩、黄柏、山药、续断、椿根皮、贯众炭、升麻炭。服3剂其血即止。续用原方加减,服20余剂,月经周期、经期、经量恢复正常。

评析:此为青春期崩漏,崩漏日久不愈,多为虚证、寒证,但也不可一概而论。此例营阴受损,虚火内动而迫血妄行。前医以为年少肾气未充,冲任失固,治用温阳固冲止血之剂后,致使出血量多,血不得止。后医据其病情,出血量多,色泽鲜红,且有心烦急躁,舌质尖红,脉细小而数,诊其病因为阴虚有热,改为养阴清热固冲止血而愈。可见,出血日久,阴血受损,仍需根据妇科特征进行辨证治疗,不可拘泥年少而造成误治。

病例6:李姓妇女,适逢绝经年龄,血崩不止,已有月余,多方求医不效。现见面色萎黄,心悸不寐,少气懒言,纳食欠佳,脉沉细无力,舌苔薄白质淡。余辨证为心脾两虚,脾不统血。治以黄芪30g,党参30g,当归15g,白术10g,茯苓15g,广木香5g,龙眼肉10g,炒酸枣仁15g,鸡冠花30g。患者服药后依然出血不止,而且体质日渐衰弱。请李翰卿老所长诊治,李老问及病情,按脉片刻,仍按原方加白茅根60g服用,果然药进2剂血崩即止。请教李老加白茅根何意?李老说:此人心脾气虚证存在,但适逢绝经之年,天癸将尽,肾水不足,加之日久出血,阴液更加亏损,阴不足则阳有余,阴虚生内热迫血妄行。按其脉细数,知有虚热之象,加白茅根去其虚热,热去血自不出。《内经》云:"阴虚阳搏谓之崩",此证是也。我听后心中豁然开朗,李先生精辨证,细心用药之功力令人折服。(《黄河医话》)

评析:此例适值绝经年龄,血崩不止,辨证属心脾两虚,脾不统血,使用归脾汤治疗,并不为错,但为何依然出血不止,李老问及病情,按脉片刻,仍按原方加白茅根 60g 服用，而血崩即止，考白茅根凉血止血，为治虚热之良药。正所谓脉中见真情，一药定乾坤。李老是名老中医，不仅经验丰富，而且诊病独具匠心。吾虽未见其真容，但与其儿李映淮先生共事多年，先生认真负责、和蔼待人，细心诊治疾病的工作作风，赢得当地广大患者的称赞，也是我们尊敬与学习的榜样。

　　病例 7：徽州盐商汪姓，始富终贫，其妻年四十六，以忧劳患崩证，服参附诸药而病益剧，延余治之，处以养血清火之剂而病稍衰。盖此病本难除根也，越三年夫卒，欲往武林依其亲戚，过吴江来方且泣曰：我遇先生而得生，今远去病发必死耳。余为立长服方，且赠以应用丸散而去……崩证绝，今六十余强健愈昔……盖崩证往往在五十岁以前，天癸将绝之时，而冲任有火，不能摄纳横决为害，至五十岁以后天癸自绝，有不药而愈者，亦有气旺血热过时而仍有此证者，当因时消息，总不外填阴补血之法，不知者以温热峻补，气愈旺而阴愈耗，祸不旋踵矣。此极易治之病，而往往不治，盖未能深考其理而误杀之耳！（《洄溪医案》）

　　评析：古人云"久漏多瘀""久漏宜清宜通"。盖久漏常有离经之血留着，久漏体虚，更易遭外邪乘虚而入，湿浊与热瘀蕴结为患，治宜荡涤瘀血，清除湿热。瘀血去而胞宫得以清净，新血才得化生而内守。血止之后，继用滋阴清热，健脾摄血固本，方能达到治愈的目的。刘奉五老中医治"绝经期妇女月经该绝不绝，或经断复来"常配合芩心丸（黄芩主药），疗效良好，可见一斑。

　　病例 8：明某，50 岁，月经过多，经期延长已多年。本次经行已逾 2 个月，仍淋漓不净，因多次服中药，益气固本摄血，诸如归脾汤、胶艾汤及西药卡巴克洛、丙酸睾酮等，均无效果。遂来就诊。妇科检查：未发现明显异常。诊为更年期功能失调性子宫出血。刻诊，血量不多，色偏紫暗，质稠无血块，小腹胀痛，腰酸乏力，心烦口干，舌质红，苔薄偏黄，脉细弦。证属瘀热留滞，血海不宁。治宜清热化瘀，方用四草汤合失笑散加味。马鞭草 30g，鹿含草 30g，茜草 10g，益母草 15g，炒蒲黄 10g，炒五灵脂 10g，制香附 10g，黄芩 10g，苦丁茶 10g，牡丹皮 10g，丹参 10g，3 剂。服 1 剂后，出血量明显增多，并夹有较多黏腻血块，小腹胀痛顿减。又 2 剂，血量逐渐减少，小腹胀痛消失，改用健脾固冲止血法。药用太子参 15g，山药 15g，莲肉 15g，生地黄 12g，白芍 10g，黄芩 10g，白花蛇舌草 15g，墨旱莲 10g，陈棕炭 10g，椿根皮 10g，地榆炭 10g，茜草炭 10g，3 剂血止。再用归脾丸加减调治月余，诸证悉除。

　　评析：此为瘀热留滞，用补气摄血之误。瘀热留滞胞宫，当以清热化瘀为先，若用益气固本摄血，药不对症，是为治疗失宜。

　　病例 9：刘某，28 岁，平素月经周期尚准，有经前小腹剧痛史。4 个月前因与其夫口角，月经 2 个月未潮。近 2 个月经水来潮忽多忽少，轻则淋漓不断，重则突下如崩，间或停止 4~12 天又来潮，妇科诊为"功血"，服中西药 20 余日未效。现月经量多，色暗有块，小腹引腰作痛，心烦少寐，精神抑郁，面色少华，舌质暗红，苔薄黄，脉弦细。以丹栀逍遥散，服 3 剂病情似缓，继则日趋加重，至第 6 剂经血突然量多如崩，身倦乏力，面黄心悸，头晕，脉细，血红蛋白 45g/L。遂投归脾汤加味，服 2 剂，经血量极多，伴暗红色血块，小腹剧痛，舌嫩且暗，苔薄白，脉细涩。选投桂枝茯苓丸，将丸剂改汤剂。服 1 剂后，下血较多，腹痛止，血块减少，再剂月经停止。后以八珍汤加减 6 剂，饮食调养，月经规则。（《山东中医杂志》）

评析：此例为瘀血积蓄胞宫，用疏肝清热之误：瘀血占据血室，血不归经，崩漏不止，当以去其宿积，若仅用疏肝清热是难以起效的。

病例 10：一妇，年 40 岁，月事淋漓不断近 5 个月。其量忽多忽少，血色略淡，无腰腹疼痛。缠绵日久，不免忧心忡忡，以致心悸失眠，饭量减少，精神疲倦，面色萎黄。脉象缓小带弦，舌苔薄白，质偏淡。与归脾加柴胡、白芍。嘱服 10 剂，未见复诊。数月后，路过其家，见其红润、精神转佳，因问其病情如何，答已痊愈，并致谢意。问其服药多少，答 40 剂，又问其是否守服原方，答曰：原来配药 5 剂，服完之后，病情无所增损，适遇夏益林老医师，与之言及病情，夏老诊之，并索原方观看，说是方证相符，可以继续服用。但在处方中加了黑姜 5g，再服 5 剂，漏血告愈。后月事如常，但量极少耳……大凡上焦出血，多属阳热，每以温药为忌，下焦出血多夹虚寒，温药往往可用。本例漏血日久，气虚血寒，故应于归脾汤中加黑姜以温摄下焦，从而达到止血目的。一药之差，其疗效竟有如此明显区别，可见医道难精。（《长江医话》）

评析：崩漏日久不愈，也会出现虚寒现象，宜适加温药以治，忽而不用，同样达不到效果。前例一味白茅根，此例加一味黑姜就取立竿见影之效，值得深思。

病例 11：杂技演员卢某，20 岁，子宫出血 2 个月。患者以往月经正常，2 个月前因正值经期参加演出，出血增多，并有小血块夹杂，少腹部有下坠感，10 天后量渐减少，半个月干净，间隔 5 天后又复出血，量中等，质稠黏，腹坠而胀。曾服多种中西药物治疗，未能得到控制。开始尚能演出，渐至头昏气短，饮食减少，疲乏无力。患者为了增加气力，勉强进食，但食入不化，腹胀脘痞，甚则嗳腐厌食，脉象细滑，舌苔垢腻，面色萎黄少华。翻阅以往病历，分析现在病情，联系患者工作，结合时令气候，认为病起于经期演出，损伤冲任。继乃夏令多雨，湿邪困中，清阳不升，浊阴不降，冲任不固，是故月经淋漓不净。而所服中药又多滋腻，更加碍脾助湿，气机失去健运而增胸满腹胀。湿郁化热，热迫血行，冲任欲固不能，于是漏下不止而质稠黏，致成虚实夹杂，寒热互结之痼疾。治疗上，治实碍虚，治虚碍实，燥湿助热动血，清热助湿增痛，实难治疗。因思刘河间之黑地黄丸治肠红久痔颇效。便血出后阴，崩漏出前阴，所出之窍虽不同，但脾湿下注，离经之血下泄则同。又因黑地黄丸刚柔互济，化中有收，收中有化，且黑地黄丸是从黄土汤衍化而出，仿其补泻寒热并用，以治虚实寒热错杂之证，亦适宜。药用熟地黄 25g，制苍术 10g，五味子 3g，炮姜 2g，生白芍 10g，黄芩 5g，六一散 10g，生地榆 10g，焦山楂、神曲各 10g，患者服 2 帖出血乃止苔腻也化，原方加当归 10g，患者服 3 帖，饮食增加，精神好转，月经按期来潮，健康状况良好，随剧团到处演出，未再诊治。(《长江医话》)

评析：这是一位体力活动较大的崩漏患者，为了增加气力勉强进食，使得脾胃功能受困，加上湿邪内存，化热迫血等多种因素，使得病情寒热虚实错杂，案中随机应变的治疗方法与用药，述说得非常明白，可资参考。

病例 12：治一崩中病人，前医处以独参汤，出血量当即减少，继用归脾汤调治，反致漏下，淋漓不断，持续月余不瘥，后又用过固气摄血、理气化瘀等法治疗，亦罔效。后忆及《叶案括要·崩漏症》治杨某妻案，遂用龟甲 30g，首乌 24g，鹿角霜 10g，杜仲 10g，熟地黄 10g，五味子 3g，山萸肉 3g，乌梅炭 5 枚，另用藕节 100g，桑螵蛸(蜜炙)10g，煎汤代水煎药，仅进 2 剂则血止。以补肾阳养肾阴，收阴气泄邪气，消瘀血兼清虚热。(《南方医话》)

病例 13：董妇，年将 60，绝经 5 年，忽患崩漏，经妇科医治，血稍减，但淋漓不断，间又血下如注近半年，经医院检查，诊断为功能性子宫出血。中西药服之殆遍，几无一效。余以圣愈胶艾、补中益气、归脾汤等方加止血药，予患者服至 10 余剂亦不应。偶阅鲍相璈《验方新编》载治老妇血崩，用阿胶珠 30g，全当归 30g，西藏红花 24g，冬瓜仁 15g，天泉水煎服，遂授之，患者服 2 剂血止。续按该书以归芍六君子汤调理而愈。(《长江医话》)

病例 14：陈某，19 岁，17 岁月经初潮，2 个月或 3~4 个月一至，量多，每次月经来潮都要睡卧少动，经量稍减，继则打止血针，如此缠绵 20~30 日方休，最为所苦。这次月经已行 3 日，量多色红，所喜胃口尚好，眠食二便如常，舌苔薄白，脉弦有力。有一偏方，窃思组织严谨，配伍合理，深得中医治方之妙，系用乌梅 500g，陈醋 250g，再加水同熬，俟水分蒸发大半，再加醋至原量，煎至极浓，用干净纱布滤去渣即成，开水加白糖冲服一汤匙……嘱患者下月该行经时，以焦山楂 60g 煎水加赤砂糖兑服，服 3~4 剂后，月事行动，经行 4 日后，又开始服用乌梅醋煎膏，2 日后经水顿止。如此反复治疗 3 个月，月事渐调。随访 4 个月，月经正常。(《南方医话》)

评析：以上三例，有二例崩漏是仿古治法，一例是用偏方治疗的，录此意在博采众长。至于醋熬红糖止血偏方，若青春期无病的妇女，一时出经血量多者，不妨试用。

（二）防范措施——注意类证鉴别

1. 脾虚气陷不摄崩漏与肾阳虚冲任失约崩漏　两者均表现为经血非时而下，出血色淡、质清稀。但脾虚气陷者，伴见气短神疲，面色㿠白，纳呆腹胀，或下腹坠痛，或面浮肢肿，舌质淡，苔薄白，脉沉弱。常见于中年妇女或过劳伤气之人，治宜补脾益气，佐以止血调经，方用固本止崩汤加减。肾阳虚者，伴见腰膝酸软，畏寒肢冷，小腹冷痛，喜温喜按，小便清长，舌质淡，苔薄白，脉沉细、尺脉无力。多见于青少年、肾气亏虚之妇女，治宜温肾固冲，佐以止血调经，方用右归丸加减（去肉桂、当归，加黄芪、覆盆子、赤石脂等）。

2. 肾阴虚虚火内动、冲任失守崩漏与肝郁化火、热迫血妄行，冲任不固崩漏　两者均见经血非时突然而下，量多如冲，或淋漓不净，色鲜红，质偏稠。但肾阴虚，虚火内动者，多伴见腰膝酸痛，五心烦热，舌质红苔少，脉细数。多见于早婚、房劳、多产伤及肾阴之人，治宜滋补肾阴，佐以凉血止血调经，方用左归丸加减。肝郁化火、迫血妄行崩漏，出血量多而势急或量少而淋漓不尽，伴有胸胁胀痛，心烦易怒，少腹胀痛，口苦口干，小便短黄，大便干结，舌质偏红苔黄，脉弦数。多见于中年情志不畅之妇女，治宜清肝解郁，佐以凉血止血调经，方用丹栀逍遥散加减。若出血量多，质黏腻，有异味，舌苔黄腻，脉滑数，多属肝经湿热，迫血下行，治宜清热除湿，止血调经，方用三妙红藤汤加减。

3. 血瘀崩漏分气滞血瘀、热盛瘀结、寒瘀相结及损伤之血瘀4种，其共同点均为出血量或多或少，色暗夹有血块，舌质暗或有瘀斑瘀点等。气滞血瘀证，伴见胸胁、少腹胀痛，多见于情志内伤、血气不和之患者，治宜理气活血，化瘀止血，方用四物汤合失笑散加减；热盛瘀结，血量偏多，色泽光亮，有异味，伴见发热或心中烦闷，舌质红，脉滑数，多见于素体阳盛或过食辛辣温燥之品，或感受热邪等患者，治宜清热解毒，化瘀止血，方用四草汤（江苏省中医院经验方：马鞭草、鹿含草、茜草、益母草）合失笑散加减；寒瘀相结伴有形寒肢冷，小腹冷痛，喜温喜按，舌质暗紫，脉沉细无力，多见于经期产后、感受寒邪，或久居寒湿，或过食生冷，治宜温经散寒，化瘀止血，方用少腹逐瘀汤加减。若有人流或宫腔等手术史，留瘀者，伴见小腹疼痛、血块排出后痛减、舌质正常或有瘀点，脉弦者，属损伤之血瘀，治宜活血散瘀，固冲止血，方用生化汤加减。

【辨病施治失误】

（一）疾病误诊误治

1. 全身性疾病　如血液病、肝病、高血压、肾上腺及内分泌疾病引起的子宫出血。若不注意其发病特点及有关临床检查，极易误作一般崩漏施治。

2. 孕胎疾病出血，误作崩漏诊治　妊娠出血，如流产、异位妊娠、葡萄胎等有持续性不规则阴道出血。若不注意病史的询问及检查，也易误作崩漏治疗。

3. 子宫内膜息肉、子宫内膜异位症、子宫肌瘤、子宫内膜腺癌、宫颈癌及卵巢肿瘤等生殖系统器质性病变 此类病证,常有不规则的阴道流血。若不详审病史,不进行特殊检查,容易误作崩漏施治。

4. 生殖系统炎症 如急慢性子宫内膜炎和子宫内膜结核,可因内膜功能层的再生受阻而出血。若不注意病情,相应地做出检查和检验,易误诊为崩漏出血。

5. 各种避孕措施引起的不规则子宫出血 如宫腔内置节育环,漏服避孕药,或不规则使用性激素,可出现突破性子宫出血。此类出血,只要注意询问病史,即可做出诊断。

(二)防范措施——掌握辨病要领

1. 月经过多、经期延长 月经过多似崩,经期延长似漏。但这两个病证的出血都有一定周期性。一般月经过多仅表现在血量明显超过月经常量,周期、经期基本正常。经期延长在 2 周内可自行停止,而崩漏出血,其月经周期、血量及出血时间无规则。若加以询问,可以做出鉴别。

2. 经间期出血与崩漏 经间期出血常发生在两次月经的中间时期(又称排卵期)。有规律性,出血时间大多在月经周期的第 12~16 天之间,并能自行停止。而崩漏则不具有这些特点。

3. 胎漏与崩漏 胎漏,又称先兆流产,一般出血量少,有早孕反应,妊娠试验呈阳性。B 超检查子宫,可见子宫增大,子宫内孕囊、胚芽和胎心搏动等。而崩漏则不具备这些表现。

4. 子宫肌瘤、宫颈息肉、生殖器官癌症和炎症等发生的异常子宫出血 因这些病症均有其特殊体征,如子宫肌瘤,多见于 30 岁以上的妇女。妇科检查,可见子宫不规则增大,质硬。B 超检查可以做出诊断。子宫颈息肉出血,可见宫颈外口有黄豆样大小鲜红增生组织。子宫颈癌,可见宫颈有菜花样或喷火状溃疡,组织硬而脆,触之易出血、掉落、带下恶臭。子宫内膜炎、内膜结核,可通过内膜病理检验(诊断性刮宫),以确诊。

5. 全身性疾病 如血液病、肝病、甲状腺功能异常等,也可以引起子宫异常出血,通过有关临床及实验室检查,如骨髓、肝功能、甲状腺功能检查等,帮助确诊。

6. 因性激素使用不当,或计划生育中,漏服避孕药或宫腔置节育环等导致的子宫出血 可通过询问病史,及时了解出血前后使用药物的情况,做出诊断。

【文献摘要】

1. "崩漏,究其源,则有六大端:一由火热,二由虚寒,三由劳伤,四由气

陷,五由血瘀,六由虚弱。"(《妇科玉尺》)

2. "血属阴,静则循经荣内,动则错经妄行。故七情过极,则五志亢甚,经血暴下,久而不止,谓之崩中。治法初用止血,以塞其流;中用清热凉血,以澄其源;末用补血,以复其旧。若止塞其流,不澄其源,则滔天之势不能遏;若止澄其源,而不复其旧,则孤阳之浮无以止,不可不审也。"(《女科经纶》)

3. "崩漏必用补血大剂而兼黑色之药,大概轻剂不能中病。"(《临证指南医案》)

4. "凡治此之法,宜审脏气、宜察阴阳,无火者求其脏而培之、补之;有火者察其经而清之、养之。此不易之良法也。然有火者不得不清,但元气既虚,极多假热,设或不明真假,而误用寒凉,必复伤脾胃,生气日见殆矣。"(《景岳全书》)

5. "止崩之药,不可独用,必须于补阴中行止崩之法。"(《傅青主女科》)

五、月经前后诸证

【概述】

伴随月经周期出现的病症,如乳胀、泄泻、头痛、吐衄等,统称为月经前后诸证(现代医学称之为经前期紧张综合征)。此类病证多发生在月经来潮的前、后或经期内,并且有规律性地出现。因为这些证的病理变化与月经前后气血盛衰同步,所以诊治、用药必须将患者全身状况与月经周期气血变化结合在一起进行分析。忽略月经生理变化,或者不重视病证产生的原因,都有可能发生诊治偏误。

【辨证论治失宜】

（一）救误病例举隅

病例 1:张某,36 岁,经前乳房胀痛 2 年,时有结块,伴胸闷胁痛,纳谷不香,脉细弦,苔薄黄。一般于经行一二日后,上述诸症消失,于下次行经前半月,又照样发作。曾服疏肝之药数十剂不效,余给予瓜蒌仁、皮各 12g,制半夏 9g,薤白 9g,枳实 9g,柴胡 9g,白芍 12g,当归 10g,郁金 9g,佛手 9g,海藻 12g,王不留行 12g,甘草 6g。患者于前半月连服 10 剂,经来乳房不再胀痛。(《长江医话》)

评析:方书皆以经行乳胀与肝气郁结,乳络不畅或肝肾不足,乳络失养有关,所以治疗方法离不开疏肝理气通络为主。本例从病体上分析,源于胸阳不足,与胸痹的病理相似,可以用通阳宣痹的方法治疗。

病例 2:某妇,42 岁。经期呃逆历 14 年。每于经前数天,喉间呃逆连作,声短而频,仅于用膳交谈时可暂时歇止,伴胃脘不舒,心烦易怒,胸闷胁痛,因而坐卧不安。月月如此,极为痛苦。所服方药,多以逍遥散加减,虽症见缓解,但呃逆未能根治。就诊时,呃逆频作,面色苍白,精神疲惫,经行 3 天,量多如崩,四肢欠温,夜寐欠佳,舌淡胖有齿印,脉沉细。又询知患过癫痫病,虽已治愈,但生性善思多虑。审证求因,为心脾亏伤,中气不足,统摄无权,冲任不固,致经多如崩。经期冲脉气盛,上逆犯胃,因而呃逆……投归脾汤化裁。药用参、苓、术、草健脾益气,当归、龙眼肉、酸枣仁、远志养心补血,柿蒂、神曲、小茴香理气和胃降逆。服 3 剂后,续服归脾丸 3 瓶……隔月经再至,已无呃逆,精神转佳,喜 14 年之痼疾得以消除。(《南方医话》)

评析:经期出现呃逆,多由肝胃气滞或气机上逆所致,本例使用了逍遥散虽然有所缓解,但并没有得以根治。究其原因,还存在心脾气血亏损,中气不足,冲任不固,以及冲气上逆等病理因素,所以用归脾汤养心补血,加理气和胃降逆而取效。提示审证求因,随证治之,才是愈病的关键。

病例 3:某妇,经期忽患呃逆,用丁香柿蒂汤加减治疗无效,转用旋覆代赭汤治疗效仍不佳。嘱下月经行之前诊治,进橘皮竹茹汤合左金丸获小效。再三思考,患者自述每至经行腹满便秘时,闻其呃逆之声,连续而高,声扬而脆,望其舌苔前半黄白厚腻,根苔黄腻而厚,诊其脉象弦滑而细,经期略有超前,经量偏多,色红质黏有小血块,经前稍有烦热口渴等证。可见此乃阳明蕴热,腑气不畅,浊气不降。现虽经行,冲脉气仍盛,阳气偏旺,与阳明蕴热互为影响,腑气越发不畅,浊气反行,上逆犯膈,乃至呃逆,治当通泄阳明。《伤寒论》有“哕而腹满,视其前后,知何部不利,利之即愈”的记载,故方取小承气汤合抑肝和胃饮加减,药用大黄 5g,制厚朴 5g,炒枳壳 9g,苏叶 2g,黄连 3g,炒竹茹 9g,陈皮 6g,盐制半夏 6g,山楂 10g,碧玉散 10g。药进 2 剂而病愈。(《长江医话》)

评析:本例诊为阳明病,肠中蕴热,浊气上逆而发生的呃逆,故用小承气汤合抑肝和胃饮加减,符合病情,故取得良效。

病例 4:一女学生,17 岁,诉说经行有呕吐。给予降逆止呕,方以香砂六君子汤加止呕药。第 1 个月效果不显,下月又诊,经行呕吐乃属冲气逆上,有升无降,冲气夹胃气上逆而作呕,治宜引经下行……用加味温胆汤加牛膝、益母草引经活血,又治 1 个周期。数月后,偶遇其母诉说,其女第 2 个月服药后,仍未明显好转,虽经多方调治,却日趋严重。患者既尚能少量进食,日进200~500g,而近来每到经期则吐,不能食,心中嘈杂难忍,心烦口苦,头痛眩晕,倦怠难支,形体消瘦,每月都需住院输液维持。仔细琢磨证情,反复看过既往药方,均按冲气上逆调治未愈,觉得应在“枢机”二字上下功夫,病在枢纽,其治在于疏解,以小柴胡加平胃散为方:柴胡 20g,黄芩 15g,半夏 15g,党参 15g,苍术 15g,厚朴 10g,陈皮 15g,甘草 5g……4 剂药后,症状明显好转。调治 2 个周期,病告痊愈。(《北方医话》)

评析:《伤寒论》小柴胡辨证条文有云:"伤寒中风,有柴胡证,但见一证便是,不必悉具……"是说只要病机符合胆气郁滞,枢机不利的少阳病证,哪怕只有一个主证,即可使用柴胡汤治疗。此例经行呕吐(喜呕)、(默默)不欲食、心烦口苦、头痛眩晕,均是少阳病的主证,小柴胡汤既能清除少阳邪热,协和胆胃之气,所以治之生效。前医不用小柴汤,以胃气上逆用六君汤加止呕药,药证不符,故久治无效。

病例5:陈继明治王姓妇女,42岁,患腹泻3年,时作时愈。西医诊断为"过敏性结肠炎",用多种西药治之不应,中药则从温肾补脾着手,亦苦无疗效,转求我诊。其时腹泻1日2~3行,便后有黏液,少腹隐痛,面色萎黄,脉虚弦,舌苔薄白。断其为肝木克土,予痛泻要方加党参、乌梅、木瓜、煅牡蛎、木香等。先后进20余剂,有小效,但仍时作时止,不能根治。详审病情,知其经前1周腹泻更甚,1日4~6次,经来小腹冷痛,经行夹有血块,经后腹泻减轻,日1~2次,偶尔有大便成形者。察其舌质暗红,有瘀斑,诊其脉弦而有涩意。因思一派瘀阻胞宫之象,何不用活血化瘀药以图之!考王清任有膈下逐瘀汤,此方可以治"泻肚日久,百方不效者"。予王氏原方(炒五灵脂、当归、川芎、桃仁、牡丹皮、赤芍、乌药、延胡索、甘草、香附、红花、枳壳)连进5剂,经行腹中冷痛已罢,腹泻亦止,三载宿疾,竟告痊愈。(《中医误诊误治》)

评析:此例泄泻,病机比较复杂,从温肾补脾,到疏肝和脾治疗,都不满意。最后详审病情,发现与经行相关,经前泻重、经后转轻,且经血有块,舌质暗有瘀斑,脉弦涩等,种种迹象表明患者胞宫有瘀阻的存在,医生联想到王清任创制的膈下逐瘀汤方中有治泻肚一说,故用其方治之,竟然痊愈。提示为医不仅阅历广泛,基本功扎实;而且要掌握各种病症之间的相关联系,只有这样才能减少失误,提高治愈率。

病例6:孙某,女,36岁,经行口糜3年余。每至月经前的7天左右,口舌自破,待经净1周方愈。屡愈屡发,从不间断。多次求医,中西药治疗,导赤散、玉女煎等及核黄素、维生素C等,收效不显,或反加重。刻诊月经周期第18天,口、舌、唇颊内侧,见多个似黄豆大小的溃疡,疼痛难忍,妨碍饮食,心中烦躁,口干便结,脉细弦数,舌质偏红,苔薄微黄。证属阴虚火旺,湿热内阻,经行冲气偏盛,冲气夹火,湿热上冲所致。拟滋阴降火,利湿调经。方用甘露饮加减:生、熟地黄各15g,天、麦冬各12g,石斛12g,黄芩10g,茵陈10g,制香附10g,炙枇杷叶6g,泽兰叶10g,枳壳6g,生甘草6g。水煎服,连服10剂。口舌黏膜溃疡告痊,共治2个周期,诸症全消。(《江西中医药》)

评析:经行口糜临床上也十分常见,一般用对症治疗,往往效果不佳,本例脉证分析,证属阴虚火旺,湿热内阻,加上经前冲气偏盛,气火上逆,熏蒸于口而致,所以用清心火、导火利湿热,导火下行,或酌加养阴,才得以治愈。

病例7：何某，女，21岁，未婚。3年前因寒夜起床大便，感受冷气昏倒，此后每次月经来潮即发生麻木抽搐，经后始平，腹痛量多有紫血块，经多次治疗，未见效果，诊其脉象弦虚，舌正无苔，乃本体血虚，风冷之气乘虚而入，邪气附着，营卫失和，以致经期抽搐，治宜调和营卫祛风活络。处方：当归、桂枝各一钱，吴茱萸八分，细辛七分，黄芪、白芍各三钱，防风、川芎各一钱五分，桑寄生四钱，生姜三片，大枣三片，连服七剂。下月行经，即无抽搐，但感觉麻木未除，仍用前法。经净后，即停汤剂，早晚各服十全大补丸二钱。再至下月经期，麻木亦微，唯腹部仍有不适感，已不似从前疼痛，经期仍服汤剂，经后早服十全大补丸二钱，晚服虎骨木瓜丸二钱。数月后诸症丰，经期复正常。(《蒲辅周医案》)

评析：本案病机是血虚感寒，用当归四逆加吴茱萸生姜汤祛除血中寒邪，加黄芪增补气血之力，桑寄生尤其能祛风活络，辨证十分精准，故起效亦在情理之中。

病例8：戴某，女，25岁。患者于6年前，因丧母悲哀太过，经常失眠，心胸烦闷，渐渐出现月经前神情恍惚，体困乏力，时而幻觉"脸颊左侧红、右侧白，乳房左边大，右边小(实无此症)"。症状随经血来潮而减轻，经净消失，下次经前复发如故。病程已有五载。曾多次求医，服用安定(地西泮)、谷维素及中药养血安神、疏肝解郁剂等，未见好转。来诊时刻值经行第5天，上述症状已不明显，但胸闷，失眠依然。舌质红苔薄黄微腻，脉象沉细而滑。病属肝郁气结已久，痰火内伏，适值经前，经期冲脉气盛，引动伏邪，扰乱神明而发病之，治宜清热疏解，涤痰开结。方用柴胡加龙骨牡蛎汤合小陷胸汤加减治之。醋柴胡5g，龙骨、牡蛎各15g，黄芩10g，川黄连5g，全瓜蒌15g，姜半夏5g，太子参15g，桂枝5g，朱茯神10g，生姜3片，大枣五枚。日1剂，水煎服。药进5剂，诸症消失。续服上方15剂，月经来潮，未出现上述症状，经期亦无不适，1年后随访未再发病。(《国医论坛》)

评析：经行出现情志异常，多与妇人七情内伤、痰与火内伏相关。月经将行之时，冲脉气盛，极易引动伏邪，扰及神明，从而出现神情异常，因而在清热化痰的同时，加入疏肝理气之品，可以获得好的效果。

病例9：李某，平素嗜辛辣厚味，月经虽尚准，但量少色紫，而多吐衄。频服止血通经之剂，收效不显，抑或反甚。皆因辛温积久，热蕴脾胃，肺火上逆，致现倒经之象。脉弦微数，苔薄黄腻，边尖偏红，法当顺经下行，效否待证。炒当归9g，大生地9g，赤芍9g，怀牛膝9g，南沙参9g，北沙参9g，茜草根12g，牡丹皮9g，黄芩9g，黑芥穗9g，白茅根肉30g。(《蔡氏女科经验选集》)

评析：经行前后出现有规律的吐血、衄血，多属情绪不畅，肝经郁火上逆所致，治宜在清肝火、凉血热、引血下行的同时，也还要多从精神上作些开导，释放其郁结的情怀。若忽略其原因,只用见血止血之药,或者采用通经止血,往往难效。

病例 10:一妇,37 岁。患者每次经行前 1 周即头痛、眩晕、口吐清冷涎沫。时而又觉一阵寒、一阵热的症状,待经净之后,上述症状才消失。察前方,诸医皆用养阴补肾,养血止痛或疏肝理气,如杞菊地黄丸、八珍汤、丹栀逍遥散等加减,或用通窍活血化瘀止痛治疗,均无明显改善。因其舌苔薄白,脉象弦细,诊为厥阴头痛,拟温中和胃,降逆止呕,方用吴茱萸汤合二陈汤加钩藤、菊花,服 5 剂诸症减轻,月经来潮。次月,经前再服 5 剂。数年顽疾顿除。随访半年,未再发生头痛。

评析:经行头痛有虚、瘀、火证之别,根据发生原因辨证治疗,方能有效。经行头痛,与厥阴病肝胃虚寒、浊阴上逆关系也很密切,《伤寒论》厥阴病篇云"干呕,吐涎沫,头痛者,吴茱萸汤主之",即肝胃虚寒头痛的证治。

(二)防范措施——注意类证鉴别

1. 经前期诸症与经后期诸症　经前阴血下注血海,冲气偏旺,故见症多属实证、热证;经后期气血已下,阴血不足,故见症多属虚证、寒证。如经前期发热,身热面赤,心烦口渴,舌红脉数滑,为血热内盛;经后期发热,午后潮热,五心烦热,少寐,舌红少苔,脉细数,为肝肾阴虚发热。又如经前期头痛,心烦眩晕属肝火;经后期头痛,心悸少寐属血虚。

2. 经前后诸症与其他科诸症　常见有泄泻、浮肿、口糜、风疹、眩晕等。前者每逢经行前、经期而发,经后则消失;后者多与经前、经期无关。治疗方法两者基本相同。但用药时间则有所区别。月经前后诸症多在发病之前用药;而其他科的诸症一般没有这样的用药规律。

【辨病施治失误】

(一)疾病误诊误治

1. 器质性疾病　如乳腺增生、乳房肿瘤、急慢性肠炎,鼻腔息肉、肿瘤等与月经前后乳胀、泄泻、衄血等病证是有所不同的,当注意辨别,防止误治。

2. 子宫内膜异位症引起的吐血、衄血　与经行吐衄十分容易混淆,若按经行吐衄治疗,易发生误治。

(二)防范措施——掌握辨病要领

1. 乳房肿块(增生、肿瘤)　以乳房可触及较硬的肿块为诊断依据。乳癌结块坚硬如石,一般与月经周期无关。而经行乳胀则伴随月经周期反复发作,即使有结块可摸及,也以经期出现,经后消失,下次月经又出现为规律。乳房肿块应定期复查,以防误诊。

2. 子宫内膜异位于肺、鼻腔　经行吐衄可见于子宫内膜异位于肺、鼻的病变。这类病变临床不易诊断。故凡经行吐衄久治不愈者,应作肺部摄片及经血病理检查,异位于鼻,可作病灶活检,做出诊断。

3. 贝赫切特综合征　本病口腔黏膜破溃,与经行口糜的区别是,前者不随月经周期变化;后者伴随月经周期反复发作,即经前,经期口舌生疮,溃烂,经后即愈。

4. 热入血室情志异常　本病与经行情志异常的区别是,热入血室由经期感受外邪,外邪乘血室空虚而侵袭胞宫。证见经水适来适断,昼日明了,夜则谵语,如见鬼状,或有寒热如疟状,因其发生无周期性、规律性,故与经行情志异常不同。

【文献摘要】

1. "凡看妇人病,入门先问经期。"(《女科经纶》)

2. "凡治妇人诸病,兼治忧患,令宽其思虑,则病无不愈。"(《女科经纶》)

3. "凡女子十四以上,则有月事,月事来时得风冷湿热,四时之病相协者,皆自说之。不尔,与治误相触,动更增困。处方者,亦应问之。"(《女科经纶》)

六、带下病

【概述】

带下病,是指阴道排出的黏液增多,色、质、气味异常,以及伴有全身或局部症状的病证。黏液色白,终日淋漓不绝者称为白带;色黄质稠,间或有腥臭者称黄带;赤白相兼或赤一阵白一阵的称为赤白带;数种颜色并存,或呈脓样,气味臭秽者称五色带。若是少量无气味、无全身症状和局部无刺激症状者,所谓"津津常润"者,或妊娠初期,月经前后白带稍有增多者,属正常生理现象,不作病论。

病理性带下的原因甚多,也很复杂。归纳起来,不外乎外邪侵袭,七情内伤及饮食劳倦或者服用燥药所致。无论何种原因发生的带下病,都是属于冲任(子宫、附件、阴道等)及"带脉不能约束"为病。所以在制定健脾益气、升阳除湿、温补肾阳固涩、滋阴清热解毒等治疗法则的同时,都要有止带、固带内容。若概念不清,止、固不得其法,均可造成治疗偏差。

带下是一种病,也是一个症状。它的增多或异常可在多种妇科疾病中出现。所以在问病史的同时,要及时对异常带下进行检验,以明确诊断。

【辨证论治失宜】

(一)救误病例举隅

病例 1:佥女中年崩漏久愈,近忽身麻、心悸、自汗、肤冷、带多、肢颤,阅所服方,数用阿胶、熟地,遂致食入呕满、大便频滑,不知证属阳虚气陷,胶地滋滑,大与病情凿枘不入。拟方用半夏曲(炒)、于术(生)、牡蛎(煅)、鹿角霜、潞参、茯苓、枣仁、砂仁、小麦。四服诸症悉减。去半夏曲,加杜仲、芡实、莲

子、白芍、山药(俱炒用)又数服得安。(《类证治裁》)

评析：大凡虚证带下，先要分清脾虚还是肾虚引起的带脉不固，接着还需分清阳虚还是阴虚。阳虚者宜温脾肾之阳；阴虚则以育阴清热为主。盲目用补，多难生效，本例就是属于阳虚气陷，而用滋阴治疗之误。

病例2：王某，26岁，未婚，带下淋漓不绝已3年。曾用健脾化湿、补肾升阳等中药，效不显著。转来附院门诊治疗，余诊时见其面色㿠白，虚浮，神倦乏力，白带量多，色白质稀薄似水，(常年使用卫生巾)舌质淡，苔薄白，脉细弱。诊为脾肾阳虚、带脉不固，用健脾益肾固冲止带。方用完带汤加莲须、龙骨、牡蛎、金樱子、芡实、乌贼骨。服药7剂，带下未减，仅质地稍稠，余症如前。窃思病久滑脱不固之证用之显然，不效者莫非固涩药用之太少？于是，在原方中将龙骨、牡蛎剂量各加倍使用，又服7剂，带量明显减少，质稠。纳增，精神好转。继用原方出入、调治2个月而愈。

评析：明代张介宾云："欲事过度，滑泄不固而带下者，宜秘元煎、寿脾煎、固阴煎、苓术菟丝丸、济生固精丸……之类主之。"是说脾肾气虚，滑泄不固的带下，当用固涩精气的方剂。而临床上常以牡蛎、乌贼骨、棕榈、赤石脂、禹余粮等固涩药于止带方中，这种治法确有很好的止带效果。但补涩药运用不当，也会影响疗效。此例病久，诊为脾肾阳虚，带脉不固，用完带汤加固涩止带，也并不为错，只是病久固涩药的用量太少，没有达到有效剂量，故方中加重了龙骨、牡蛎剂量才得以取效。

病例3：徐氏，脉沉小数，体羸，久嗽，损象已成，惊蛰后，加喘嗽，带下如注。医用补涩太过致小溲短少，小腹满闷，是病上加病。法在通摄兼用：潞参、茯苓、灯心、湖莲、薏米、杞子、杜仲、沙苑子(俱生用)、山药(炒)、橘红、五味。数服，诸症平，带止，食加。但饥则嗽频，劳则体热，知由气馁怯，去灯心、薏米、杜仲、沙苑子，加黄芪(炙)、甘草、饴糖、贝母、百合，数服而起。(《类证治裁》)

评析：此体羸久嗽，医用补涩太过，反成虚中夹实，后更改通摄兼用而起效。说明固涩药的使用要据证而施，或多或少，都可影响治疗效果。

病例4：一妇人，吞酸饱满，食少便泄，月经不调，服清气化痰丸，两膝渐肿，寒热往来，带下黄白，面萎体倦。此脾胃俱虚，湿痰下注，用补中益气，倍用参、术，加茯苓、半夏、炮姜而愈。(《济阴纲目》)

评析：湿痰下注带下，只用清气化痰治其标，不用健脾升阳治其本，也难生效。健脾升阳的重要性在于促使湿邪尽快散发。如果久病，缠绵不解，郁久化热就可以出现变证。

病例5：某妇，年逾不惑，病延二载，迭经中西医诊治，服药甚多，病势日见沉重。后经友人介绍，来我处试治。自述病初起时，仅觉腹胀食少，溲涩带下,继则白带渐多,小溲淋痛,近来白带如注,质稀黏不一,小溲极难,努责许久,仅下点滴;或如膏浊,或带血水,小腹坠痛,痛势甚剧,腹不知饥,日不能食,每日早晨神气稍强,一到午后非常疲倦,百药备尝,一无效应,痛苦已极。望其形体瘦弱,面悴神怯,惟两目尚觉有神,诊脉虚细,惟两尺按之滑利,舌苔前半光而根部腻。阅前服之方,有主补脾者,有主补肾者,有主清泄者,有主滋阴养血者。西药亦着重抗菌消炎(据述经各种检查,排除肿瘤疾患),此证为湿热阻于中下二焦,脾气不能升清而反下陷……治当升提脾气,清泄湿热,升降并用,合之以化痰浊和中,转运枢机,药用荆芥、防风、升麻、柴胡、丹皮、赤芍、山栀、连翘、黄柏、川贝母、陈皮、盐制半夏、茯苓等,药服5剂,患者坠痛大减,小溲已爽,方去川贝母、陈皮、半夏、茯苓,调理月余痊愈。(《长江医话》)

评析:一般来说,湿热下注,用清热泄湿,热清湿除即可治愈。但本例使用后为何发生脾气不升而反陷呢?这是湿热蕴结脾胃没有采用升发之药造成的。叶桂有"脾宜升则健,胃宜降则和",以及"东垣大升阳气,其治在脾"之说。本例清泄湿热并且升降并用,以这样的方法化解痰浊才是最有效的。

病例6:息城李左衙之妻,病白带如水窈漏中绵绵不绝,臭秽之气不可近,面黄食减,已三年矣。诸医皆云积冷,阳起石、硫黄、姜附之药,重重燥补,污水转多。戴人断之曰:此带浊水,本热乘太阳经,其寒水不禁固,故如此也。夫水自高而趋下,宜先绝其上源,乃涌痰二三升,次日下污水斗余,行三遍,汗出周身,至明旦,病人云:污已不下矣。次用寒凉之剂,服及半载,产一男。(《济阴纲目》)

评析:中医认为"肺为水之上源",此痰浊湿邪蕴结肺胃,下渗胞脉而带下绵延不绝,治宜先绝其源,即用吐法祛痰,俾上源得清,下流自洁。(催吐祛痰,必须审证确切,一般不宜随便使用)

病例7:一孀妇,腹胀胁痛,内热晡热,月经不调,肢体麻木,不时吐痰,或用清气化痰后,仍见喉间不利,带下青黄,腹胁胀满;又用行气之剂,胸膈不利,肢体如麻,此乃郁怒伤损肝脾,朝用归脾汤以解脾郁,生脾气,夕用加味逍遥散,以生肝血,清肝火,百余剂而愈。(《济阴纲目》)

评析:此为肝郁脾虚带下,只用清气化痰,忽略疏肝解郁,显然治法不全。以上病例,皆属一般病证治法,如果有感染性病或生殖器官肿瘤病等病者,则需要另行处治。

(二)防范措施——注意类证鉴别

1. 脾气虚带下与肾阳虚带下　两者均见白带量多,色白质稀,脉弱便溏等虚寒证。但脾气虚证带下如涕如唾,绵绵不断,伴见面色㿠白或萎黄,神疲乏力,纳少,脉缓弱,舌淡,苔白或腻,治宜健脾化湿止带,方用参苓白术散加减。若小腹空坠，气短则为脾气下陷，治宜健脾燥湿升阳止带，方用完带汤加减；若兼体胖、胸闷，呕恶者为脾虚痰湿内阻，宜健脾燥湿化痰止带，方用六君子汤加鹿角霜、当归；若带下色黄、质黏，多属脾虚湿郁化热的脾虚湿热证，治宜健脾化湿佐以清热，方用易黄汤加减。肾阳虚带下系命门火衰、火不暖土，寒湿内盛所致，其带下量多，质薄清冷如水，绵绵不休，伴见腰膝酸软，小腹冷，四肢厥冷，畏寒蜷卧，大便溏薄或下利清谷，小便清长，夜尿频多，面色晦暗，头晕耳鸣，舌淡嫩，苔白，尺脉沉弱，治宜温阳化湿，方用内补丸加减。

2. 肾阴虚火旺带下与肝郁化火乘脾带下　两者均见带下黄浊，或赤白相兼，质稠黏，舌红脉数等。但肾阴虚火旺伴见五心烦热，颜面潮红，头晕，腰膝酸软，形体消瘦，舌红少苔，脉细数，治宜养阴清热止带，方用知柏地黄汤加减。肝郁化火证，带下黏稠，赤白带下，伴见胸胁胀闷，口干口苦，头晕目眩，阴部干涩或瘙痒，舌红苔黄，脉弦数等，治宜清肝健脾，方用龙胆泻肝汤加减。

3. 湿热下注带下与湿毒蕴结带下　两者均可见带下色黄，量多黏稠，气臭秽，心烦口渴等症。但湿热下注以带下色黄或兼赤色，阴部灼热，瘙痒，尿黄，大便不爽，口腻口臭，小腹疼痛拒按，或有低热，舌质红苔黄腻，脉滑数为主症，治宜清热化湿止带，方用止带方汤加减。湿毒蕴结，多由病菌、虫毒直犯阴户胞宫，结于冲任，使带脉不固，秽浊下流所致，一般发病急骤，患者可见寒热、带下往往呈现黄绿如脓，或混杂血丝，阴部肿痛，灼热奇痒，下腹疼痛剧烈难忍，心烦，小便短赤，大便干燥，舌红苔黄腻脉数，治宜清热解毒，方用五味消毒饮加减，或外用熏洗方。

【辨病施治失误】

（一）疾病误诊误治

1. 炎性白带误作一般带下病诊治　女性生殖器官炎症，如滴虫性阴道炎、霉菌性阴道炎、细菌性阴道炎、老年性阴道炎及宫颈炎、宫颈糜烂等，白带量明显增多，若不注意带下性状，不做检查、检验，容易误作一般带下病施治。

2. 性病误作带下病诊治　性病包括梅毒螺旋体感染，淋病双球菌、沙眼衣原体、支原体感染。其带下量明显增多，色、质、气味异常。若不作检验，易误作一般带下病诊治。

3. 生殖器官肿瘤异常带下，误作一般带下病诊治　阴道癌、宫颈癌、输卵管及卵巢癌，以及宫颈息肉、子宫黏膜下肌瘤感染等，均可见到异常白带。若缺乏检查、检验，易作一般带下病治疗，也有可能延误病的治疗时机。

4. 异物刺激引起的带下病，误作一般带下病诊治　异物刺激引起的带下病,近年来屡有报道,如阴道内放置子宫托,宫腔内放置节育环等引起白带增多,又如阴道手术过程中将纱布、棉球遗留在阴道内致带下增多。还有幼女将异物放入阴道而出现带下等。异物刺激可继发细菌感染而出现臭秽白带增多,若不注意询问、检查,也可能当作一般带下病治疗。

（二）防范措施——掌握辨病要领

1. 滴虫性阴道炎 本病以白带多呈灰黄色,或黄白相兼,或呈脓样,或呈泡沫状,有腥臭味,严重时兼有血性分泌物,外阴瘙痒或伴见尿频,尿痛等症为特点。妇科检查,可见阴道壁发红、子宫颈或阴道有点状出血斑点。白带镜检可查到成活的滴虫。

2. 霉菌性阴道炎 本病以白带多呈乳白色,或豆腐渣状,或水状液,外阴奇痒为主症。妇科检查,可见阴道壁发红,表面覆有白色假膜,擦去膜状物可见粗糙白色的腐烂面。白带镜检可找到霉菌菌丝或芽孢。

3. 老年性阴道炎 多发生在绝经期妇女,呈黄色水样或脓性带下,质稠有臭味。妇科检查,可见阴道黏膜皱襞消失,黏膜有点状充血或片状出血斑。阴道黏膜有浅表性溃疡时,带下呈血性分泌物。

4. 宫颈炎、宫颈糜烂 此类病证的白带多为黏液脓性、色白或黄白相兼。妇科检查,可见宫颈糜烂,宫颈肥大。

5. 宫颈息肉 本病多呈血性白带,性交容易出血。妇科检查,可见单个或多个息肉,颜色鲜红,质软,蒂细长,易出血。

6. 肿瘤 早期宫颈癌仅见白带增多,随着癌性病变的增大、溃破,带下呈浆液性。晚期呈脓性或米汤样,血性水样带下,有恶臭,有接触性出血。妇科检查或病理切片检查可予以确诊。

【文献摘要】

1. "白带多是脾虚,肝气郁则脾受伤,脾伤则湿土之气下陷,是脾精不守,不能输为荣血,而下白滑之物,皆由肝木郁于地中使然。法当升提肝气,补助脾元。盖以白带多属气虚,故健脾补气要法也。"（《女科经纶》）

2. "带下之症,方书以青、黄、赤、白、黑分属五脏,各立药方。其实不必拘泥,大抵此证不外脾虚有湿,脾气壮旺,则饮食之精华生气血而不生带;脾气虚弱则五味之实秀,生带而不生气血……故浊带之证十人有九,予以五味异功散加扁豆、苡仁、山药之类,投之辄效。倘挟五色,则加本脏药一二味足矣。"（《医学心悟》）

七、妊娠恶阻

【概述】

妊娠早期（6~12周左右）出现恶心呕吐、头晕、厌食或食入即吐者,称为妊娠恶阻。妊娠早期,胎气上逆有轻度恶阻,属于正常的生理现象,不属病变,妊娠 2~3 个月后,一般可自然消失。如果证情严重,影响到孕妇身体健康,甚至导致胎动不安,胎儿发育受到伤害者,就需要及时治疗。若孕妇脾胃虚弱或肝胃不和,或有痰湿阻滞等病证出现,亦应相应地给予调治。

【辨证论治失宜】

（一）救误病例举隅

病例 1: 陈某,孕 50 多日,剧吐不止,吐出食物和清涎,甚则黄水。口淡纳呆,恶闻食臭,神倦嗜睡,四肢乏力,脉细数,舌质红干,苔薄白。拟健脾和胃,降逆止呕为治。方选六君子汤。2 剂诸证如前,未能有效。余切其脉细数,肌肤稍热,知阴津受损,需益气养津。方改生脉散加石斛、玉竹、山药、知母。2 日后病有好转,后拟益气健脾、养阴生津而告愈。(《南方医话》)

评析: 本例恶阻证情较重,胃气阴津均受到一定程度上的损害,故养阴生津,益气和胃之剂不可缺少,如果单用补益胃气,就有失全面了。

病例 2: 某妇,孕两月,呕吐头痛。医以参、术、川芎、陈皮、茯苓服之,愈重。脉弦,左为甚,而且弱。此恶阻病,必怒气所激。问之果然。肝气既逆,又夹胎气,参术肝气之补,大非所宜。以茯苓汤下抑青丸二十四粒,五服始安。脉略数,口干苦,食则口酸,意其膈间滞气未尽行,以川芎、陈皮、山栀、生姜、茯苓煎汤下抑青丸十五粒,至二十日而愈。(《宋元明清名医类案》)

评析: 本例恶阻呕吐,因其情绪激怒而使得病情加重,又夹胎气逆上出现头痛,此时用参术补气是不恰当的,应当采用清肝胆郁火、理气和胃治疗才会缓解病情。

病例 3: 费姓妇,怀孕三月。呕吐饮食,服橘皮、竹茹、黄芩等药不效。用二陈汤加旋覆花、姜皮,水煎冲生地汁一杯。一剂吐止,四剂痊愈。一医笑曰:"古方生地、半夏同用甚少,不知此方即千金半夏茯苓汤,除去细辛、桔梗、川芎、白芍四味。"(《沈氏女科辑要笺正》)

评析: 阴虚痰热偏盛,只用清热化痰,不用理气、降逆和胃,恐不生效。古人谓"内格呕逆,食不得入,是有火也",肝胃火盛妊娠恶阻者,可用苦寒清降。但不宜过度使用,苦寒用之太过,不仅呕吐不减,反而伤阴败胃,这是必须注意的。

病例 4: 韩右,怀妊三月,得食则吐,入暮尤甚,时带血丝,延绵月许。王冰谓"内格呕逆,食不得入,是有火也",同道曾以苦寒迭进,欲折火降逆,顺气止呕。初亦生效,半月后复又呕吐,水浆不入,再服前药,反甚无减,不分朝暮,间略血丝,唇燥心烦,形瘦神昏,目难启,口懒言,谷不沾唇已 5 日,舌红,脉细。《内经》有云:"百病皆以胃气为本。"素体瘦怯,妊后少食,营血本虚,又进苦寒,伐胃劫阴,血亏不能柔肝强之急,胃伤不能平冲气之逆,阴虚不能制胞络火炽,苦辛不能健升降化机,势涉急重。治以益脾阴,和胃气,使脾强则津回而化机守职,胃和则容谷而呕吐能止。

太子参 9g,麦冬 9g,小川连 2g,淡子芩 4.5g,姜竹茹 4.5g,新会皮 4.5g,川石斛 9g,天花粉 9g,乌梅 3g。

浓煎冷服,少量多次,服前先用米醋点舌。2 日后复诊,诉始服一小匙药汁即欲泛,隔时再喂,未见恶心,而知饥渴,呷米汤三四匙,自觉胸膈水气下行,痰涎已少,咽喉亦舒,虽恶未吐,米汤能进,夜已安然入寐。翌日再喂药汁数次,均未见吐出,且能稍进汤水稀粥,神志清爽,要求续方。前贤谓"滋阴降火而痰自清,呕自平"之论,是可证也。(《蔡氏女科经验选集》)

评析: 凡肝胃火盛者,可用苦寒清降,但不宜用之太过。

病例 5: 许某,28 岁。妊娠 2 月,恶心呕吐,逐至食入即吐,不食亦吐酸苦,黄绿或夹血液……中医多以为是脾虚胃弱,中阳不振,痰水潴留而致,投健脾和胃,祛痰降逆之方药,亦有诊为肝气郁滞,升降失常,冲气上逆而致呕吐,投以调肝理气,降逆之品等,病势不减,呕吐反而增剧。余望其神情郁闷,形体消瘦,面红舌赤,苔黄燥,闻其语声高亮,又时时太息……仍然呕吐,10 余日米粥不入,大便秘结,小便短赤,脉弦滑有力。四诊分析,属燥多火,肝经血燥且失条达,肝气益急,气火越上逆而呕吐,非脾虚痰滞之呕吐。施以调肝清热,通秘降逆之方。黄连 9g,芦根 9g,麦冬 9g,竹茹 9g,黄芩 9g,陈皮 9g,枳实 9g,大黄 21g,水煎服,2 剂。服药后呕吐稍止,大便已通,小便红赤,且进半碗米粥。脉弦滑稍缓。其病势渐退,上方加白芍 9g,生地黄 9g,以敛阴生血,又 3 剂,精神如常,诸症消失,饮食如常,脉弦滑和缓,后安然分娩一男婴。(《百灵妇科》)

评析: 中医治病,贵在审因论治。若脾虚胃弱,用健脾和胃;肝气郁滞,以调肝理气,绝不可一见恶阻,不审病情,而随意治疗,等到病势加重再来辨证,就会延误病情。此例好在经过详细辨证,纠正了前面的不当治法,取得良效。

病例 6: 沈姓妇恶阻,水浆下咽即吐,医药杂投不应,身体骨立,精神困倦,自料必死,医亦束手。一老妇云:急停药,八十日当愈,后果如其言。(《沈氏女科辑要笺正》)

评析: 一般情况下,孕吐可以不须用药,3 个月之后冲气减弱,就会自然消失。用之不当,药杂乱投反伤其身。

(二)防范措施——注意类证鉴别

1. 脾胃虚弱恶阻与痰湿阻胃恶阻　素体脾胃虚弱,妊娠后冲气上逆犯胃发生呕吐与痰湿阻胃的妊娠呕吐均有脾胃虚弱、厌食等症状。但前者吐出多为所进的食物、清水或涎水,伴见神疲乏力,舌淡苔白,脉弱无力,治宜健脾和胃,降逆止呕,方用香砂六君子汤加减。后者呕吐物多为痰涎,伴见胸脘满闷,口中淡腻,四肢困重,或心悸气短,舌淡苔白腻,脉濡滑等症,治宜化痰除湿,降逆止呕,方用小半夏加茯苓汤加减。

2. 肝胃不和恶阻与气阴两亏恶阻　两者均有呕吐酸水或苦水的症状。但肝胃不和证偏于实热,以胸胁胀满,精神抑郁或心烦易怒,头晕发胀,口苦较甚,舌红苔薄黄,脉弦滑为主症,治宜抑肝和胃,降逆止呕,方用连苏饮加减。气阴两亏证属于虚证,以形瘦,眼眶下陷,双目无神,肌肤不润,口舌干燥,尿少便秘,舌红少津,苔薄黄而干或花剥,脉细数无力为主症(严重者尿液检查醋酮常呈阳性反应),治宜养阴和胃止呕,方用生脉散合增液汤加减。严重脱水病例应给予补液,纠正酸中毒及电解质的紊乱。出现黄疸、高热、心率增快等症状,应考虑终止妊娠。

【辨病施治失误】

(一)疾病误诊误治

1. 妊娠合并胃肠疾患引起的呕吐　如不注意病史和症状,不注意实验室检验,往往误作恶阻治疗。

2. 妊娠合并阑尾炎出现厌食、恶心,呕吐　阑尾炎以右下腹痛和发热等为主症。应结合有关实验室检查,体征进行诊断,防止治疗失宜。

3. 葡萄胎　葡萄胎患者,因绒毛滋养层细胞异常增生,血液中的绒毛膜促性腺激素水平急剧上升,可引起剧烈呕吐。如果忽视症状和病史,不做相应的检查,容易当作一般恶阻治疗。

(二)防范措施——掌握辨病要领

1. 妊娠合并阑尾炎　其呕吐腹痛症状明显,右下腹阑尾部有压痛与反跳痛,血常规白细胞增高。

2. 妊娠合并肝炎　若妊娠初期患者出现发热、腹胀、尿黄、肝肿大、肝区疼痛等症状时,应做肝功能测定,防止误诊。

3. 葡萄胎　本病尿妊娠试验呈强阳性。妇科检查,可见子宫增大迅速,与停经月份不相符合,且有不规则的阴道出血。B超显示:宫内无胎心反射及羊水平段,而呈"U"状波的典型葡萄胎波型。

【文献摘要】

1. 本病"当以胃弱为主,更审其或因胎气阻逆,或痰饮阻逆,与夫兼热、兼寒,而分治之"。(《医宗金鉴》)

2. "子宫经络,络于胃口,故逢食气引动精气冲上,必食吐尽而后精气乃安。"(《医学入门》)

3. "怀孕三月,恶心而阻隔饮食是也。亦有六七个月,尚病呕者治同。然肥人责之痰,瘦人责之火,俱宜二陈汤加白术、黄芩,或加香附、砂仁、姜汁、

竹茹,与吐家同,如或因气者,脉必沉,治兼疏郁,如加抚芎、香附,不可过用辛药。"(《胎产新书》)

八、产后发热

【概述】

产褥期内,发热持续不退,或突然高热寒战,并伴有其他症状者,称为产后发热。产后发热的原因大致有以下几种:一是产时感受外邪发热,或不慎产道感染。二是血虚发热,产后阴血骤虚,阳易浮散,所以发热。三是瘀血发热,因产后瘀血内阻,壅阻气机而发热。其中感染邪毒发热类似于现代医学的产褥感染,因热毒直犯胞中,传变迅速,应当及时加以控制。若是正常生产1~2日内有微热,无其他症状者,属一般生理现象,留心观察,暂不用药治疗。

【辨证论治失宜】

(一)救误病例举隅

病例1: 王金宪公宜人,产后因沐浴,发热呕恶,渴欲饮冷水,谵语若狂,饮食不进体素丰厚不受补。医用清凉,热增剧。石山诊之,六脉浮大洪数。曰:产后暴损气血,孤阳外浮,内真寒外假热,宜大补气血,与八珍汤加炮姜八分,热减大半。病患自知素不宜参、芪,不肯再服。过译日,复大热如火,复与前剂,潜加参、芪、炮姜,连进二三服,热退身凉而愈。(《古今医案按》)

评析: 产后因不慎保养而发热者,一定要分清寒热真假,此用清凉退热,热增剧、脉浮大洪数是内真寒外假热,治宜大补气血,甘温除热。

病例2: 薛立斋治一产妇,恶寒发热,欲以八珍加炮姜治之。其家知医,以为风寒,用小柴胡汤。薛曰:"寒热不时乃气血虚。"不信,仍服一剂,汗出不止,谵语不绝,烦热作渴,肢体抽搐。薛用十全大补二剂,益甚,脉洪大,重按如无,仍以前汤加附子,数剂稍缓,再服而安。

原按: 此案以脉洪大重按如无,知为气血两虚,是真临证指南也。此案必须桂附,亦非平补气血所能治。(《古今医案按》)

评析: 产后恶寒发热,要明辨病机。脉洪大重按如无,可知为气血两虚,必补气血而愈。

病例3: 张郑封室,娩后即发热,服生化汤两帖,热益炽,而发赤疹。顾听泉诊之,即与清解,三剂不应。欲进犀角地黄汤。而恐病家之犯于产后以生疑也,乃转孟英质之。诊其脉,弦滑而数,面赤热燥,胸闷善悲,肢胖而痛,两肘白泡如扁豆大者数十颗。舌上亦有一颗,痛碍饮食,大便不解,已旬日矣。曰:此不但胎前伏暑,且有蕴毒,而误服生化汤以助其疟。幸初即用清解,尚不至于昏陷。犀角地黄极是治法,犹恐不能胜任,乃与听泉商加西洋参、滑石、知母、银花、花粉、人中白、蒌仁、竺黄、贝母、桑叶、栀子为剂。其所亲曰:

高明断为热证,何以病者虽渴而喜热饮耶?孟英曰:此方中所以多痰药也。凡胸中有热痰阻碍气机者每如此,不可以其向不吐痰,而疑吾言之妄也。若因此而指为寒证,则祸不旋踵也。进四帖,始得大解,频吐稠痰,而各恙皆减,饮食渐加。孟英曰:病势虽稳,余热尚炽,苟不亟为清涤而遽投补益,犹有蒌损之虞。其母家果疑药过寒凉,必欲招专科调治。幸将前方示彼,尚不妄施温补。然隔靴搔痒,纪律全无。旬日后,余火复燃。郑封坚恳孟英设法,仍用甘寒疗之。周身肤蜕如蛇皮,爪甲更新,其病之再生也可知。继以与滋补真阴而起。(《王氏医案》)

评析:产后感暑蕴毒,当用清解,而用生化汤活血似是不恰当的。

病例4:孙文垣治一妇人,年十六。初产女艰苦,二日,偶感风邪,继食面饼,时师不察,竟以参术投之。即大热谵语,口渴,汗出如洗。气喘、泄泻,泻皆黄水,无粪,日夜无度,小水短少,饮食不进,证甚危急。时当六月初旬。女科见热不退,乃投黄连、黄芩、白芍之剂,诸证更甚。又以参术大剂、肉果、干姜等止泻,一日计用人参二两四钱,泻益频,热益剧,喘汗转多,谵语不绝口。各医束手。谢曰:汗出如油,喘而不休,死证也。又汗出而热不退,泻而热不止,谵语神昏,产后脉洪大,法皆犯逆,天生路矣。惟附子理中汤,庶侥幸万一。孙诊之,六脉乱而无绪,七八至,独右关坚硬(食积),因思暑月汗出乃常事,但暑邪、面食、瘀血皆未消熔,补剂太骤,致蓄血如见鬼。若消瘀去积解暑,犹可生也。用益元散六钱,解暑清热止泻利水为君,糖球子(即山楂)三钱为臣,红曲、泽兰各一钱五分消瘀安魂为佐,橘红、半夏曲、茯苓各适量理脾为使,三棱五分消前参术,决其壅滞为先锋。饮下即略睡,谵语竟止。连进二剂,泻减半。次日仍用前方,其下渐减,大便只二次,有黄粪矣。恶露行黑血数枚。次日诊之,脉始有绪,神亦收敛,进粥一盏。前方去红曲、三棱,加扁豆,大便一次,所下皆黑粪,热尽退。改用六君子加益元散、青蒿、扁豆、香附、酒芍、炮姜,调理而安。(《王氏医案》)

评析:产后感暑内夹食滞,反用补剂也为误治。例中见到泻黄水(协热下利)的症状,不辨其寒热虚实,以其热证用温中固涩,一误再误矣。

病例5:杨文辉治梁某,女,22岁。于1972年4月顺产第1胎,产后低热不退,未曾介意,10天左右突然体温升高,头痛不适,经当地治疗后症状减轻,但仍低热不退,后又误为产后血虚,服大剂人参、黄芪、当归、生姜之类的补阳药物,热不但不减,反而口渴不止,烦躁不安,精神萎靡,面色苍白,每天约饮水2.5~5L,勉强进食稀粥,延续2月余,于6月间抬至门诊治疗。初见体温37.5℃,头痛不适,喉中有痰,脘闷不舒,口渴引饮,饮不止渴,大便干结,舌红,苔黄腻,脉细数无力,拟生熟地黄丸合甘露饮加减治疗。处方:熟地黄30g,生地黄15g,玄参15g,知母10g,黄芩9g,茵陈15g,牡丹皮9g,法半夏

9g。服药 1 剂后自觉症状减轻，再服 2 剂，低热退清，口不渴，能进少量软饭，诸症大减，连续服药 10 剂左右，上述症状基本消失，能下地活动，后再以养阴补气法调养 2 月余，已能参加生产劳动。(《中医误诊误治》)

评析：产后阴虚发热，一般热势不甚。若兼夹湿邪，亦多缠绵难解。届时若用大剂温阳补气，必热不得解而难以治愈。

病例 6：邻村杨三之妻袁氏，产后 8 日，发热绵绵，延请先父往诊。症见脉浮大而虚，舌体胖大质嫩，面色萎黄，气息低微懒言，并告之素日体弱，今生产时又失血过多。脉症合参，诊为血虚发热。随处以当归补血汤，重用黄芪，嘱其膳食加鸡肉、羊肉类，以血肉有情之品食补助之。杨之岳母浅通医理，执言为产后外感，云上方有碍恶露。随遣家人另邀他医，医处以荆防加柴胡、薄荷之品，1 剂后虚热略缓，但出现头晕、心慌之症。先父见之，知其亡血为误汗伤阴动血所致。劝医更方，医坚己见，2 剂则冷汗淋漓，恶露不畅，复热如往。因杨氏岳母固信此医，先父无奈，十分惋惜，患者过 10 日后，果然因过汗亡阳，变证蜂起而亡。临床辨证要细微，如鲁莽草率行事，常草菅人命。(《黄河医话》)

评析：产后血虚发热，当以养血益阴，清解虚热为主。若用辛散发表之剂，必耗伤阴血而犯虚虚之戒。

（二）防范措施——注意类证鉴别

1. 产后外感发热与产后感染邪毒发热　两者皆因外邪内侵发病，为实证。但它们的病因与证候有区别。外感发热，邪在肌表，以发热恶寒，头痛，肢痛，或咳嗽，流涕，舌苔薄白，脉浮为主症，属风寒表证者，宜养血祛风，方用荆防四物汤加减；属风热表证者，宜辛凉解表疏风清热，方用银翘散加减；炎热酷暑季节，证见身热多汗，心烦口渴，舌红少津，脉虚者为感受暑邪，气津两伤，宜清暑益气，养阴生津，方用清暑益气汤加减。产后感染邪毒发热，乃邪毒疫疠之邪乘虚从阴户直入胞中，邪毒瘀结化脓，伤及冲任，属里急重证。若不及时治疗，邪毒化热入营血之分，内陷心包，甚则发生虚脱。邪毒入里的表现为寒战高热，小腹疼痛拒按，恶露量多或少，色紫暗如败酱，有臭气，烦渴，尿少色黄，大便燥结，舌红，苔黄，脉数有力，治宜清热解毒，凉血化瘀，方用解毒活血汤加减。必要时予以中西医结合救治。

2. 产后气虚发热与产后血虚发热　两者均为产后虚热，但病者之体质与表现均有明显差异。气虚发热，多由平素气虚，劳倦伤气加之产时用力过度所致，其发热不甚，遇劳则增，伴有气短、自汗、舌淡胖大、脉弱等症，治宜甘温除热，方用补中益气汤加减。产后血虚发热，乃产时失血过多，阴不维阳所致，证见微热，头晕，心悸，少寐，肢体麻木，舌淡红，脉细弱微数等症，治宜养血益阴清热，方用地骨皮饮、圣愈汤加减。

3. 产后乳蒸发热与产后瘀血发热　两者均为瘀结发热。但乳蒸发热是由乳脉不通,乳汁停滞所致,以乳房胀痛、乳汁不下为主症,治宜养血通乳,方用四物汤加通草、漏芦、王不留行等。瘀血发热由恶露不下,瘀血阻滞胞脉,营卫不和所致,以恶露不下,少腹痛,拒按为主症,治宜活血化瘀,方用生化汤加丹参、红花、益母草等。

【辨病施治失误】

（一）疾病误诊误治

1. 产后患疟疾、痢疾、肠炎、肺炎、淋证等疾病发热,易误作产后一般发热诊治。

2. 产后伤食,食物停滞发热,若不明其原因而按照产后发热施治,多易误治。

3. 蒸乳发热致误,乳汁不畅,熏蒸于内的发热,若作一般产后发热诊治,也容易失误

（二）防范措施——掌握辨病要领

1. 产后痢疾　产后痢疾除发热、腹痛外,大便往往夹有黏液冻或脓血。通过大便化验可以确诊。

2. 产后食滞发热　产后饮食不节,食物停滞胃脘,其主要见症有嗳腐时呕,脘腹胀痛,大便异臭,舌苔黄腻等。

【文献摘要】

1. "新产发热,血虚而阳浮于外者居多,亦有头痛,此是虚阳升腾,不可误为冒寒,妄投发散,以煽其焰,此惟潜阳摄纳,则气火平而热自已。如其瘀露未尽,稍参宣通,亦即宣降之意,亦不可过于滋填,反增其壅。感冒者,必有表证可辨,然亦不当妄事疏散,诸亡血虚家不可发汗,先圣仪型,早已谆谆告诫。"(《沈氏女科辑要笺正》)

2. "产后虚烦发热,乃阳随阴散,气血俱虚,故恶寒发热。若误作火证,投以凉剂,祸在反掌。"(《女科经纶》)

3. "产后大发热,必用干姜,轻者用茯苓,淡渗其热,一应寒苦并发表之药,皆不可用。"(《丹溪心法》)

九、不孕

【概述】

育龄期妇女,夫妻同居 2 年以上(男方生殖功能正常)未采取避孕措施而不受孕者,称为"原发性不孕"。曾有过妊娠,又间隔 2 年以上未能再孕者,称"继发性不孕"。

引发不孕的原因很多,病理机制也较为复杂,中医辨证,不外乎分虚证、

实证两种类型。虚者多为精亏血少,包括先天不足,或劳损、多次流产,或误用、过用其他药物内耗精血,胞宫失却温养,不能摄精成孕,或影响受精卵的着床与发育。实者指胞脉气滞血瘀,或夹湿热、痰浊,血脉不畅,影响卵子生存或排出造成的不孕。因此分清虚实是中医治疗不孕症的关键。

【辨证论治失宜】

（一）救误病例举隅

病例1：韩某,女,36岁,初诊日期：2017年1月12日。

主诉：婚后十年不孕。

病史：患者其间曾行人工授精3次,试管移植4次,均未成功。精神由之郁郁不欢。询知月经周期尚正常,血量偏少,色暗,小腹坠胀不适,经前乳胀,经后腰膝酸软,面色晦暗,憔悴,倦怠懒言,脉象沉细而弦,舌苔薄白,质暗有紫气。

诊断：肝气郁结,精血不足。

治法：调经养血,疏肝理气。

经前以温肾养血为主,方用：续断,黄芪,淫羊藿,紫石英,当归,赤白芍,川芎,熟地黄,香附,合欢皮,紫河车。

经期：疏肝理气,养血调经。方用：当归,赤芍,香附,续断,熟地黄,乌药,党参,黄芪,泽兰叶,益母草,鸡血藤,丹皮参,生山楂。

经后：补肾养血,滋养宫膜。方用：当归,熟地黄,山药,山茱萸,黄精,续断,香附,鸡血藤,菟丝子,太子参,合欢皮。

疗效：服药3个月,诸症即减,气血渐充,经血增多,4个月后自然怀孕。改用补肾养血益气安胎,方用寿胎丸加减,孕至4个月,B超显示胎儿发育正常。

评析：本例多次用激素药物促排卵等治疗,均未成孕,长期心情遭受抑郁而气血运行不畅,治宜疏肝养血调其本,加上开导、愉悦心情,增强信心为其辅,从而取得月经恢复正常,自然怀孕,喜得贵子。

病例2：丁某,女,28岁。初诊日期：2018年8月。

主诉：婚后3年未孕。

病史：患者17岁初潮,经期常延后,血少色淡,体质弱,曾一度用中药调理,经期恢复正常。婚后,久不见孕,单用西药促孕治疗2年,未能生效。现在症：月经半年未至,阴户干涩,体倦乏力,失眠多梦,脉象细弦,舌苔白,质暗。B超提示：宫体偏小,内膜0.4cm,双卵巢尚正常,内无优势成熟卵泡,性激素低落,基础体温呈单相。

诊断：精血不足,不能摄精成孕。

治法：补肾填精,调经促孕。

经前方：续断10g,黄芪20g,仙茅10g,淫羊藿10g,覆盆子10g,紫河车

10g,香附 10g,当归 10g,赤白芍各 10g,川芎 6g,熟地黄 10g,茯神 10g,夜交藤 15g,合欢皮 10g,紫河车 10g。

经期方:当归、赤芍、香附、乌药、续断、茯神、合欢皮、丹皮参各 10g,益母草 15g。

经后方:当归、白芍、熟地黄、山茱萸、山药、黄精、川续断、香附、太子参、茯神、紫河车各 10g。

疗效:调治 4 个月,正常受孕,足月分娩女婴,活泼健康。

评析:本例用中医调经、辨证、用药促孕,经过双方努力,耐心服药调治,终于取得成功受孕。

病例 3:王某,女,33 岁,体育教师。初诊:2013 年 9 月。

主诉:婚后 7 年未能得子。

病史:6 年前曾孕,半年不到,胎死腹中,行引产术。之后就不再受孕,多次用补肾药调治,亦未能如愿。来诊时月经已有 40 余日未行,测基础体温呈现单相,以往经血一直偏少,色淡,大便日行 2~3 次,稀不成形,腹痛隐隐,喜温喜按,舌质色淡而胖,苔白腻,脉象濡缓,按之无力。显然是一派脾虚之象。补肾养血,与证不合。此脾阳虚为主,当以温中扶阳,补脾为先。

处方:党参、白术、茯苓各 10g,干姜、附子各 6g,山药 20g,白芍、菟丝子、锁阳、鹿角霜、香附、泽兰叶各 10g,复诊时适当加减,治至 2 个月,经血恢复正常,体温呈现双相,治至 4 个月自然受孕,喜得男婴。

评析:肾为先天之本,主藏精气;脾主后天之本,为气血生化之源。孕育中,两者各司其职,相互协调。若肾阳不足,不仅胞宫虚寒,脾的生血功能亦受影响;若脾气虚弱,肾精不足,亦难摄精成孕。临床有"肾主生殖"之说,治肾与健脾助孕均不为错,但从患者实际来看,又当分清何者为主,何者为次,若主次不分,药无侧重,多难生效。

病例 4:曹某,女,32 岁。初诊:2014 年 9 月 20 日。

主诉:婚后 4 年未孕,反复使用补益、助孕之药,不见效果。询知患者以往月经基本正常,惟白带偏多,有异味,或呈水样,或呈泡沫,外阴瘙痒,时轻时重,伴胸闷,纳呆,小便色黄,舌红苔腻,脉象濡细。妇科检查阴道黏膜充血,有红色斑疹。白带中找到毛滴虫。诊为湿热内侵,胞脉失畅。方以苍白术各 15g,黄柏 10g,薏苡仁 15g,蒲公英 15g,墓头回 15g,椿根皮 15g,茯苓 15g,山药 30g 清热利湿,杀虫止痒。外用熏洗(坐浴)方:蛇床子、土槿皮、白鲜皮、地肤子、土茯苓、川椒等煎水熏洗。经治 4 哥月症情消失,不久自然怀孕。

评析:湿浊之邪内侵,生殖道不畅,极易阻碍精卵合一,是不孕中比较常见的一个原因。如果一味去补这补那,不知清除湿热之邪,也是难以治愈的。

病例5：周某，女，37 岁。初诊日期：2012 年 8 月。

主诉：婚后 5 年未孕。

病史：患者以往月经基本正常。2 个月前，因小腹刺痛，触及包块，妇科检查子宫偏大，B 超：宫内肌瘤 5cm×4cm×4cm。医用破瘀消积治之，结果，引发月经血量徒增，久不得止，小腹疼痛，自觉头晕、目眩、心悸、乏力。脉象沉细无力，舌淡少苔，边有瘀点。

诊断：气滞血瘀，气血两亏。

治法：先用补益气血，引血归经。

处方：党参，黄芪，当归，茯神，炙远志，炒酸枣仁，木香，炮姜炭，墨旱莲，生地黄，黄芩，川续断，制香附，椿根皮。

疗效：服用 7 剂后经血即止，逐步加入化瘀软坚之品，经行正常，3 个月后子宫、附件异常消除。B 超：子宫 6cm×5cm×4cm，内膜厚度 0.6cm。6 个月后正常受孕，足月生一男婴。

评析：子宫肌瘤属妇科癥瘕、积聚一类的病变。其中气血瘀阻，脏腑功能失调是病发生的根本原因，所以化瘀散结，必须结合调理气血。中医有"养正积自消"之说，就是要在消瘀的同时，宜配入扶正之药，病久体弱的患者，尤须消补并用。

病例6：范某，女，34 岁。初诊日期：2012 年 6 月。

主诉：结婚 9 年未生育。

病史：患者 4 年前首孕自然流产，后来又连续反复受孕而胚停，行清宫术达 10 次，未再受孕，当地医院治疗 3 年未果，转来南京。询知月经先后不定期，血少色暗，腰膝酸软，观神情焦虑，面无光华，基础体温上升缓慢，高相偏低，呈爬坡形状，脉细弦，舌质红苔薄白。

诊断：精血亏损，胞脉失养。

治法：健脾固肾，益气养血。

处方：太子参，白术，山药，熟地黄，当归，山茱萸，白芍，紫河车，菟丝子，合欢皮，茯神，制香附。

连续复诊治疗 4 个月，月经正常，自然怀孕，足月产子男婴健康。

评析：多次人流、频用清宫术后，子宫内膜受损严重，必然影响精卵着床，或胎儿发育，因此对于这个类型不孕患者的治疗，必先从固本着手。本在何方？脾与肾也！《景岳全书·妇人规》云"补脾胃以资血之源；养肾气以安血之室"，经调血气充旺是妇人孕育之大本。若不知调脾益肾，何能生效呢。

（二）防范措施——注意类证鉴别

1. 肾阴不足与血虚不孕　两者均属虚证，均可影响卵子质量及精卵结合，着床与发育。血虚多因脾气虚弱，生化乏源。临床表现以月经后期，量少色淡,质稀为特点,伴有面色㿠白或萎黄,神疲乏力,气短懒言,心悸少寐,食纳不振,肌肤不润,脉弱舌淡等,治宜补脾益气,养血调经,可选用人参养营汤合养精种玉汤加减。肾阴不足者,往往月经初潮来迟,经行后期,血少伴头晕、耳鸣、腰酸腿软,脉细小弱,舌淡苔少,治宜补肾养血,调经助孕,方用毓麟珠加减。

2. 脾阳虚不孕与肾阳虚不孕 脾阳虚、肾阳虚及脾肾两虚最易出现子宫虚寒的病理。胞中失于温煦,犹如大地不见阳光,万物难以生发一样,终使不孕不育。虚寒不孕是临床中最多见,若治之得当,也是最易治愈的病种之一。脾阳虚的表现为月经或先或后无定期,量少色淡,伴气短乏力,夜寐多梦,形寒畏冷,大便稀薄等,脉象濡缓无力,舌质淡苔白腻,治宜健脾益气,暖宫促孕,方用理中汤,五味异功散合调经种玉汤加减。肾阳虚以月经后期,经血量少色淡,小腹冷,性欲淡漠,腰膝酸软,脉细舌暗苔薄白为特点,治宜温补肾阳,调经促孕,方用艾附暖宫丸加减。

3. 肝郁不孕与痰湿不孕 两者均属本虚标实之证。肝气郁结则气滞血瘀,冲任之脉不畅影响受孕,临床表现以月经不调,神情焦虑,胸闷烦躁,经前乳胀,小腹胀,脉弦细舌苔黄为特点,治宜疏肝解郁,养血种子,方用开郁种玉汤加减。若兼肾虚可用逍遥散合六味地黄丸加减。痰湿不孕,指肥胖、痰湿内盛之人,脂膜闭塞子宫发生的不孕,临床也较多见,以月经或后期,量少色淡,胸闷,口腻痰多,或带下频频,质黏腻如脓痰状,脉象细滑,舌苔白腻为主要特点,治宜燥湿化痰,调经种子,方用启宫丸加减。

4. 阴虚内热不孕与湿热下注不孕 两者均有热象。阴虚之热,热在血分,伤及胞宫,或者血海有热,子宫干涩,不能受孕。证见月经先期,量少,而周期或正常,形体较清瘦,心情焦急,口干,五心烦热,心悸不眠或午后低热,脉象细数,舌红苔黄,治宜滋阴清热,养血种子,方用养精种玉汤加减。湿热下注,多有炎症性、滴虫、霉菌等病变存在,月经常失调,带下量多、质黏,色白或黄有异味,或外阴瘙痒,不难诊断,治宜分利湿热,清除病源,再调经种子。

5. 瘀血与瘀热不孕 瘀热多为湿热之邪,前已有述,不再重复,而瘀血不孕,与瘀热不孕同属胞脉瘀滞,症情明显不同。瘀血以经行不畅,血色暗有块,小腹疼痛不喜按,一旦经血排出疼痛立刻减轻为特点,平素则伴胸满乳胀,心烦易怒等,脉象弦涩,舌质紫暗边有瘀斑,治宜活血化瘀,理气通脉,方用少腹逐瘀汤加减。

【辨病施治失误】

(一)疾病误诊误治

1. 患有先天性子宫发育不良、卵巢发育不全、处女膜闭锁等,必须根据病理状况,区别对待,单纯用中药盲目治疗,难以生效。

2. 女性生殖器官病变导致的输卵管不畅,管壁僵硬、闭塞,必须采用其他方法治疗。例如控制炎症、理疗、通输卵管术等。

3. 子宫肌瘤、宫内膜息肉、子宫内膜异位症、宫腔粘连等病变,必须明确诊断,中西医结合治疗,可增加受孕机会。

4. 全身性疾病(如甲状腺功能亢进或低下)、多囊卵巢综合征、高睾酮血症引起的不孕,必须全面检查,防止误治。

5. 免疫性、抗精子抗体阳性,以及精神抑郁、工作紧张、环境改变等引起的不孕,需要有针对性地调整。

(二)防范措施——掌握辨病要领

1. 黄体功能不足不孕　黄体功能直接关系受孕,如果患者黄体发育不良,或过早萎缩,子宫内膜缺乏孕激素的支持,就不利于孕卵的种植与生长发育。临床表现,月经先期,经前点滴出血,基础体温曲线,高温相少于7~10天,或高温幅度小于3℃;月经中期,做血清孕酮测定,可做诊断。

2. 多囊卵巢综合征　临床以月经不调不孕,多毛、肥胖为主要表现。妇检可见双侧卵巢呈多囊性增大;基础体温呈单相。B超双侧卵巢见中小型卵泡,呈蜂窝状,持续性无排卵。

3. 子宫内膜异位症不孕　本病以月经疼痛、血多,经期延长,疼痛进行性加重为主要表现。妇检可见(三合诊)子宫后壁、子宫骶骨韧带或子宫直肠窝处可扪及单个或多个触痛之结节即可作出诊断。

4. 慢性盆腔炎　炎性病变多局限在输卵管、卵巢、盆腔组织,以月经过多,过频,白带量多,下腹坠痛,连及腰骶,性交疼痛或痛经为主要表现。妇检、B超均可做出诊断。

【文献摘要】

1. "调经种子之法,亦惟以填补命门,顾惜阳气为之主,然精血之都在命门,而精血之源,又在二阳心脾之间。"(《景岳全书》)

2. 调经必须结合调周;调周才能从根本上调经。(《月经病中医诊治》夏桂成主编)

3. 不孕往往是男女双方多种影响的结果,必须通过男女双方检查找出原因,有针对性地治疗。

附:男子精液常规检查,正常精液每次排出量2.5~5ml,pH值7.3~7.7,精子密度(0.6万~1.5万)/ml,三级、四级活动的精子不低60%,具有正常形态的精子,应在80%以上,畸形精子超过30%时为异态精子增多症。(《现代中西医妇科学》牛建昭主编)详情以当地医院检测标准为准,仅供参考。

第三节 儿科常见病证

一、小儿咳嗽

【概述】

小儿形气未充,肌肤柔弱,或寒或暖不知自调,最易被外来邪气侵袭而发生感冒发热、咳嗽的病证。因肺气上逆作声,咳吐痰涎为主者,是为小儿咳嗽。本病四季均可发生,冬春尤多;若咳嗽久延,伤阴耗气,或平素脾肺气弱,肌肤娇嫩,而致肺气上逆者,则为内伤咳嗽。

治疗本病,原则上以宣通肺气,化痰止咳为主。临诊时应根据小儿体质的特征,审证求因,治病求本。祛除发病之因,其咳嗽自止。

现代医学中的小儿咳嗽多见于各种呼吸道疾病,如急慢性气管炎和支气管炎、支气管扩张等。如果是肺炎、肺结核兼见的咳嗽,不在本篇讨论之列。

【辨证论治失宜】

（一）救误病例举隅

病例1:孙少培治丁贵之女,年四岁,春病风温,病已小愈,越旬日忽咳嗽音哑,某医误用温表,次日即大汗大喘。现见面色青暗,头汗如注,咳喘音嘶,饮水作呛,目上视,不得眠,头倾肩抬,口鼻只有出气。脉两手俱不应指,病势甚危。肺虚必先补其母,故用潞党参五钱,怀山药五钱,陈阿胶三钱(烊冲),杜兜铃一钱半,炙甘草八分,甜杏仁三钱,原麦冬二钱,五味子三分,鸡子白二枚,生糯米五钱煎汤代水。一日连服两剂头煎,次日复诊,喘平汗止,语言如常。惟咳唾黏痰,肺虚而燥,进甘咸润燥法。原方去党参、怀山药、杜兜铃、五味子等四药,加暹燕窝一钱,北沙参、川贝、水晶糖各三钱,叠进三剂,再邀诊脉,六脉软滑有神,目灼灼有光,嘱其不必服药,用光燕窝一钱、葡萄干两粒、真柿霜一钱,调养旬余而愈。(《全国名医验案类编》)

评析:本例原患风温,医不加辨别仍用辛温发表,即所谓风火相煽逼汗大出而伤阴耗气,病势甚危,此时根据病情变化,以健脾益气为主,兼养阴止咳,方为合拍,并取得良效。

病例2:王姓儿,秋凉感风,夜热,顿咳连声,卧则起坐,立则曲腰,喘促吐沫,汗出痰响。由风邪侵入肺俞,又为新凉所束,痰气交阻。法宜辛散邪,苦降逆。用桔梗、紫苏、杏仁、前胡、橘红、淡姜,热嗽减。一外科以为症感秋燥,用生地、五味子、白芍、贝母等药。予曰:风邪贮肺,可酸敛乎？痰涎阻气,可腻润乎？即单用姜汁一杯,温服可也,频以匙挑与而愈。(《类证治裁》)

评析:小儿外感风寒,肺失宣降而发热咳声连续不断,不能平卧,喉中痰响吐出清稀水沫,显然属于风寒外束,内伏水饮之证,治宜辛散苦降为法。方如所列,药证相符,其病即愈。至于酸敛之品,似不相宜。

病例 3:杨某,男,4 岁。微恶风寒,温温发热,鼻塞,咳嗽已 3 天,服保赤散、琥珀抱龙丸无效来诊。诊见面赤咽红,唇干口渴,发热无汗,咳嗽痰鸣,呼吸喘促,烦躁不安,舌红苔白,指纹浮红,脉浮数。此属风热闭肺,肺失宣和,亟宜辛凉透邪,轻宣肺气。处方:桑叶络二钱,银花二钱,连翘一钱半,牛蒡子一钱半,炒栀皮一钱,炒枯芩一钱,杏仁一钱,桔梗一钱,甘草一钱,薄荷八分(后入)。

二诊:药后身得润汗,发热、咳嗽痰鸣、气喘均见减轻,原方去薄荷、杏仁,加炒瓜蒌皮一钱半、大贝母一钱半,2 剂。

三诊:身热尽退,咳喘均平,舌红苔薄黄,口干唇燥。小儿肺常不足,外感风热后,肺阴受灼,拟养阴清肺法以善其后。处方:南沙参二钱,麦冬二钱,枇杷叶二钱(包),大贝母一钱半,天花粉一钱半,野百合一钱半,甜杏仁一钱半,甘草八分。(《当代名医临证精华》)

评析:此为风热犯肺,肺气失宣而致咳嗽,当以辛凉透邪,轻宣肺气为治。若用辛温之剂,助热化火,故治疗无效。

病例 4:员秉干中翰长子,年十三岁,出痧之后,咳泻两月,诸药不效,最后医家竟用二神之破故纸(补骨脂)、肉蔻,而咳泻更甚,便令予诊。脉长而数。告曰:此胃热,非脾虚也。必因痧证未用石膏,致余热仍归肺胃,邪热不杀谷,故洞泄,幸热毒未全入肺,赖有洞泄分消其热,若不泄则咳嗽发热,已成痧劳矣。予以清热为主,热退则泄自止。遂用薏苡仁、贝母、瓜蒌、地骨皮、麦冬、知母、桑皮、木通、桔梗、甘草,四剂,反大泻数次而泻减;再十余剂,咳嗽皆愈。治病必求其本,若见病治病,奚有当哉?(《素圃医案》)

评析:前人有"麻宜发表透为先,形出毒解便无忧"及"麻喜清凉"之说。此麻疹之后,余热闭郁于肺的咳嗽,又因热移大肠而腹泻,前医不识病属余热作祟,妄用温补,无异于火上浇油,此病热在肺胃,故以清热治之,而泄自止,再用养阴消痰而愈。

病例 5:汪石山治一童子八岁,伤寒咳嗽,痰少面赤,日夜不休,丁氏小儿科治以参苏饮,数日嗽甚。予为诊之,脉洪近驶,曰:热伤肺也。令煎葛氏保和汤(知母、贝母、天冬、麦冬、款冬、花粉、米仁、杏仁、五味、甘草、兜铃、紫菀、百合、桔梗、阿胶、归身、生地、紫苏、薄荷)。二服病如失。(《汪石山医学全书》)

评析:此为肺热阴虚咳嗽,当以养肺阴、清肺热、敛肺气治疗。若用辛温散邪,药证不符,病不除,热反增,故咳不休。

病例 6:一小儿伤风咳嗽,发热,服解表之剂,加喘促出汗,余谓肺脾气虚,欲用补中益气汤加五味子补之,不信,乃自服二陈、桑皮、枳壳而发搐痰

涌,余仍用前药加钩藤而愈。(《保婴撮要》)

　　评析:本例为肺脾气虚,伤风咳嗽,应当用补气治之。不信,自服祛痰反致抽搐,痰溢涌出,后不得不仍旧照前方加钩藤而愈。

　　(二)防范措施——注意类证鉴别

　　1. 风寒束肺咳嗽与风热犯肺咳嗽　风寒束肺咳嗽声重,痰稀色白,伴鼻塞流清涕、发热、恶寒、无汗、头身痛楚、苔薄白、脉浮紧等症,治宜散寒宣肺,用金沸草散或杏苏散加减。风热犯肺咳嗽频剧,咯痰黄黏不爽,口干咽痛,伴鼻流黄浊涕、发热、恶风、微汗出、头痛、舌红苔薄黄、脉浮数等症,治宜疏风清热肃肺,用桑菊饮加减。

　　2. 风燥犯肺咳嗽与肺阴虚咳嗽　风燥犯肺咳嗽表现为呛咳痰少而黏,不易咯出,或痰中有血丝,或干咳无痰,咽喉干痛,喉痒,唇鼻干燥等,初起或伴鼻塞、头痛、发热、微恶寒等表证表现,多发于秋季,治宜疏风清肺润燥,方选桑杏汤加减。肺阴虚咳嗽表现为干咳无痰,午后黄昏咳甚,或痰少而黏,或痰中带血等,伴午后潮热、颧红、盗汗、口干咽燥、手足心热、日渐消瘦、舌红少苔、脉细数等阴虚证表现,起病缓慢,病程长,无季节性,治宜养阴润燥止咳,用沙参麦冬汤加减。

　　3. 风热犯肺咳嗽与痰热壅肺咳嗽　风热犯肺咳嗽如前所述。痰热壅肺咳嗽以咳嗽气粗,痰黄黏稠量多为特点,伴发热、面唇红赤、烦躁不宁、口渴便秘、舌红苔黄厚、脉滑数等症,治宜清热泻肺,化痰止咳,方选泻白散或清宁散加减。

　　4. 痰湿阻肺咳嗽与肺气虚咳嗽　痰湿阻肺咳嗽以咳声重浊,痰多色白,痰随嗽出为特点,伴胸闷纳呆、苔白厚或腻、脉濡或滑等症,治宜燥湿化痰理气,方选二陈汤加味。肺气虚咳嗽以咳喘无力,痰白清稀为特点,伴面色淡白、气短懒言、语声低微、体弱多汗、舌淡嫩、脉细等症,多素体虚弱,或久咳不愈,治宜补肺健脾益气,方选六君子汤加味。

　　【辨病施治失误】

　　(一)疾病误诊误治

　　1. 感冒咳嗽误作急性支气管炎诊治　感冒以发热、恶寒、头身疼痛、鼻塞流涕等为主症,兼见咳嗽,且感冒失治、误治可演变形成急性支气管炎症,而急性支气管炎症的发病初期,亦可出现发热、恶寒、鼻塞、流涕等类似于感冒的症状。若不能分辨主症、兼症,容易将感冒误作急性支气管炎症治疗,则疗效欠佳。

　　2. 百日咳误作气管和支气管炎症诊治　百日咳与气管、支气管炎症患儿均以咳嗽为主症,若忽略对病史的询问及对咳嗽、咯痰特点的鉴别,容易发生误诊。

3. 肺炎误作气管和支气管炎症诊治　肺炎与急性气管、支气管炎症患儿均出现咳嗽、发热及肺部听诊可闻及湿啰音等症状、体征,因此,很容易发生误诊误治。

（二）防范措施——掌握辨病要领

1. 感冒　以恶寒发热,鼻塞流涕,打喷嚏,头身疼痛等症为主症,伴咳嗽、咽痛、咽部红肿等症。

2. 百日咳　以阵发性的一连串痉挛性咳嗽,咳后有特殊的鸡鸣样哮吼声,最后倾吐痰沫而止为特征。患病年龄以 5 岁以下小儿为多见。病程较长,可持续 2~3 个月以上。白细胞总数明显增高,淋巴细胞占优(50%~80%)。

3. 支气管炎症　初期有阵发性刺激性干咳、胸骨后疼痛、发热恶寒等症,后期咳嗽有少量黏液痰。肺部听诊可闻及少量粗大湿啰音,胸部 X 线检查示肺纹理增粗。据此可做出诊断。

4. 支气管扩张症　分为干性和湿性。干性支气管扩张症咳嗽较轻,痰少,以反复咯血为主。湿性支气管扩张症咳嗽明显,咳大量黏液脓性痰。患儿有反复呼吸道感染,发热,咯血及杵状指。X 线胸片示肺纹理增粗紊乱,若有网状蜂窝状小透明区,或见有液平段,可诊为本病。

5. 肺炎　婴幼儿肺炎多为支气管肺炎,起病急,有发热、咳嗽、气急、鼻翼煽动、发绀等表现;年长儿肺炎多为大叶性肺炎,出现发热、咳嗽、胸痛、吐铁锈色痰。肺部听诊可闻及湿啰音,X 线胸片可显示大片均匀一致的密度增高影,外周血白细胞计数及嗜中性粒细胞计数增高,据此可做出诊断。

6. 肺结核　咳嗽长期不愈,早期为单声干咳,之后咳嗽加剧,咯痰,甚至咯血,病程中伴低热、盗汗。结核菌素反应和痰液涂片查抗酸杆菌均呈阳性。胸部 X 线检查对诊断有重要意义,结合临床症状、体征、实验室检查,可以确诊。

【文献摘要】

1. "然肺主气,应于皮毛,肺为五脏华盖,小儿感于风寒,客于皮肤,入伤肺经,微者咳嗽,重者喘急。肺伤于寒,则嗽多痰涎,喉中鸣急;肺伤于暖,则嗽声不通壅滞。伤于寒者,必散寒邪;伤于暖者,必泄壅滞。发散属以甘辛,即桂枝、麻黄、细辛是也;涌泄系以酸苦,即葶苈、大黄是也,更五味子、乌梅之酸,可以敛肺气,亦治咳嗽之要药也。"(《童婴百问》)

2. "凡邪盛咳频,断不可用劫涩药。咳久邪衰,其势不脱,方可涩之。"(《医门法律》)

3. "肺为娇脏,大寒大热之品,最易损气耗津。《小儿醒》云:'小儿难任非常之热,亦不耐非常之寒,稍有太过不及,则病变丛生……治热当令热去而不寒,治寒当令寒去而不热'……小儿稚阴未充,稚阳未长,邪热过盛,或过用克

伐,均易耗阴伤阳,致变证丛生。"(《当代名医临证精华》)

4."治疗咳喘,切莫为'炎症'所惑,一味妄投寒凉清热之味,而使气机阻遏,苦燥伤阴,应遵'治上焦如羽,非轻不举'之古训,着眼于微苦微辛以疏风散寒为上。"(《当代名医临证精华》)

二、小儿麻疹

【概述】

麻疹是感染麻疹病毒引起的呼吸道传染病。临床上以发热、咳嗽、鼻塞流涕、泪水汪汪、遍身布发红疹为特征。四季均可发生,尤以冬末春初多见。好发于儿童,6个月以上,5岁以下的幼儿发生率较高。麻疹的病程,一般分为"疹前期""出疹期"和"收疹期"三个阶段。麻疹病毒从口鼻而入,经呼吸道侵入机体,直犯肺、胃二经,故病之初、中期,往往以肺、胃经的症状较为显著。

现代医学的感冒及多种感染性疾病、急性传染病的症状与本证相类似不注意审察,辨识不清,容易发生误诊误治。如果在各个阶段治不得法,亦会发生邪毒内闭或正虚不能托邪外泄,而引发逆证、险证的。

【辨证论治失宜】

(一)救误病例举隅

病例1:徐仲光治一儿,身热喘胀,以内伤外感治之不效,视其背隐隐赤色,乃疹也。以疹黄汤表发,虽出而头面不足,随没而死。(《续名医类案》)

评析:本例疏于察看患儿体表出疹,以内伤外感治疗致误,当引以为戒。

病例2:程茂先治胡应元之子,甫周半,忽发热沉重,不思饮食,气喘咳嗽,自汗,服药未退。余曰:此将发疹之兆,故热未即除。更医以为停食感寒,专用消导药,亦无功。次日复逆余过视余谕之曰:感寒安得有汗? 不食者,腹中热毒未出。今热而自汗津津,且咳嗽涕泪兼之倦怠,非疹而何? 仍只以内托表散之剂,其夜遂发疹遍身,头面愈盛,人事顿清,饮乳如旧。次日复邀前医,以竟其事。若斯人者其亦可称具眼者耶。噫,世之耳食者伙矣,岂独一人而已哉? 由此观之,不足为怪。(《程茂先医案》)

评析:麻毒侵袭肺卫,患儿在发热、咳嗽的同时,尚可出现倦怠思睡、不思饮食等症。若不仔细审察,容易误诊为伤食病证。

病例3:王幼,发热八日,汗泄不畅,咳嗽痰多,烦躁懊恼,泛泛呕恶,且抽搐,有如惊风之状,腑行溏薄,四末微冷,舌苔薄腻而黄,脉滑数不扬。前师作慢惊治,用参、术、苓、半、贝齿、竹黄、钩藤等,烦躁泛恶益甚。此乃风温伏邪,蕴袭肺胃,蓄于经络,不能泄越于外,势有内陷之象。肺邪不解,反移大肠则便溏;阳明之邪不达,阳不通行则肢冷。不得与慢惊同日而语也。况慢惊属虚,岂有烦躁懊恼之理? 即曰有之,当见少阴之脉证,今种种病机,恐有痧疹内伏也。亟以疏透,以冀弋获。荆芥穗一钱五分,粉葛根二钱,蝉衣八分,薄荷八分,苦桔梗八分,淡豆豉三钱,银花炭三钱,赤苓三钱,枳实炭三钱,炒竹茹一钱五分,藿香梗一钱五分。二诊:服疏透之剂,得汗甚多,烦躁泛恶悉减,面额项颈之间有红点隐隐,即痧疹之见象;咳嗽痰多,身热不退,舌质红,苔薄腻而黄,脉滑数,伏温之邪有外达之机,肺胃之气窒塞不宣。仍从辛凉清解,宣肺化痰。冀痧透热退则吉。原方去豆豉,加紫背浮萍。(《丁甘仁医案》)

评析:前人有"麻宜发表透为先,形出毒解便无忧"之说。当透不透,使邪蕴肺胃,不能泄越于外,下移大肠则便溏;蓄于经络,阳气不达四末则肢冷热邪内陷,引动肝风,则见抽搐。若忽略发热、烦躁等症,易误作慢惊风诊治。

病例4:谭,六岁,温邪时疫,触自口鼻,秽逆游行三焦,而为麻疹,目赤,鼻煤,吐蛔泻蛔,津津汗出而喘,渴欲饮,当与辛苦寒,刘河间法。世俗不知,金曰发痧,但以荆、防、蝉壳升提,火得风扬,焰烈莫遏,津劫至变矣。凉膈去硝黄,加石膏、牛蒡、赤芍。(《临证指南医案》)

病例5:仲夏瘄疹流行,幼科执用套药,夭折实多。刘某子甫五龄,陆某见其疹点不绽,连进柽柳等药,壮热无汗,面赤静卧,二便不行,孟英视之,投犀羚白虎汤而转机。陆某力沮石膏不可再饵,仍进温散,以至气喘痰升,复加麻黄八分,欲图定喘,而喘汗濒危,二便复秘,再恳孟英救之,投白虎加西洋参、竹叶而愈。继有房氏子亦为陆某误用温散致剧,痰喘便秘,口渴神昏,溲碧肢瘛,孟英予大剂白虎汤加犀角、玄参、竹叶、木通调紫雪,四剂始安。(《王氏医案》)

评析:"麻为阳毒",当邪热已入气分,治宜清热解毒为主。若误用温散透表之剂,必将津劫致变。上述两例均属邪热在气分用温散透表致误。

病例6:李子,瘄未齐而痰嗽气喘,苔色白滑,小溲不赤,或主犀角地黄汤加紫雪,服而不效。孟英诊之,右脉洪滑而口渴,乃天时酷热,暑邪薄肺,夹其素有之痰,而阻其治节,所以气机不行,而疹不能达,苔不能化,尿不能赤也。温散大忌,凉血亦非。予竹叶石膏汤合苇茎加杏、菀、旋、杷、海石投之,气平疹透,苔退舌红,小溲亦赤,数日而愈。(《王氏医案》)

评析:叶桂《温热论》治法中记载到气才可清气,入营犹可透热转气,入血则恐耗血动血,直须凉血散血。麻疹患儿暑热夹痰,壅阻于肺,误用凉血之剂,必致疹不得透,喘不得平。

病例7:高士宗长男六岁,次男三岁,于元旦次日发热见疹,即用以清解透发之剂,次日略增十数点,究不畅。以长男七月而生,先天怯弱,问其胸腹宽否。曰:饥甚。口味如何? 曰:淡甚。因知其虚,遂投芪、术、参、草、桂枝、红花，一二剂，次日透发遍身，热稍退而性情犹烦躁，夜发热，频咳嗽，至一月而安。由见点之初过服表剂，虚其经脉故也。次男幼稚致问不能，以上冬痰喘，服麻、杏、桂枝、石膏，一剂而愈，谓其禀质略强，知其疹必不寒凝毒甚。因其苏、麻、前、杏、黄芩、石膏药，红点不增，又与紫苏、葱、姜、芫荽等温之熨之，疹总不出，同道俱云舍透法，并无别法。至五、六日吐蛔，或曰：此热极生虫，可服牛黄散，牛黄散即大黄末也（编者按：疑大黄为牛黄）。一服而痰喘止，神气稍平，却自是不能言矣。计无所施，针百会穴，开其瘖门，服牛黄分许，及诸单方，观其形症，实不能生。友人张卫生曰：此大虚大寒证也。今既无言，又不能食，恐无济矣。勉投参、附，究无挽回。经云：一逆尚引年，再逆促命期。为医者可不鉴诸。（《续名医类案》）

评析：患儿素体虚弱，无力托疹外达，治当扶正透表。若仅以透表，不予扶正，不但透而不发，更可致津伤气耗，甚则阳虚致脱而生变证、险证。

病例8：吴题先子，甫二岁，出瘄。儿医攻发不透，高视之，知其虚也，今若但发瘄，瘄断不出，必至不保，惟有温补之剂，益其脏腑，安其肠胃，助其气血方可，遂与芪、术、姜、桂、归、芍、芩、银花、红花诸味，一剂而安。次日即用原方加人参一钱，又连服独参汤而愈。（《续名医类案》）

评析：此亦体虚，不知温补而攻发之误。

病例9：姚江钱岷都子，五岁，病瘄泄泻，儿医谓瘄毒最宜于泻，不复顾忌，以清火为急，寒凉纵进，病势殊剧，来邀予视。面色两颧嫩红，时咬牙喘急，口渴甚饮水不绝，脉洪缓如平壮人。予曰：脾急矣，速投人参、白术、当归、黄芪、陈皮、甘草、茯苓、木香以救之。一剂觉安。次日有邻族人来候，惊阻之曰：误矣，小儿有专门，岂可令腐儒治之，吾所闻瘄病，以发散清凉解毒为主，今半身瘄，潮热未退而用温补，必不救矣。其家惧，遂不敢再服，间二日，岷都复来见予，曰：诸症复如故，如何？予曰：岂有是理哉？君戏我耳。曰：日来实不服君剂，乃述其故。予曰：君试急归，令郎天柱倒矣。别去，顷之驰至，曰：果如公言，奈何？急服前方何如？予曰：前方救虚也，今加寒矣，非桂附不能挽也。曰：颧红喘急、口渴饮水，俱是热症，而公独言虚寒，何也？曰：阴竭于内，阳散于外，而寒凉复逼之，阳气所归，内真寒而外假热，此立斋先生所发内经微旨，非深究精蕴者不能信也。岷都归，违众服之，一剂而天柱直，二剂而喘渴止，三剂起行嬉戏户外。（《医宗己任编》）

评析："麻喜清凉"，出疹期治宜清热解毒为主，但应注意"中病即止"，不可寒凉太过。否则，苦寒伤阳，阳气外脱，易致险证。

（二）防范措施——注意类证鉴别

1. **疹前期顺证与气虚无力透疹证候**　疹前期顺证，患儿突然发热，微恶寒，喷嚏，鼻塞流涕，咳嗽，面红，眼睑红赤，泪水汪汪，倦怠思睡，发热第2~

3日,口腔两颊黏膜红赤,近臼齿处可见麻疹黏膜斑,发热3~4日后,自耳后发际开始出现皮疹,或头面、胸背可见三五红点,咽喉红肿,舌尖红,苔薄白或微黄,脉浮数,治宜辛凉透表,清宣肺卫,用宣毒发表汤加减。高热无汗者,加浮萍;咽痛明显者,加马勃、射干等。气虚无力透疹患儿,证见发热较轻,面色淡白,精神倦怠,疹点迟迟不现,或疹点稀少,疹色不红,舌淡苔少,脉细,治宜扶正补气透疹,用上方加人参(或党参代)、黄芪、黄精等。

2. 出疹期顺证与麻毒闭肺证　出疹期顺证,患儿持续发热,起伏如潮,每潮1次,疹随外出,皮疹循序遍布全身,最后见于鼻准部及手足心,疹点由细小而稀少逐渐密布而大,隆起碍手,疹色先红后暗红,伴烦躁、口渴引饮、咳嗽加剧,舌红苔黄,脉数,治宜清热解毒为主,佐以透发,用清解透表汤加减。疹点红赤、紫暗、融合成片者,加生地黄、牡丹皮清热凉血;咳甚者,加桑白皮、杏仁等清肺化痰;壮热、面赤、烦躁者,加栀子、黄连等清热泻火。麻毒闭肺证,患儿皮疹出而早没,或疹色暗红,隐伏难出,壮热不退,烦躁不宁,面红目赤,咳嗽气促,鼻翼煽动,口渴唇干,舌红绛而干,苔黄,脉数,治宜宣肺开闭,清热解毒,用麻杏石甘汤加减。热甚者,加黄芩、鱼腥草清其肺热;喘甚者,加葶苈子泻肺定喘。

3. 出疹期顺证与邪陷心肝证　出疹期顺证已如前述。邪陷心肝证,患儿高热,烦躁,谵语,或有鼻煽,甚则神昏、抽搐,皮疹密集成片,遍及周身,色紫暗,舌红绛而干,或起芒刺,治宜平肝息风,清营解毒,用羚角钩藤汤加减。昏迷较深者,加菖蒲、陈胆星、矾水郁金豁痰开窍,必要时可选用紫雪丹、安宫牛黄丸或牛黄清心丸,以增强清热、镇痉、开窍作用。

4. 收疹期顺证与麻后瘰癞　疹点出齐后,发热渐退,咳嗽渐减,精神渐复,胃纳增加,同时,皮疹自上而下依次消退,皮肤呈糠麸状脱屑,并有色素沉着,治宜养阴益气,清除余邪,用沙参麦冬汤加减。余热不清,加地骨皮、银柴胡;纳谷不馨,加谷麦芽等。麻后瘰癞,表现皮疹消退后,皮肤瘰癞,瘙痒不止,感寒遇风瘙痒尤甚,治宜清热解毒,祛湿止痒,用冰硼膏或青黛散外敷。

【辨病施治失误】

(一)疾病误诊误治

1. 本病疹前期误作感冒或急性气管、支气管炎症诊治　麻疹疹前期出现发热、微恶寒、喷嚏、鼻塞流涕及咳嗽等类似于感冒和急性气管、支气管炎症的症状,若不注意诊察出疹体征,很易被误作感冒或急性气管、支气管炎症治疗。

2. 其他出疹性疾病误作麻疹诊治　风疹、幼儿急疹、猩红热等疾病过程中均出现皮疹,若不仔细辨别皮疹特征及疾病演变过程,容易误诊误治。

（二）防范措施——掌握辨病要领

1. 感冒　以恶寒发热、鼻塞流涕、头痛身痛为主症，可伴咳嗽、咽痛，但不出现眼睑红赤、泪水汪汪及口腔颊部麻疹黏膜斑、皮疹等症。

2. 急性气管、支气管炎症　以咳嗽、胸骨后疼痛为主症，咳剧可出现呕吐、咯黏液痰，发热轻或不发热。这类病症不会出现口腔颊部麻疹黏膜斑和皮疹。

3. 风疹　前驱期半日或1日，表现为低热或不发热，鼻塞流涕、咳嗽等症状。耳后和枕部淋巴结肿大、压痛。皮疹呈淡红色小斑丘疹，先出现于面部，1日内迅速遍及全身，2~3日迅速退疹，呈细小糠麸样脱屑，不留色素沉着。

4. 幼儿急疹　疹前期出现高热，但咳嗽等症较轻微，高热骤退时出现皮疹，皮疹呈玫瑰色细小斑丘疹，先出现于项部和躯干，迅速遍及全身，1~2日消退，不脱屑，不留色素沉着。血白细胞计数明显减少，分类计数淋巴细胞明显增高。

5. 猩红热　前驱期1日，表现为高热、头痛、呕吐、咽痛，渗出性扁桃体炎，猩红色点状斑疹先出现于颈部，24小时迅速分布全身。皮疹呈弥散性，皮肤褶皱处密集连成红线。可有环口苍白圈、杨梅舌。咽拭子培养有乙型溶血性链球菌生长。

【文献摘要】

1. "凡麻疹出，贵透彻，宜先用表发，使毒尽达于肌表。若过用寒凉，冰伏毒热，则必不能出透，多致毒气内攻，喘闷而毙。至若已出透者，又当用清利之品，使内无余热，以免疹后诸证。且麻疹属阳热，甚则阴分受伤，血为所耗，故没后须以养血为主，可保万全。"（《医宗金鉴》）

2. "麻初出之时，有泄泻不止者，其毒火因泻而减，此殊无妨。若麻出尽之后，而泄泻红黄色粪者，乃内有伏热也，与泄泻过甚者，俱宜以加味三苓散与之，一服即愈，切不可用参、术、诃、蔻补涩之剂，以图速止。医家若不识禁忌，未经讲究，一见有泻，遂用补涩，乃曰吾于清解药中，兼用参、术、诃、蔻等分又轻，何碍于事？一服不见功效，不知改方施治，又曰参、术、诃、蔻等分轻少，故不应耳，于是多加参、术、诃、蔻分两，而再与服，致麻变证，重则腹胀、喘满而不可救，轻则变为休息痢而缠绵不已。然非仅麻出齐之后泻红黄色者，不宜兼用补涩，即麻已收之后，而泄泻红黄色，亦不宜兼用补涩，仍宜以加味三苓散治之。此兼用补涩，况且不可，若专用补涩者，则杀人不待反掌之久矣。业斯道者，可不慎欤！"（《麻疹全书》）

3. "痧疹者，手太阴肺、足阳明胃二经之火热发而为病者也。……治法当以清凉发散为主，药用辛寒苦寒以升发之，惟忌酸收，最宜辛散，误施温补，祸不旋踵。"（《先醒斋医学广笔记》）

4.“古人以痧为经腑之病，忌温燥涩补。所谓'痘喜温暖，疹喜清凉'也。然常有气弱体虚，表散寒凉非法，淹淹酿成损怯。但阴伤为多，救阴必扶持胃汁；气衰者亦有之，急当益气。稚年阳体，纯刚之药忌用。”(《临证指南医案》)

三、小儿呕吐

【概述】

小儿呕吐，是指乳食由胃中经口吐出为主症的病证。皆由于胃失和降，气逆于上所致。凡外邪犯胃、内伤乳食、蛔虫侵扰、大惊卒恐，或素体脾胃虚弱，以及其他脏腑疾病影响胃之受纳，致胃气上逆者，均可引起呕吐。临床以伤食证、胃热证、胃寒证、脾胃气虚证、肝胃不和证及惊恐所致呕吐为多见。婴幼儿胃小且弱，功能不足，故发病较多。

现代医学中小儿急性胃肠炎、病毒性肝炎、胆道蛔虫病等可伴发呕吐，而先天性幽门狭窄、幽门痉挛及神经官能性呕吐也不少见。至于器质性病理改变，如各种原因引起的肠梗阻、中枢神经系统感染性疾病、颅内占位性病变、颅脑损伤等发生的呕吐，则不属本篇讨论范围。因哺乳过量或过急而致小儿溢乳，不属病象，不必治疗，亦不在讨论之列。

【辨证论治失宜】

（一）救误病例举隅

病例1：英山郑孔韶一女，辛丑三月患呕吐，请予往。视其证，乃伤食吐乳也，家人云无乃用理中汤去甘草加丁香、藿香，不效；又作胆汁童便法，亦不效；四日后吐出饭半碗，予谓家人曰：此女数日不食，何以有此完饭也？吾言伤食，汝固曰无，劳吾心力，不得见效。遂取脾积丸投之，取下恶粪如靛，询之，果五日前外翁王宅归，所吐出之饭，即所食之饭也，壅肠胃，格拒饮食，所以作吐，下之即愈。(《幼科发挥》)

评析：因小儿饮食不能自制，或哺养不当，乳食过多，积滞中脘，致胃不受纳而上逆，发生呕吐者较为多见，若患儿或陪诊者不如实述说清发病原因和经过，易造成医者误诊误治。

病例2：汪彦玉兄令侄女，年十三岁，夏月喜食瓜果，仲秋患心内怔忡作呕，幼科作气虚治，用参、术不效。又易医，误认为大虚，用归脾汤，本家恐其过补未服，至夜呕吐，即昏厥，手足逆冷，不知人事，用生姜汤灌下，数刻方苏。次日迎诊，六脉沉弦而紧，身疼头眩，手足冷麻，胸前嘈杂，余曰：沉弦主饮，紧则为寒，此外感风寒，内停冷饮，表里寒邪未解，脉沉怔忡，昏痰饮证，非虚也。用桂枝、苍术、半夏、茯苓、炮姜、白蔻、陈皮，数剂呕吐止，转发呃，更加附子，则每日吐冷痰水碗许，呃乃止，怔忡亦愈。仍用前剂，则夜夜微汗，身发隐疹作痒，身痛方除，此风邪化热而外解也。继用理中、桂枝、二陈，医治

月余,里寒退尽,能食不呕而痊。(《素圃医案》)

评析:患儿恣食生冷,寒凝气滞,困遏中阳;又因寒暖不能自调,不慎感受风寒,则致外感风寒,内停冷饮的表里俱寒证。治宜散寒温中,降逆止呕。若作气血亏虚治疗,便为误治。

病例3:江应宿治上舍孙龙登一子,年岁半,七月初,因食西瓜患吐泻。小儿医投六一散,继以胃苓汤,病增剧,已经三日,泄泻如注,神脱目陷,身热如火,脉纹青紫,昏睡露睛,乳食药物入口,少顷带痰吐出。予思脾胃俱虚,已成慢脾,投七味白术散,去木香,加大附子五片,诃子肉一枚,肉蔻、炮姜各三分,吐虽稍定而泻未止;急用大附子二钱,人参一钱半,生姜五片,另煎,入前药服,吐泻止,除附子,用五味异功散而愈。(《名医类案》)

评析:夏日小儿过食瓜果生冷,因冷生寒,寒凝中脘,损伤脾胃,中阳不运,胃失和降,发为吐泻,很易误作暑湿证用清暑化湿药治疗,因药不对证,故治疗无效,病反增剧。

病例4:广亲宅四大王宫五太尉,病吐泻不止,水谷不化。众医用补药,言用姜汁调服之,六月中服温药,一日而加喘吐不定。钱曰:当用凉药治之,所以然者,谓伤热在内也。用石膏汤三服并服之。众医皆言吐泻多而米谷不化,当补脾,何以用凉药。王信众医,又用丁香散三服。钱后至,曰:不可服此,三日外必腹满身热,饮水吐逆。三日外,一如所言。所以然者,谓六月热甚,伏入腹中,而令引饮;热伤脾胃,即大吐泻。他医又行温药,即上焦亦热,故喘而引饮,三日当死。众医不能治,复召钱至宫中,见有热证,以白虎汤三服,更以白饼子下之,一日减药二分,二日三日又与白虎汤各二服,四日用石膏汤一服,旋合麦门冬、黄芩、脑子、牛黄、天竺黄、茯苓,以朱砂为衣,与五丸,竹叶汤化下,热退而安。(《小儿药证直诀》)

评析:盛夏之季,热邪侵袭中焦,致脾胃升降失职,大肠失于传化,易发生吐泻。若不能审证求因,囿于生姜、丁香散止呕而投之,往往延误而生变证。

病例5:黄杏帘孝廉之侄女,烦渴吐泻,昏睡露睛,医以丁、蔻、理中治之,反转手足厥冷,时静时扰,神形惊怖(风木侮土之据),面色㿠白,唇红带绉,满舌白苔心中黄燥,此脾虚有火,表邪内陷,阳气抑遏,不能敷布四末,风木肆侮于脾家。与四君子汤加柴、葛、知、芩,服下遍身瘙痒(风邪外达之征),再剂而安。(《谢映庐医案》)

评析:小儿发育未臻完善,或因先天禀赋不足,神气怯弱,脾胃亏虚。若骤见异物,耳闻异声等猝受惊恐,使肝胆不宁,气机逆乱,横逆犯胃侮脾,可致吐泻。如不细察,或疏于询问,易误作脾胃虚寒诊治而不能效。

病例6:李某,男,7月乳儿。1963年6月13日门诊。患儿呕吐泄泻、完谷不化已1周,诸药不效。视其面白夹青,目光呆滞,昏昏迷睡,疲惫无力,小便极少,唇淡脉迟,舌淡红,苔淡黄薄腻。诊为脾虚中寒,消化失职,有慢脾风象。病势沉重,因以温阳救逆法。处方:附片 1.8g,上肉桂 3g,干姜 5g,公丁香 1.5g,白胡椒 10 粒,灶心土 30g(烧红淬水煎沸兑药)。药后次日呕吐即止,泄泻仍频,色绿呈稀水样,口干思水,神色呆滞,山根筋青,舌红少津。有阴盛格阳之象。治以白通加猪胆汁汤。处方:川附片 30g,干姜 10g,胆炒半夏 6g,葱白 2 寸,每次兑半小酒杯。3 日后来诊,泄泻已止(大便二日未行),食欲精神转佳,微咳易怒,小便清长,口不渴,面黄,舌淡红,苔白腻。病后脾虚气弱,治以扶阳温中,健脾补气善后。(《廖浚泉儿科医案》)

评析:少阴阳虚,阴寒极盛而发生阴阳格拒吐泻者,治宜破阴回阳,宣通上下,兼咸苦反佐,方用白通加猪胆汁汤。若不明于此,但知寒证用热药,多难生效。

【辨病施治失误】

(一)疾病误诊误治

1. 病毒性肝炎误作急性胃肠炎诊治 甲型肝炎起病早期常出现恶心、呕吐、食欲减退、发热等症状,与急性胃肠炎症状表现相似,如不仔细询问传染病接触史,忽略肝功能试验检查,容易发生误诊误治。

2. 幽门痉挛病变漏诊误诊 幽门痉挛患儿可于出生后数日开始呕吐,此时患儿幼小,一般没有明显特征和发病原因,临床进行 X 线检查亦较困难,因此容易发生漏诊误诊。

3. 胆道蛔虫病误作急性胃肠病变诊治 胆道蛔虫病阵发性右上腹绞痛,伴发频繁呕吐,若疏于对疼痛部位、性质的辨识,容易误诊为胃肠病变。

4. 神经官能性呕吐漏诊误诊 神经官能性呕吐患儿,多无其他明显症状、体征可查,使临床诊断较为困难,漏诊时有发生,或误作胃炎诊治。

(二)防范措施——注意类证鉴别

1. 伤食证呕吐与脾胃气虚证呕吐 伤食证吐出物多为酸臭乳块或不消化食物,患儿不思乳食,口气臭秽,腹部胀满,夜卧不安,大便秘结或泻下酸臭,舌苔厚腻,治宜和胃消食导滞,婴幼儿可用消乳丸加减,若伤食为主者,用保和丸加减。脾胃气虚证患儿表现饮食稍多则呕吐,食后良久方吐,吐出不消化乳食,不酸不臭,伴精神疲倦、面色淡白、食欲不振、大便溏薄、舌淡苔薄等症,起病较缓,病程较长,呕吐时作时止,治宜温中健脾,和胃降逆,方选砂半理中汤加减,若脾虚夹食,乳食不化者,加山楂、建曲。

2. 胃寒证呕吐与表里俱寒证呕吐 寒邪犯胃所致胃寒证呕吐,多有感受寒邪或过食生冷瓜果等病因,呕吐乳食或清稀痰涎,患儿面白,脘腹冷痛,大便稀溏,治宜温中散寒,用丁萸理中汤加减。表里俱寒证除见上述症状外,尚兼恶寒发热、头身不适、喷嚏、流清涕等症,治宜解表温中,和胃降逆,用藿香正气散加减。表邪重者,加防风、荆芥;里寒重者,加干姜、吴茱萸等。

3. 胃热证呕吐与脾胃虚寒证呕吐　胃热证患儿食入即吐,呕吐物酸臭,伴面赤唇红、口渴喜饮、身热烦躁、大便秘结、小便黄短、舌红苔黄等症,起病急,病程短,治宜清热和胃,降逆止呕,方选加味温胆汤加减。脾胃虚寒证患儿多表现为朝食暮吐,暮食朝吐,吐出清稀痰涎或不消化乳食,不酸不臭,时作时止,伴面色㿠白、精神倦怠、食少便溏、四肢欠温、唇舌淡白等症,起病缓,病程长,治宜温中补气,散寒降逆,用丁萸理中汤加附子、肉桂等。

4. 脾胃虚寒证呕吐与惊恐呕吐　脾胃虚寒证呕吐已如前述。惊恐所致呕吐发生于猝受惊恐之后,证见呕吐清涎,面色忽青忽白,睡卧惊惕、哭闹,治宜安神镇惊,疏肝和胃,用定吐丸加减,若手足蠕动,似抽搐之势者,加钩藤、白芍等。

5. 脾胃气虚证呕吐与肝胃不和证呕吐　脾胃气虚证呕吐已如前述。肝胃不和证呕吐见于学龄儿童,呕吐与情绪波动有密切关系,多突然发生,食后即吐,吐出酸水,伴胸胁胀痛、嗳气频频、精神郁闷易怒等症,治宜疏肝理气,和胃止呕,用解肝煎加减,若烦躁、舌红者,加左金丸同服。

（三）防范措施——掌握辨病要领

1. 急性胃肠炎　夏秋季多见,多因饮食不当引起,进食后数小时即可发病,表现为恶心,呕吐,食欲减退,腹部不适或疼痛、腹泻,或伴发热。一般病程短,经治疗 1~2 日病情即好转。

2. 病毒性肝炎　甲型肝炎起病早期出现恶心呕吐、食欲减退、发热等症,同时可有轻度肝脏肿大和压痛。黄疸出现后,全身症状可减轻,大便呈灰白色。血直接和间接胆红素均增高,转氨酶等常规肝功能检查异常,对本病诊断有重要意义。

3. 胆道蛔虫病　以阵发性右上腹剧烈绞痛,伴频繁呕吐,吐出蛔虫或胆汁为诊断依据。

4. 幽门痉挛　患儿可于出生后数日开始呕吐,呈间歇性,吃奶后短时间内吐出,呕吐物为乳汁或乳块,量少,不含胆汁,少数严重者可出现喷射状呕吐。患儿营养状况及体重增长一般不受影响。钡餐造影可见幽门管狭小,应用 5 000∶1 阿托品溶液后立即开放,钡剂可间歇地通过幽门进入十二指肠,据此可做出诊断。

5. 先天性肥厚性幽门狭窄　呕吐多出现于出生后 2~3 周婴儿,呈持续性、进行性加重。呕吐为喷射状,量多,呕吐物为黏液或乳汁或夹乳块。呕吐加剧后体重下降、二便减少。腹部检查见上腹部膨隆,可见逆蠕动波,于进食或扪压腹部后明显,右上腹肋缘下、腹直肌外缘处的深部能触及橄榄大小坚硬的肿物,是本病的重要体征。钡餐造影示幽门管呈线样狭窄可确诊。

6. 神经官能性呕吐　见于学龄儿童,呕吐与情绪波动有密切关系。呕吐多突然发生,食后即吐,吐出量不多,吐出后又可再食,长期反复发作,但营养状况影响不大。临床应注意全面检查,仔细排查其他器质性疾病。

【文献摘要】

1. "吐逆早晚发热,睡卧不安者,此惊吐也。心热则生惊,故睡卧不安而神不宁也,心神不宁则气血逆乱而吐也。"(《小儿卫生总微论方》)

2. "呕吐一证,最当详辨虚实,实者有邪,去其邪则愈;虚者无邪,则全由胃气之虚也……呕家虽有火证详例后条,然凡病呕吐者多以寒气犯胃,故胃寒者十属八九,胃热者十止一二,而外感之呕,则尤多寒邪,不宜妄用寒凉等药。"(《景岳全书》)

3. "胃气不和发吐,其候恶食,此由积滞在胃,复为伤食,摇儿之头便嗳气。治用火酒曲一枚,火煨黄色研细,白汤调下,用枳壳、木香、陈皮、半夏、香附服之。"(《幼科铁镜》)

4. "盖小儿呕吐,有寒有热有伤食,然寒吐热吐,未有不因于伤食者,其病总属于胃……大凡呕吐不纳药食者,最难治疗。盖药入即吐,安能有功,又切不可强灌。胃口愈吐愈翻,万不能止。予之治此颇多,先将姜汤和黄土作二泥丸。塞其两鼻,使之不闻药气,然后用对证之药煎好,斟出澄清,冷热得中,止服一口,即停之半时之久,再服一口,又停之良久服二口,停之少顷,则任服不吐矣,斯时胃口已安,焉能得吐。"(《幼幼集成》)

四、小儿泄泻

【概述】

小儿泄泻是以大便次数增多,粪质稀薄,甚或如水样为主症的一种消化道疾病,是小儿最常见的疾病,2岁以下的婴幼儿为多见。一年四季均可发生,夏秋季节发病最多。小儿年龄愈小,脾胃愈弱,营养不良,发病率愈高。感受外邪,内伤饮食,是发病的主要原因。胃主腐熟水谷,脾主运化精微和水液;胃主降浊,脾主升清。若脾胃功能失调,则致水谷不化,精微失布,清浊不分,而成泄泻。

本病可从伤食泻、湿热泻、寒泻(或风寒泻)、脾虚泻和脾肾阳虚泻五种证型加以治疗。由于小儿具有"稚阴稚阳"的生理和"易虚易实,易寒易热"的病理特点,所以小儿泄泻容易损伤中气和津液,病情较重者,还可发生"伤阴""伤阳"和"阴阳两伤"的变证。故小儿泄泻的症状表现比成人要严重得多,必须及时治疗。

现代医学将小儿泄泻分为感染性和非感染性两大类。感染性腹泻主要见于各种致病菌和病毒引起的肠炎,如大肠埃希菌性肠毒血症、轮状病毒性肠炎等；非感染性腹泻主要见于因饮食与护理不当及牛乳过敏引起的腹泻。

【辨证论治失宜】

（一）救误病例举隅

病例1： 胡三溪子病泻不止，三溪自与甘大用同医，皆吾所传也，不效。其兄元溪云：今有璞玉于此，虽万镒必使玉人雕琢之，今子病，何不请密斋，尔与甘子能治之乎？时吾在英山，此子原结拜我，吾闻之即归。问其所用之方，皆不对证。观其外候，面色黄，所下酸臭，此积泻，宜下之，积去泻斯止矣。乃取丁香脾积丸，一服而安。其父问云：吾闻湿多成五泄，未闻所谓积泻也。予曰：《难经》有所谓大瘕泻者是也。湿成五泻者，有内因者，有外因者，有不内外因者……因于积者，脓血交杂，肠鸣腹痛，所下腥臭，谓之瘕泻。瘕者，宿食积滞之名，乃食症也。此内因之病，湿自内生也。又问：脾积丸乃取下之剂，何以能止泻也？曰：胃者水谷之海，肠者水谷流通之道路也；泄泻者，肠胃之病也。肠胃无邪，则水谷变化，便尿流行，是为无病儿矣。今有宿食不化，陈腐之物菀陈于肠胃之中，变为泄痢。如源泉之水，停积于中，流出于外，苟不溯其源而出之，则泄痢终不止也。故以脾积丸去其陈腐，此拔本塞源之法。（《幼科发挥》）

评析： 小儿脾胃脆弱，运化腐熟功能尚未完善，但因小儿饮食不能自节，或调护失宜、喂养不当，或过食生冷瓜果、肥甘厚腻等不消化食物，损伤脾胃，脾伤则不运，胃伤则不能消磨水谷，致宿食内停，清浊不分，并走大肠而成泄泻。故小儿泄泻，伤于饮食者最为常见。粪便酸臭是其特征。临证若不细辨，易致误治。

病例2： 高某之孙，体质素弱，身瘦面黄，又复恣食生冷肥甘，骤感腹痛甚剧，曲腰而啼，额汗如珠，神倦肢冷，大便频泻而量少，腹部胀满，干呕不食。急迫之际，患儿祖父疑为"虫证"，遂以乌梅丸加减服之。连服2剂，症状不减，邀余往诊。诊其脉六部沉滑细弱，舌苔薄白，肢冷不温，腹痛频作，诊为寒积凝滞中焦，投以匀气散原方，改用煨木香9g，另加炒白芍6g，焦山楂6g，鸡内金3g。服药1剂，腹痛略见轻微，而仍腹满不食。次日复以原方加七珍丹8粒，服后当日下午3时许，忽闻腹中雷鸣，大便骤下，稠稀量多，腥臭刺鼻。家长给服少量温水，饮后复睡，额汗已尽，四肢转温，小便量多，至晚仍以原方二煎继服，未用丸药。至翌日症状消失，神振思食，3日后复原而愈。（《当代名医临证精华》）

评析： 小儿素体脾胃虚弱，又复恣食生冷肥甘，使寒积凝滞中焦，中阳受遏，气机壅塞，"不通则痛"，故见腹痛剧烈，大便频泻，呕吐不食，当以温中散寒，理气导滞为治。疑为"虫证"用乌梅丸治疗，药证不符，则难以生效。

　　病例3：张某，男，1岁。1981年3月9日初诊。患儿发热泄泻已近1月，现症泄泻不止，发热未清（38℃左右），舌红少苔，唇朱口燥，食纳尚可，腹满胀气，肠鸣转矢，小溲不多，四肢清冷。通过补液，啼哭有泪。经西医按消化不良症治疗后，病情有所减轻，但仍缠绵。其证为虚中夹实，升降失职，当防病势反复。治以升清降浊，清热止泻，略扶其正。处方：煨葛根6g，黄芩4.5g，广木香3g（后下），怀山药10g，米炒党参6g，扁豆衣9g，炒枳壳4.5g，天花粉9g，银花9g，干荷叶30g，3剂。3月12日二诊：热度已净，形神活泼，舌润口滋，四肢温和，腹满较软，矢气减少，大便成形，小溲通长，但胃纳不振，偶有吐恶。上方已合，病情好转。现当清养调扶，兼以升清理气。处方：皮尾参4.5g另炖，生扁豆9g，怀山药10g，银花6g，清甘草3g，煨葛根6g，干荷叶30g，川斛9g，广木香3g（后下），炒谷芽9g，3剂。药后随之病愈。（《幼科刍言》）

　　评析：患儿发热泄泻，可知病因感受外邪而引起，虽腹满胀气，肠鸣转矢，治当祛邪与调理脾胃兼顾。按消化不良症治疗，外邪不解，脾胃不健，致发热迁延，泄泻不瘥，病势缠绵。虚中夹实，治以健脾益气升清降浊为法。

　　病例4：万密斋治一小儿，周岁吐泻并作，时天大寒，医用理中胃苓丸，服之不效。曰：此表里有寒邪，未得发散也。取益黄散与之，其夜得大汗而止。（《续名医类案》）

　　评析：小儿调护失宜，风寒外袭，寒凝气滞，脾胃受困，运化腐熟失职，升降失司，则致吐泻。治宜散邪，表里双解。若用和胃止泻，多难治愈。

　　病例5：万之子甫周岁，六月病泻，时万出，外舅甘以药调之不效，加以大热而渴。万闻驰归，问用何药。曰：理中丸。因知其犯时禁也，乃制玉露散，澄水调服而愈。（《续名医类案》）

　　评析：小儿脏腑脆嫩，藩篱不密，易被外邪所侵，故小儿泄泻的发生与时令气候有密切关系。夏秋季节，气候炎热，雨水较多，湿热交蒸。脾喜燥恶湿，湿易伤脾，湿热内侵，阻于中焦，下迫大肠，则成湿热泻。若医者囿于"小儿脾胃薄弱"之说，见泻即用理中，未有不误治者。

　　病例6：范某，女，4个月，1978年8月16日来诊。患儿腹泻3日，每日8~9次。大便呈蛋花样，含少量黏液及稀水。服白术散、呋喃唑酮不效，现症发热口渴，腹微胀，肛门红赤，唇红，舌质红，苔白腻，脉濡数。治以清热利湿法：秦皮5g，白头翁5g，黄芩3g，葛根3g，防风5g，车前子5g（包煎），2剂。二诊，服上药后热退，腹泻每日3~4次，脉象和缓，再服2剂。三诊大便正常。（《当代名医临证精华》）

　　评析：此例亦为感受湿热之邪所致，治法与上例有所不同。

　　病例7：胡氏子夏月病泻，医用理中以理中气、五苓以利小便、豆蔻丸以止泻,皆不效。万视其发热昏睡、肠鸣下利、水谷不化,曰:此伤风泄泻也。《经》曰:春伤于风,夏生飧泄。飧泄者,谓水谷不化也。初病时宜用黄芩芍药汤,加羌活、防风发散之剂,今病久中气弱矣,用建中汤,加白术、茯苓。服3剂而愈。(《续名医类案》)

评析:小儿先天禀赋不足,后天调护失宜,或久病迁延不愈,皆可导致中虚气弱泄泻。而理中汤旨在调理中焦,五苓散旨在分利小便,与病皆不和,故治之无效。

病例8:一孩孟秋泄泻,昼夜十余度,医用五苓散、香薷饮、胃苓汤加肉豆蔻,罔有效者。予曰:此儿形色娇嫩,外邪易入,且精神倦怠,明是胃气不足而为暑热所中,胃虚夹暑,安能分别水谷,今专治暑而不补胃,则胃愈虚,邪亦着而不出。经曰:壮者气行则愈,怯者着而成病是也。令浓煎人参汤饮之,初服三四匙,精神稍回,再服半酒杯,泄泻稍减,由是节次服之,则乳进而病脱。(《石山医案》)

评析:胃气不足为暑邪热所中,根本在虚,故用人参汤。

病例9:山西翰院冯老先生二令孙,滑泻半年,肌肉瘦削,脾胃之药,备尝无效,乃出余视。余曰:久利不已,脾胃之中气固虚,而肾家之下元更虚,闭藏之司失职矣,当勿事脾而事肾可也。亦以八味丸用人参炒老米同煎汤化服,当自愈也。幸以余言是诺,照法服之不一月而全愈。可见用药引子亦不可忽,同一八味,一用生脉饮,引至金木二脏而阴生,一用人参老米汤,引至脾肾两家而阳生,奏功迥别,故曰引子。古人因义命名,今人何不顾名察义。(《冯氏锦囊秘录》)

评析:脾以温阳为运,肾寄命门之火。脾之运化功能必须依赖于肾阳的温煦,才能健运若小儿禀赋不足,或久泄不止,伤损及肾,肾阳伤则命火不足,火不暖土,阴寒内盛,水谷不化,致便下清冷、完谷不化的虚寒泄泻。当以温肾阳为治。若不辨肾阳虚泄泻特点和全身症状,一见泄泻,即用脾胃之药,多难奏效。

病例10:一儿病泻,大渴不止,医以五苓散、玉露散皆不效,病益困,腮妍唇红。予见之曰:不可治也,泄泻大渴者,水去谷少,津液不足故也,法当用白术散,补其津液可也,乃服五苓散、玉露散渗利之剂,重亡津液,脾胃转虚,诀云:大渴不止,止而又渴者死;泄泻不止,精神好者死。父母不信,3日后,发搐而死。(《幼科发挥》)

评析:年幼小儿,稚阴稚阳之体,又因久泻,泻下无度,最易伤津耗液,致津伤液脱;热泻者由于火热伤阴,加之大量水液外泄,亦易致阴津枯竭。故小儿泄泻不止每易发生伤阴变证。此时若仍据“无湿不成泻”而妄用燥湿、渗湿之剂,则阴液耗竭而有生命之虞。

（二）防范措施——注意类证鉴别

1. 伤食泻与脾虚泻　伤食泻以粪便酸臭或如败卵，杂有乳块或食物残渣为特征，常伴见脘腹胀满、疼痛（婴幼儿腹痛，常以啼哭为信号）、痛则欲泻、泻后痛减、嗳气酸馊、呕吐、不思饮食、苔厚腻或微黄等症，多有饮食不节，或喂养不当史，其属实证，治宜消食化积，用保和丸加减。脾虚泻以大便稀溏，食后作泻，色淡不臭为特征，伴面色萎黄、肌肉消瘦、神疲倦怠、舌淡苔白等症，多有反复发作病史，其属虚证，治宜健脾益气，用参苓白术散加减。若大便稀或水谷不化者，加干姜以温中散寒。此外，脾胃虚弱，不能腐熟运化水谷，易致乳食停积不化而壅肠胃；饮食不节，或哺乳不当，则损伤脾胃，致脾胃虚弱。故食滞胃肠与脾胃虚弱可以兼见而为虚实错杂证，临床辨证则宜分清主次。

2. 湿热泻与脾虚泻　湿热泻多见于夏秋之季，发病急骤，泻下稀薄，或如水样，粪色深黄而臭秽，或见少许黏液，腹痛，食欲不振，或伴泛恶，肢体倦怠，发热或不发热，口渴，舌苔黄腻，治宜清热利湿，用葛根芩连汤加减。小便色赤而短者，加六一散以清暑利湿；湿邪偏重，口不甚渴，苔厚腻者，加厚朴、苍术等。脾虚泄泻如前所述，发病没有明显季节性，便次、粪质及全身症状皆不同于湿热泻，临证时若能细察，不难辨识。

3. 里寒泄泻与表里俱寒泄泻　寒邪直中，致中阳被困的寒泻，其泻下清稀，多有泡沫，臭气不甚，肠鸣腹痛，舌苔白腻，属里实寒证，治宜温中散寒化湿，方用理中汤合四苓散加减。若风寒之邪侵袭，除可见寒邪客于肠胃，传化失司而致里寒泄泻之外，尚因风寒袭表而兼见恶寒发热等表证之临床表现，则属表里俱寒证候，治宜疏风散寒化湿，用藿香正气散加减。

4. 脾虚泄泻与脾肾阳虚泄泻　脾虚泄泻如前所述。脾肾阳虚泄泻多见于久泻不止患儿，泻下清稀，完谷不化，食入即泻，或见脱肛，伴形寒肢冷、面色㿠白、精神萎靡、睡时露睛、舌淡苔白、脉弱等症，治宜温补脾肾，用附子理中汤加味。脱肛者，加黄芪、炙升麻以升提中气；久泻不止者，加诃子、赤石脂、禹余粮等以收敛固涩。

5. 伤阴证与伤阳证　伤阴证多起于湿热泄泻，泻下无度，便泻如水，色黄浑浊，小便短少，皮肤干燥或枯瘪，目眶及前囟凹陷，啼哭无泪，精神萎靡，烦躁不安，口渴引饮，齿干唇红，舌红绛而干，脉细数疾，治宜养阴生津，用连梅汤加减。伤阳证多见于素体阳气不足和暴泻、久泻不止的患儿，暴泻不止，便泻如水，面色苍白，神疲气弱，表情淡漠，四肢厥冷，冷汗自出，舌淡苔白脉微，治宜温阳救逆，用参附龙牡汤加味。如泄泻不止者，加干姜、白术以温中扶脾。

【辨病施治失误】

（一）疾病误诊误治

1. 痢疾误作泄泻诊治　痢疾患者因其大便次数增多、粪质稀薄、腹痛等症与泄泻主症相似,且皆多发于夏秋季节,若忽略对大便性状和排便感的仔细询问,或年幼患儿及陪诊者表述不清,容易发生误诊。

2. 非感染性腹泻误作感染性腹泻诊治　婴幼儿非感染性腹泻与感染性腹泻在症状表现上不易鉴别,由于询问病史不详和缺少必要的实验室检查,以及过分依赖抗生素等原因,经常发生将婴幼儿非感染性腹泻误作感染性腹泻治疗。

3. 肠道外感染性腹泻误作肠道感染性腹泻诊治　许多肠道外感染性疾病,如小儿患肺炎、中耳炎、肾盂肾炎、流感等,由于细菌或病毒的影响,可发生轻到中度腹泻,若医者忽略询问病史,或诊察不够仔细,见泻治泻是不能取效的。

（二）防范措施——掌握辨病要领

1. 痢疾　包括细菌性痢疾和阿米巴痢疾。急性细菌性痢疾多见于夏秋之季,患儿痢下赤白黏液,每天可排便 10 多次,腹痛,里急后重,壮热口渴,烦躁不安;慢性细菌性痢疾患儿有急性细菌性痢疾病史,长期迁延不愈,下痢日久,大便多黏液白沫,或淡红,或晦暗,腹痛绵绵,倦怠少食。细菌性痢疾粪便镜检可见大量脓细胞及红细胞,并有吞噬细胞。大便培养可发现痢疾杆菌。阿米巴痢疾一般起病缓慢,大便每天 6~8 次,粪便血多似猪肝色带少许黏液,腹痛,可无全身症状和体征。粪便镜检可发现阿米巴滋养体或毛囊,疑诊患者从粪便中未找到阿米巴原虫时,可做酶联免疫吸附试验检查,以早期诊断。

2. 非感染性腹泻　多见于人工喂养儿。进食不定时、过多、过少,或食入脂肪过多,或断奶后突然改变食物品种,以及牛乳过敏等,均能引起腹泻。一般每天排便次数少于 10 次,腹痛较轻,或腹胀,无发热等中毒症状,只伴轻度脱水。改善喂养方法,调整饮食即可减轻或制止腹泻。

3. 肠道外感染性腹泻　肠道外感染性腹泻患儿,在腹泻同时,伴全身性感染,如肺炎、中耳炎、流感等。只要注意全面仔细询问、查体,发现相应体征,不难做出正确诊断。

【文献摘要】

1. "泄泻乃脾胃专病,凡饮食寒热,三者不调,此为内因,必致泄泻。又经所论春伤风,夏飧泄,夏伤暑,秋伤湿,皆为外因,亦致泄泻。医者当于各类求之,毋徒用一止泻之方,而云概可施治,此则误儿,岂浅云耳? 若不治本,则泻虽暂止而复泻,耽误既久,脾胃益虚,变生他证,良医莫救。"(《古今医统大全》)

2. "祛湿是治疗急性腹泻的主要方法。如寒泻之用祛寒燥湿,热泻之用清热利湿,伤食泻之用消食化湿等,都着眼于治湿。但因湿是在脾运失常的情况下致泻的,故单纯祛湿,则湿祛而脾运不复仍难治疗腹泻,应用茯苓、白术之健脾化湿,则可加速脾运的恢复,为治急性腹泻之要法……暴泻每易伤阴,当出现口干,肤燥,溲短,泪少,舌苔剥落等伤阴失水症状时,宜选用乌梅、石斛以生津,而不宜应用地黄以养阴,因腻补药可造成水湿失运,加重脾胃负担而使病情加重。"(《当代名医临证精华》)

3. "小儿久泻,古今论治皆着眼于虚,故有久泻为虚之说。但小儿久泻中,湿热结滞兼见脾虚者有之,纯为湿热者亦有之。临床宜细加辨识,不可胶执久泻为虚之说而滥施温补。"(《当代名医临证精华》)

4. "从临床实践中体会到泄泻虽然多端,总不离乎脾伤积湿,治法初宜调中分利,有食积则消导,有湿热则清利,久必升提,滑须固涩。治疗时还应注意下列几点:清热苦寒汤药不可长期饮服,因苦寒过多则损伤脾胃;淡渗利湿之剂不可用之过多,因淡渗分利过多可致津枯阳陷;补虚药品不可纯用甘温以防生湿;固涩之剂不可过早使用,因固涩过早则积滞未消,余邪残留;攻下之剂不可多用,因攻伐过甚则损伤元气,对体弱病儿更应慎用。"(《当代名医临证精华》)

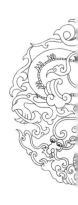

附 篇

一、《内经》两篇

（一）疏五过论篇第七十七

黄帝曰：呜呼远哉！闵闵乎若视深渊，若迎浮云，视深渊尚可测，迎浮云莫知其际。圣人之术，为万民式，论裁志意，必有法则，循经守数，按循医事，为万民副，故事有五过四德，汝知之乎？雷公避席再拜曰：臣年幼小，蒙愚以惑，不闻五过与四德，比类形名，虚引其经，心无所对。

帝曰：凡未诊病者，必问尝贵后贱，虽不中邪，病从内生，名曰脱营；尝富后贫，名曰失精；五气留连，病有所并。医工诊之，不在脏腑，不变躯形，诊之而疑，不知病名。身体日减，气虚无精，病深无气，洒洒然时惊，病深者，以其外耗于卫，内夺于荣。良工所失，不知病情，此亦治之一过也。

凡欲诊病者，必问饮食居处，暴乐暴苦，始乐后苦，皆伤精气，精气竭绝，形体毁沮。暴怒伤阴，暴喜伤阳，厥气上行，满脉去形。愚医治之，不知补泻，不知病情，精华日脱，邪气乃并，此治之二过也。

善为脉者，必以比类奇恒，从容知之，为工而不知道，此诊之不足贵，此治之三过也。诊有三常，必问贵贱，封君败伤，及欲侯王。故贵脱势，虽不中邪，精神内伤，身必败亡。始富后贫，虽不伤邪，皮焦筋屈，痿躄为挛。医不能严，不能动神，外为柔弱，乱至失常，病不能移，则医事不行，此治之四过也。

凡诊者必知终始，有知余绪，切脉问名，当合男女。离绝菀结，忧恐喜怒，五脏空虚，血气离守，工不能知，何术之语。尝富大伤，斩筋绝脉，身体复行，令泽不息。故伤败结，留薄归阳，脓积寒炅。粗工治之，亟刺阴阳，身体解散，四肢转筋，死日有期，医不能明，不问所发，唯言死日，亦为粗工，此治之五过也。

凡此五者，皆受术不通，人事不明也。故曰：圣人之治病也，必知天地阴阳，四时经纪；五脏六腑，雌雄表里，刺灸砭石，毒药所主；从容人事，以明经道，贵贱贫富，各异品理，问年少长，勇怯之理；审于分部，知病本始，八正九候，诊必副矣。治病之道，气内为宝，循求其理，求之不得，过在表里；守数据治，无失俞理，能行此术，终身不殆。不知俞理，五脏菀熟，痈发六腑，诊病不审,是谓失常。谨守此治,与经相明,《上经》《下经》,揆度阴阳,奇恒五中,决以明堂,审于终始,可以横行。

按:本文阐述了为医者一定要做到远"五过"近"四德"。五过的发生主要是医术不通,人事不明所致。所以四德倡导一个好的合格的医生必须具备晓天地阴阳,明社会事理,精医药理论,悉诊疗技术的基本素质。否则医事不行,而病不能移。

（二）征四失论篇第七十八

黄帝在明堂,雷公侍坐,黄帝曰:夫子所通书受事众多矣,试言得失之意,所以得之,所以失之。雷公对曰:循经受业,皆言十全,其时有过失者,请闻其事解也。帝曰:子年少智未及邪? 将言以杂合耶? 夫经脉十二,络脉三百六十五,此皆人之所明知,工之所循用也。所以不十全者,精神不专,志意不理,外内相失,故时疑殆。诊不知阴阳逆从之理,此治之一失矣。受师不卒,妄作杂术,谬言为道,更名自功,妄用砭石,后遗身咎,此治之二失也。不适贫富贵贱之居,坐之薄厚,形之寒温,不适饮食之宜,不别人之勇怯,不知比类,足以自乱,不足以自明,此治之三失也。诊病不问其始,忧患饮食之失节,起居之过度,或伤于毒,不先言此,卒持寸口,何病能中,妄言作名,为粗所穷。此治之四失也。是以世人之语者,驰千里之外,不明尺寸之论,诊无人事。治数之道,从容之葆,坐持寸口,诊不中五脉,百病所起,始以自怨,遗师其咎。是故治不能循理,弃术于市,妄治时愈,愚心自得。呜呼! 窈窈冥冥,孰知其道? 道之大者,拟于天地,配于四海,汝不知道之谕,受以明为晦。

按:本文以精练的文字论述了临床诊疗工作"所以得之,所以失之"的经验,指出了治疗失败的四种过失。教诲医生不仅要注意医学理论的研究,而且在实践中要有四诊合参,辨证论治的踏实求是的科学作风。明于此,方能避免或减少失误。

二、《伤寒论》辨发汗吐下后病脉证并治篇(条文摘选)

【216 条】师曰:病人脉微而涩者,此为医所病也。大发其汗又数大下之,其人亡血,病当恶寒,后乃发热,无休止时。夏月盛热,欲着复衣;冬月盛寒,欲裸其身。所以然者,阳微则恶寒,阴弱则发热,此医发其汗,使阳气微,又大下之,令阴气弱。五月之时,阳气在表,胃中虚冷,以阳气内微,不能胜冷,故欲着复衣;十一月之时,阳气在里,胃中烦热,以阴气内弱,不能胜热,故欲裸其身。又阴脉迟涩,故知亡血也。

按:此言误治后导致的阳气微、阴气弱的脉证与病理变化。

【218 条】太阳病三日,已发汗,若吐若下若温针,仍不解者,此为坏病,

桂枝不中与之也。观其脉证,知犯何逆,随证治之。

按:指出误治变证的治疗原则,此原则具有普遍指导意义。

【223 条】本发汗,而复下之,此为逆也;若先发汗,治不为逆。本先下之,而反汗之,为逆;若先下之,治不为逆。

按:在表在里治法各不相同。若颠倒治疗次序就会发生误治。

【239 条】太阳病,得之八九日,如疟状,发热恶寒,热多寒少,其人不呕,清便欲自可,一日二三度发。脉微缓者,为欲愈也;脉微而恶寒者,此阴阳俱虚,不可更发汗更下更吐也;面色反有热色者,未欲解也,以其不能得小汗出,身必痒,属桂枝麻黄各半汤。

按:这里采用对比的方式,论述了表邪不愈,可能出现的三种转归,从而说明失治、误治的广泛存在。

【241 条】太阳病,先发汗不解,而下之,脉浮者不愈。浮为在外,而反下之,故令不愈,今脉浮,故在外,当须解外则愈,宜桂枝汤。

按:此言误治后病情没有变化,仍可用原来的方法治疗。

【251 条】伤寒大下之,复发汗,心下痞,恶寒者,表未解也。不可攻痞,当先解表,表解乃攻痞。解表宜桂枝汤,用前方;攻痞宜大黄黄连泻心汤。

按:治疗失宜(大下、复汗)发生邪陷痞证,而原有的表证未解,形成表里同病。这种情况下,应先解表,后治痞。

【252 条】伤寒若吐下后,七八日不解,热结在里,表里俱热,时时恶风,大渴,舌上干燥而烦,欲饮水数升者,属白虎加人参汤。

按:误治后热邪炽盛伤津的特点与治疗方法。

【265 条】伤寒不大便六七日,头痛有热者,与承气汤。其小便清者,知不在里,仍在表也,当须发汗;若头痛者,必衄,宜桂枝汤。

按:头痛有热,有在表、在里的区别,若失于明辨就会发生误治。

【277 条】伤寒五六日,呕而发热者,柴胡汤证具,而以他药下之,柴胡证仍在者,复与柴胡汤。此虽已下之,不为逆,必蒸蒸而振,却发热汗出而解。若心下满而硬痛者,此为结胸也,大陷胸汤主之,用前方。但满而不痛者,此为痞,柴胡不中与之,属半夏泻心汤。

按:此言误下,可能发生的几种变证,并从误治变化中得出半夏泻心汤证的病因病机,这种思考方式比较贴近临床。

【279 条】伤寒中风,医反下之,其人下利日数十行,谷不化,腹中雷鸣,心下痞硬而满,干呕,心烦不得安。医见心下痞,谓病不尽,复下之,其痞益甚,此非结热,但以胃中虚,客气上逆,故使硬也,属甘草泻心汤。

按:甘草泻心汤治疗"心下痞硬"的病机是"胃中虚,客气上逆"。然而怎么知道"痞硬"是虚证呢?这里使用了假定性的治疗,即通过复下,痞益甚而得以明确的。

【280 条】伤寒服汤药,下利不止,心下痞硬。服泻心汤已,复以他药下之,利不止。医以理中与之,利益甚。理中,理中焦,此利在下焦,属赤石脂禹余粮汤。复不止者,当利其小便。

按:本条以伤寒误下为始因,引出几种下利的辨证与治法,并通过分析来了解病证之间的内在联系,对进一步指导下利证的辨治很有指导意义。

【285 条】病人无表里证,发热七八日,脉虽浮数者,可下之。假令已下,脉数不解,今热则消谷喜饥,至六七日不大便者,有瘀血,属抵当汤。

【286 条】本太阳病,医反下之,因尔腹满时痛者,属太阴也,属桂枝加芍药汤。

【287 条】伤寒六七日,大下,寸脉沉而迟,手足厥逆,下部脉不至,喉咽不利,唾脓血,泄利不止者,为难治,属麻黄升麻汤。

【288 条】伤寒本自寒下,医复吐下之,寒格更逆吐下,若食入口即吐,属干姜黄芩黄连人参汤。

按:上述 4 条,皆以误治后病理变化作为辨证、用方的理论依据,从误治后体内的病理变化来思考,做出诊断,要比一般的症状分析深刻得多。

三、《医学心悟》

医中百误歌

医中之误有百端,漫说肘后尽金丹,先将医误从头数,指点分明见一斑。

医家误,辨证难,三因分证似三山,内因、外因、不内外因,此名三因。三山别出千条脉,病有根源仔细看。治病必求其本,须从起根处看明。

医家误,脉不真,浮沉迟数不分清,却到分清浑又变,如热极脉涩细,寒极反鼓指之类。胸中了了指难明。扁鹊云:持脉之道,如临深渊而望浮云。胸中了了,指下难明。

医家误,失时宜,寒热温凉要相时,时中消息团团转,惟在沉潜观化机。寒暑相推者,时之常;寒暑不齐者,时之变。务在静观而自得之,正非五运六气所能拘也。

医家误,不明经,十二经中好问因,经中不辨循环理,管教阳证入三阴。六淫之邪,善治三阳,则无传阴之患。

医家误,药不中,攻补寒温不对证,实实虚虚误匪轻,举手须知严且慎。用药相反,厥祸最大。

医家误,伐无过,过伐无,谓攻伐无病处也。药有专司切莫错,引经报使本殊途,投剂差讹事辄复。药味虽不相反,而举用非其经,犹为未合,如芩、连、知、柏,同一苦寒,姜、桂、椒、萸,同一辛热,用各有当,况其他乎。

医家误,药不称,重病药轻轻反重,轻重不均皆误人,此道微乎危亦甚。药虽对证,而轻重之间,与病不相称,犹难骤效。

医家误，药过剂，疗寒未已热又至，疗热未已寒更生，劝君举笔须留意。
药虽与病相称，而用之过当，则仍不称矣，可见医贵三折肱也。

医家误，失标本，缓急得宜方是稳，先病为本后为标，纤悉几微要中肯。
病证错乱，当分标本，相其缓急而施治法。

医家误，舍正路，治病不识求其属，壮水益火究根源，太仆之言须诵读。
王太仆云：热之不热，是无火也；寒之不寒，是无水也。无水者，壮水之主以制阳光；无火者，益火之源以消阴
翳。此谓求其属也。

医家误，昧阴阳，阴阳极处没抓拿，亢则害兮承乃制，灵兰秘旨最神良。
亢则害其物，承乃制其极，此五行四时迭相为制之理。

医家误，昧寒热，显然寒热易分别，寒中有热热中寒，须得长沙真秘诀。
长沙用药，寒因热用，热因寒用，或先寒后热，或先热后寒，或寒热并举，精妙入神，良法具在，熟读精思，自
然会通，然时移世易，读仲景书，按仲景法，不必拘泥仲景方，而通变用药，尤为得当。

医家误，昧虚实，显然虚实何难治，虚中有实实中虚，用药东垣有次第。
《脾胃论》《内外伤辨》补中、枳术等方，开万世无穷之利。

医家误，药姑息，症属外邪须克治，痞满燥实病坚牢，茶果汤丸何所济。

医家误，药轻试，攻病不知顾元气，病若祛时元气伤，似此何劳君算计。
轻剂误事，峻剂偾事，二者交讥。

医家误，不知几，脉动证变只几希，病在未形先着力，明察秋毫乃得之。
病至思治，末也。见微知著，弭患于未萌，是为上工。

医家误，鲜定见，见理真时莫改变，恍似乘舟破浪涛，把舵良工却不眩。
病轻药应易也，定见定守，历险阻而不移，起人于垂危之际，足征学识。

医家误，强识病，病不识时莫强认，谦躬退位让贤能，务俾他人全性命。
不知为不知，亦良医也。

医家误，在刀针，针有时宜并浅深。脓熟不针则内溃，未熟早针则气泄不成脓，脓浅针深
则伤好肉，脓深针浅则毒不出而内败。百毒总应先艾灸，隔蒜灸法，胜于刀针。《外科正宗》云：不痛
灸至痛，痛灸不疼时。头面之上用神灯。头面不宜灸，宜用神灯照法。《外科正宗》云：内服蟾蜍丸一
服，外将神火照三支，此法不止施于头面，而头面为更要。

医家误，薄愚蒙，先王矜恤是孤穷，病笃必施真救济，好生之念合苍穹。
当尽心力，施良药以济之。

医家误，不克己，见人开口便不喜，岂知刍荛有一能，何况同人说道理。

按：医家之误，主要表现在诊断、治疗、用药，以及医者的思想素质四个方
面。如诊断方面有不明发病原因、持脉不真、不识脏腑经络、不辨阴阳寒热虚
实及其疑似症状等发生的失误；治疗方面则多见标本缓急、攻补宜忌和治疗
时机把握不好发生的失误；用药方面有不明药物性味、归经，以及剂量、剂型
使用不当而发生的治疗失宜；医者缺乏谦谨审慎的态度，不体恤孤穷、缺乏定

见、薄同仁的做法,便是思想素质上的原因所致的误诊误治,当引起医者足够的重视。

医家误未已,病者误方兴,与君还细数,请君为我听。

病家误,早失计,初时抱恙不介意,人日虚兮病日增,纵有良工也费气。
病须早治。

病家误,不直说,讳疾试医工与拙,所伤所作只君知,纵有名家猜不出。
大苏云:我有疾尽告医者,然后诊脉,虽中医亦可治疗,我但求愈疾耳,岂以困医为事哉。

病家误,性躁急,病有回机药须吃,药既相宜病自除,朝夕更医也不必。
既效不可屡更。

病家误,不相势,病势沉沉急变计,若在蹉跎时日深,恐怕回春无妙剂。
不效则当速更。

病家误,在服药,服药之中有窍妙,或冷或热要分明,食后食前皆有道。

病家误,最善怒,气逆冲胸仍不悟,岂知肝木克脾元,愿君养性须回护。

病家误,苦忧思,忧思抑郁欲何之? 常将不如己者比,知得雄来且守雌。

病家误,好多言,多言伤气最难痊,劝君默口存神坐,好将真气养真元。

病家误,染风寒,风寒散去又复还,譬如城郭未完固,那堪盗贼更摧残。

病家误,不戒口,口腹伤人处处有,食饮相宜中气和,鼓腹含哺天地久。

病家误,不戒慎,闺房衽席不知命,命有颠危可若何,愿将好色人为镜。

病家误,救绝气。病人昏眩时,以手闭口而救之也。救气闭口莫闭鼻,若连鼻子一齐扪,譬如入井复下石。鼻主呼吸,闭紧则呼吸绝,世人多蹈此弊,故切言之。

按: 病家之误,主要表现在讳疾忌医、服药不当、七情过极、食色过度、保养失宜等方面,同样要提请医者的关注。

两者有误误未歇,又恐旁人误重迭,还须屈指与君陈,好把旁人观一切。

旁人误,代惊惶,不知理路乱忙忙,用药之时偏作主,平时可是学岐黄?

旁人误,引邪路,妄把师巫当仙佛,有病之家易着魔,到底昏迷永不悟。

按: 旁人随意诉说病情、自主用药,甚至妄信巫师,导致病人神魂颠倒,延误诊疗时机,也可以造成误诊误治。

更有大误药中寻,与君细说好留神。

药中误,药不真,药材真致力方深,有名无实何能效,徒使医家枉用心。
郡邑大镇易于觅药,若荒僻处须加细辨。

药中误,失炮制,炮制不工非善剂,市中之药未蒸炒,劝君审度才堪试。
洗、炙、蒸、煮,去心、皮、壳、油、尖,一一皆不可苟。

药中误,丑人参,或用粗枝枯小参,蒸过取汤兼灌饧,方中用下却无功。
参以原枝干结为美,蒸过取汤则参无实色,饧条可当人参否?

药中误,秤不均,贱药多兮贵药轻,君臣佐使交相失,偾事由来最恼人。

仍有药中误,好向水中寻,劝君煎药务得人。

煎药误,水不洁,油汤入药必呕哕,_{日入声}。呕哕之时病转增,任是名医审不决。

煎药误,水频添,药炉沸起又加些,气轻力减何能效,枉怪医家主见偏。

按: 药中之误,误在药材不真、以次充好、炮制不工、分量不足,以及煎药用水不洁、加水失当等,这些因素都会影响治疗效果,不可不知。

此系医中百种误,说与君家记得熟,记得熟时病易瘳,与君共享大春秋。

按: 清代医家程国彭撰《医学心悟》,以《医中百误歌》开篇,说明防止误诊误治是何等的重要!程氏用浅显晓畅的歌诀,概括了医家、病家、旁人、药中、煎药常犯的种种失误,目的是让医者熟记,才能防患于未然,造福于大众。

四、医误格言选录

(一)现代医学篇

每个医生都不希望误诊,尤其不希望自己误诊。若想减少误诊误治,就应多了解多研究一些误诊误治病例,从中总结出规律来,弥补自己直接经验教训的不足。要勇于暴露临床失误,把发生的误诊误治报道出来,可以教育自己,更重要的可使更多的人获益,这同样是对医学研究的贡献。

临床误诊误治编委会《临床误诊误治》发刊词

科学地研究临床误诊误治的教训和规律,为提高临床诊治水平而不懈努力。

陈敏章《临床误诊误治》1996,(1):1

失败的教训比成功的经验更有价值。

姜泗长《临床误诊误治》1996,(1):3

误诊误治问题之所以长期未得到很好地解决,在很大程度上是由于缺乏科学的研究方在理论上有很多问题未能澄清,因此欲把这方面的研究引向深入,必须重视理论研究。

陈晓红《临床误诊误治》1996,(1):1

认真对待误诊误治是提高临床诊治水平的一条捷径。

王正国《临床误诊误治》1996,(1):4

只有不断总结经验教训,认真寻找引起误诊的原因,才能最大限度地减少误诊。

吴阶平《临床误诊误治》1996,(2):50

目前误诊的主要原因来自三个方面:一是观察不够细致认真,资料收集不全;二是知识不足;三是思想方法上的主观片面。这些问题的解决,要靠我们把高尚的医德、全心全意为人民服务的精神贯彻到具体的医疗工作之中，并以唯物辩证法指导自己的思考和行动。

吴阶平《临床误诊误治》1996,（2）: 50

我看了一辈子病，总觉得，一个医生不管他的本领多么高，他对病人病情的了解是无限的，是无止境的。对任何一个病人，我们都不能说我们认识到顶了，不需要继续观察了。……一个临床医生，他的眼睛必须始终盯住病人，不能有任何松懈。一些医生发生医疗差错，原因往往就是放松了对病人的观察。

张孝骞《临床误诊误治》1996,（3）: 97

我又愿向临床医生建议，养成及时分析、总结每一阶段工作经验的习惯。总结的目的不是专为向上级汇报，而是为了检查自己工作的成功经验和缺点错误，以便改进下阶段的工作。

邓家栋《老专家谈医学成才之道》

误诊误治大部分是学术问题、工作问题而谈不到是原则问题，但也有一部分是责任问题，甚至是法律问题，都要实事求是地加以对待，才能公平合理。关键问题在于吸取教训，提高医生的责任感和预防为主的精神。

吴英恺《临床误诊误治》1996,（6）: 241

不能把误诊研究看作单纯的技术问题。误诊率的高低和医疗纠纷的多少实际上是严肃的管理问题，是衡量管理工作优劣的一项重要客观指标。

临床误诊误治理论研究学术讨论会会议纪要《临床误诊误治》1997,（4）: 195

（二）中医学篇

治病之道，不知其误即不得其真。

清代郑肖岩《鼠疫约编》

人无误生之病，而有误人之医。医无误人之心，而有误人之技。其故何也？未得法耳！

清代庄一夔《福幼编·序》

凡医家之得失，恒千里始于毫厘。

明代倪士奇《两都医案·自序》

医家之误人有六：有学无识一也；有识无胆二也；知常不知变三也；意有他属四也；心烦冗沓五也；偶值精神疲倦六也。为医者不可不深加自省也。

清代王士雄《潜斋医学丛书·言医》

医之所患，在无法耳。

清代吴尚先《理瀹骈文·略言》

凡治病，不明脏腑经络，开口动手便错。

清代喻昌《医门法律·明络脉之法》

良医之救人，不过能辨此阴阳而已；庸医之杀人，不过错认此阴阳而已。

清代陈念祖《医医偶录·表里虚实寒热》

不须望、闻、问，但一诊脉，即能悉其病者，欺人语耳。

清代王燕昌《王氏医存·临证须合四诊乃能分晓》

医病非难，难在疑似之辨。不可人云亦云，随波逐流，误人匪浅。

明代王肯堂《肯堂医论·杂记》

有是病而用是药，则病受之矣；无是病而用是药，则元气受之矣。

明代张介宾《景岳全书·药饵之误》

实而误补，固可增邪，犹可解救；虚而误攻，正气匆去，莫可挽回。

清代顾靖远《顾氏医镜·格言汇纂》

老弱病不足，宜峻补续服，若大剂顿服，则不能载之，疑为不受则误矣。

清代王燕昌《王氏医存·幼壮老弱用药不同》

老年慎泻，少年慎补。

明代吴有性《温疫论·老少异治论》

不可以病在阳而定为热病，在阴而必寒也。

清代张志聪《侣山堂类辩·阳证阴证辩》

病之传变各有定期，方之更换各有次第，药石乱投，终归不治。

清代徐大椿《慎疾刍言·延医》

庸工之治病，纯补其虚，不敢治其实，举世皆曰平稳，误人而不见其迹。

金代张从正《儒门事亲·汗下吐三法该尽治病诠》

病伤犹可疗，药伤最难医。

明代李中梓《医宗必读·古今元气不同论》

五、《伤寒论》救误法新释

《伤寒论》398 条原文中有 120 余条谈到误治，称"救误法"者，始自清代徐大椿《医学源流论》一书，曰："正治之法，一经不过三四条，余皆救误之法。"其在《伤寒论类方》序言中又云："此书非仲景依经立方之书，乃救误之书也。"徐氏悟出了"救误法"在医学中的突出地位与重要作用，无疑是正确的，惜其书未能畅发厥旨，终使其说至今没有得到应有的重视。更由于当今临床已少见汗、吐、下等法造成的典型变证，所以古代创立的救误法在现代人的心目中已十分淡漠。其实这也是一种误解，必须予以纠正。纠正的最佳方法，莫过于对它的理论和临床价值重新加以认识，重新作出评价。

（一）救误法是中医临床思维的特有方式

从汗、吐、下等字面上理解是很难弄清仲景救误的动机、目的和方法的。其实《伤寒论》的救误法包括以下三项内容：

1. 治疗失宜　一般来说，邪在肌肤，宜汗而发之，痰食积于上脘，当越而吐之，燥实之邪结于肠腑，当通而下之。汗、吐、下等是中医祛邪安正最有效的方法。用之治病，本不为错，错在用法上的失宜。如原文中曰："伤寒脉浮，自汗出，小便数，心烦，微恶寒，脚挛急，反与桂枝欲攻其表，此误也……"（29条）此阴阳气血不足，虽有表证，不得用桂枝汤发表，用之必更伤阳气，故云"此误也"，提示用方必须审证确切，方不致误；又如"发汗过多"（64条）、"吐之过也"（120条）、"外证未除，而数下之"（163条）、"伤寒六七日，大下后"（357条）等，指出用药太过致误；又如"火逆下之，因烧针烦躁者……"（118条），以及太阳温病误用辛温发汗、误用苦寒攻下、误用火熏引起的一系列变证，所谓"一逆尚引日，再逆促命期"（6条）乃一误再误也，此外诸如"汗先出不彻，因转属阳明"（185条）、当下而"下之太早"（131条）则是治不得法或护理不当致误。《伤寒论》列举的各种治疗失宜事例，旨在帮助人们从中吸取教训，获得启迪。

2. 坏病辨治　误治所致的变证，论中称为"坏病"。作为"医药所坏"或"气血已惫坏"，对此，仲景提示对误治后病人体内发生的病理变化要予以高度重视。"观其脉证，知犯何逆，随证治之"中的"逆"字，张令韶《伤寒论直解》中就解释为"或为发汗所逆，或为吐下所逆，或为温针所逆，随其所逆之证而治之可也"。如半夏泻心汤证的辨治就是通过柴胡证误下后发生的逆变证；此时正气受挫，柴胡证仍在，复用柴胡汤助正达邪，得战汗而解；邪热内陷与水邪结为结胸，用大陷胸汤逐水结；邪陷中虚成痞，以半夏泻心汤消痞。对"寒格"证的论述尤为具体，"伤寒本自寒下，医复吐下之，寒格，更逆吐下，若食入口即吐，干姜黄芩黄连人参汤主之"（359条）。此仅有食入口即吐一个症状，若要获得其病机，必须从误治前后的变化来理解；病人原有上热下寒，医复吐下，使胃气更逆，脾气更陷，所以上吐下利。以误治后体内的病理变化作为诊断依据，要比单纯的症候分析来得全面、深刻。

3. 假定性治疗　犹如科学中的"假设方法"一样，《伤寒论》辨误治也有假定性的意义。如"本太阳病不解，转入少阳者……尚未吐下，脉沉紧者，与小柴胡汤"；"若已吐下、发汗、温针，谵语，柴胡汤证罢，此为坏病，知犯何逆，以法治之"（266条、267条）。前者未经误治，柴胡证尚在，故以小柴胡汤；后者经过误治，柴胡证已罢，就不是柴胡汤所能主治，故知犯何逆，以法治之。又如甘草泻心汤证"心下痞硬满"，因类似结胸证，故条文中增设"医见心下痞，谓病不尽，复下之，其痞益甚"的内容，从而推出"此非结热，但以胃中虚，客气上逆，故使硬也"（158条）的结论。他如太阴病提纲证末尾"若下之，必胸下结硬"（273条），厥阴病提纲证后"下之利不止"（326条）等也具有假定性的含义。如果把辨病、辨脉、辨证作为正向的临床思维，那么辨误治就是逆向的临床推理,正向与逆向思维的密切结合,互为补充,相反相成,才能提高整治效果。

综上所述,《伤寒论》中的救误已非一般误治所能概括,它是一种特有的临床思维形式,在诊断思维中起着支持或否定的作用。

（二）救误法的真实、概括和外延性特点

从大量的误治病例中总结出来的救误法,其本身就具有客观的、真实的特点,其病理特点又可概括为"正伤邪陷",因而在临床思维中其应用的范围就更加广泛。

1. 真实性　汗为人体津液所化,发汗过多,必耗伤阴液;吐、下太过,不仅耗伤阴津,脾胃亦受损伤,故条文中曰"大下之后,复发汗,小便不利者,亡津液故也……"（59条）;"下之后,复发汗,必振寒,脉微细。所以然者,以内外俱虚故也"（60条）,即是伤阴伤阳的具体表现。误下邪气内陷的病证很多,不仅有表邪内传的变证,而且有杂病变证;不仅有合病、并病、兼夹证,而且有相关联的类证。然而邪气是如何内陷的? 限于古人认识的局限,表述的内容尚欠具体,只能从有关症情的演变中推出。如"太阳病,下之后,其气上冲者,可与桂枝汤,方用前法;若不上冲者,不得与之"（15条）。这里所说的"气不上冲",成无己就释之为"里虚不能与争,邪气已传里也"。又如"脉浮而紧,而复下之,紧反入里,则作痞……"（151条）。尤在泾注云:"紧反入里者,寒邪因下而内陷,与热入因作结胸同义。"以脉证变化之事实,提供读者自己去寻味,去发现。例如"发汗后,身疼痛,脉沉迟者,桂枝新加汤主之"（62条）,此发汗后,邪已净,而身痛犹存,乃血虚无以营身所致;又如"伤寒吐后,腹胀满者,与调胃承气汤"（249条）,吐后提示邪已不在胸中,且中气有伤,故腹胀满之治,可下而不宜大下,与调胃承气汤。这些思维与误治的真实性所带来的心理效应是分不开的。以误治表述疾病的病因病机,就能探究出疾病之真相,并据此来了解体内发生的变化,使人的认识不再停留于浮光掠影的表层。

2. 概括性　先以麻黄升麻汤证的辨治为例,"伤寒六七日,大下后,寸脉沉而迟,手足厥逆,下部脉不至,喉咽不利,唾脓血,泄利不止者,为难治,麻黄升麻汤主之"（357条）。此条若从脉证分析,寒热虚实错综复杂,从方药来看,养阴、清热、解毒、温中、生阳、利湿等数法俱用,使人难分经纬,但若从误治辨析就十分明确:其大下后,必发生"正伤邪陷"的病理变化,邪陷阳郁,所以寸脉沉而迟,手足厥逆;阴伤则肺热,于是出现喉咽不利,唾脓血;阳虚气陷,从而见到下部脉不至,泄利不止;用麻黄升麻汤者,旨在发越郁阳,清上温下。诸如这样辨证的条文是很多的。据此,我们在理解仲景汗、吐、下等治法时,可概括为带有共性的病理概念——"正伤邪陷",然后以这种概念来分析其他疾病。这种概括表明,古人已从经验知识向理性思维的发展迈出了艰难的一步,具有十分重要的意义。基于这一特点,在临床分析疾病时,既要注意误治因素,但又不必拘泥于是否发生误治。

3. 外延性　如果说把辨误治抽象为一种概念,那么从经验知识向理性转化则留下了"阵痛"的痕迹。救误法的开创性——临床思维的外延性已初露端倪。救误思维的外延性主要表现在以下两个方面:一是疑似病证必须分析治疗经过。如"服桂枝汤,或下之,仍头项强痛,翕翕发热,无汗,心下满微痛,小便不利者,桂枝去桂加茯苓白术汤主之"(28 条)。这条原文的构思颇有深义。其头痛,翕翕发热与桂枝证相似,心下满微痛又与里有实邪的承气证略同。然而,前医已经用过桂枝汤,或下之,症状依然存在,显然不属表证,也非里实。从小便不利症可知此为水邪凝结。条文之首两句话,便属于治疗经过的内容。二是开了药物诊断或试探性治疗方法之先河。"阳明病,谵语,发潮热,脉滑而疾者,小承气汤主之。因与承气汤一升,腹中转气者,更服一升;若不转气者,勿更与之……"(214 条),便是试探性治疗的范例。后世临床家十分看重此法,时而采取药物试探性治疗的绝招,就是从仲景就救误法引申而来的。

(三)救误法对后世临床的影响及其发展

历代医家奉《伤寒论》为圭臬,为"常学常新"之书,这与用救误法诊断疾病是分不开的。宋代许叔微《伤寒九十论》中载有许多医者无法治疗的实例。如第三案一武弁,在仪真,为张遇所虏,日久置于舟艎板下,数日得脱,因饱食解衣扪虱以自快。次日遂作伤寒,医者以饱食伤而下之,一医以解衣中邪而汗之,杂治数日,渐觉昏困,上喘息高,医者怆罔不知所指。许氏据"太阳病,下之微喘者,表未解故也,桂枝加厚朴杏子汤主之",一投而喘定,再投而汗解。他如第九少阴误汗脐中出血案、第十七少阴里虚误汗筋惕肉𥆧案等均是。清代叶桂是运用仲景法治病用得最好的医家之一,其书《临证指南医案》中许多疑难病证的诊断,均是通过询问以往病史,或参考前医的治疗经过而获取的。如痞门沈案"精气内损,是皆脏病,莫地甘酸未为悖谬,缘清阳先伤于上,柔阴之药反碍阳气之旋运,食减中痞,显然明白,病患食姜稍舒者,得辛以助阳之用也……",即是其例。

医道之精髓,与继承仲景救误法的关系也甚为密切。明代永乐时名医何渊,在其《伤寒海底眼》一书中载有"三法失宜论""伤寒证同误治论",对救误法颇多发明。清代雍正年间良医程国彭其《医学心悟》以"医中百误歌"开卷,其重要意义可见一斑。

救误法来源于实践,后世医家从中获得治疗各种疑难病证的方法和智慧,指导千百年来的临床,经得起检验和重复。时至今日,临床上依然有许多治之不当、效果不佳或迁延难愈的疑难病例,需用仲景法去研究和探索,而轻易放弃或淡化"救误之书"的做法都是错误的。因此在深入研究读书的基础上应努力挖掘此法,使之发展成为一门新的学科——"传统中医救误学",才符合科学发展的规律。亦可弥补中医基础教育偏重理论、缺少实践之不足,提高中医院校学生辨治疑难病证的能力。(原载《国医论坛》)

六、六经辨证与创造性思维

所谓创造,就是产生新思想、新事物。创造性思维则是人们在创新活动中的思维,是科学中最积极、最活跃、最富有成果的一种思维形式。笔者发现:《伤寒论》的六经辨证与创造性思维理论,尽管他们研究的对象不同,但思想方法却有惊人的一致。

（一）六经辨证的创造性思维特征

中医在诊治疾病的过程中,需要摆脱一些固有观念的束缚,冲破旧的思维模式,从病人实际情况出发,重新组合已知的知识,去发现和寻找病症之间新的联系,采取新的治疗措施,以适应千变万化的临床需要。以我之见,要达到这一目的,必须精通《伤寒论》的六经辨证。因为六经辨证具有创造性思维的几个基本特征:

1. 流畅性　即从一种病症信息迅速产生多种病证信息的能力。六经病证(包括汤证)都有明确的规定,一旦掌握了这些脉证机理,就可以展开多方面的联想。例如见到"脉微细,但欲寐",就可以知道心肾阳衰。从"少阳为枢"和柴胡证的"发作有时"可以想到某些发作性疾病,如癫痫、夜间排尿晕厥可用柴胡汤治疗。从芍药甘草汤治疗"脚挛急"、小建中汤治"腹中急痛",以及桂枝加芍药汤治疗太阴"腹满时痛"的证治中可以想到芍药能够解除内脏和肢体平滑肌挛急的功用。伤寒方剂适用于各种杂病,实际上是通过六经病证的"预引"和"媒介"进行广泛联想的结果。

2. 精细性　六经辨证具有病、证、症三个层次的结构体系,它有助于人们多向的、多层次地进行思考。以太阳病篇为例:横向看,有太阳本证、兼证、变证、类证的辨识;纵向看,有桂枝证、柴胡证、白虎证、承气证、理中证、四逆证的辨识;还有五苓、抵当、泻心、陷胸、十枣汤等证的杂病证治。汤证与汤证之间的相互关联和影响,构成了一个缜密的网。精选脉证也是六经辨证的一大特色,除六经提纲证、各个汤证的主证主脉外,有的只突出其关键性脉证,如"渴者,五苓散主之;不渴者,茯苓甘草汤主之"(73条),从渴与不渴中区别水停于膀胱与水停于胃。又如"少阴病,得之二三日,口燥咽干者,急下之,宜大承气汤"(320条),口燥咽干虽为阴液不足,但为何要急下? 这里提供的发病时间很重要。二三日表明其人必胃火素盛,肾水素亏,故当急下存阴,否则一旦阴液耗竭,虽下无及矣。有不言主证,而从次证中分析其病机的,如麻黄杏仁甘草石膏汤证的"汗出而喘,无大热"(63条)。这里的汗出与无大热都不是主证,但人们一旦弄清肺热逼津外泄和汗出热不退的病情之后,就会理解到肺热郁闭的严重程度了。设立于病情相反或与常理发生"冲突"和易被忽略的脉证,也有助启迪思维。以麻黄细辛附子汤证的"反发热""脉沉者""无里证"为例,其思维的顺序为:少阴病不应发热,此反发热,说明不独少阴,太阳亦病;太阳病的脉象当浮,此言脉沉,则又显露少阴阳虚,由此诊为太少两感证,何等的明白!"无里证"乃指不见下利清谷、四肢厥冷的里阳虚证,表明阳虽虚但脏气功能尚能维护,所以用麻黄细辛附子汤温经解表,表里同治;若既有表证,又有里阳虚的下利清谷等证,则宜表里分治,先用四逆汤温阳,后用桂枝汤解表。所以,"无里证"是有特定含义的,是不能忽略的。

3. 灵活性 《伤寒论》没有一个固定不变的脉证。以少阴病脉象而言:"脉微细""脉微欲绝"都是少阴阳衰的标志,故为少阴之主脉。然阳衰阴寒极盛,又有"脉阴阳俱紧"(283条)者,脉微细与脉阴阳俱紧同样是少阴阳衰的表现。论中又提出,紧脉若转为"脉暴微"(287条)又属于阳气来复了;再如脉微是四逆汤用方的依据,仲景却以"少阴病,脉沉者,急温之,宜四逆汤"(323条),这里为什么又不是脉微,而是以"脉沉者"作为急温的依据呢?要知少阴病脉沉,阳虚之本质已经露出,此时不治,更待何时!这些地方的分析,体现了临床工作,特别是处理危重病人必须有灵活的精神。

4. 跳跃性 六经外应天气,内合脏腑经络,六经名病有助于人们在大时空范围内驰骋想象。表现在:①跨越阳病阴病、表病里病、脏病腑病间的联想。如太阳与太阴、太阴与阳明、少阳与厥阴病之间的传变与转化关系即是。②跨越不同病位、病性之间的联想。例如表寒的桂枝证与里热实的承气证,在六经辨证内是相互关联的;太阳病发汗不彻或误治伤津化燥即可转属阳明;"伤寒不大便六七日,头痛有热者,与承气汤,其小便清者,知之不再里,仍在表也,当须发汗,宜桂枝汤"(56条)。头痛发热虽同,而其病位与性质却截然不同,因此治疗与用方大有区别。

(二)六经辨证创造性思维的方法

1. 立体思维法 清代柯琴曾经说过这样的话,"仲景六经各有提纲一条……读书者须紧记提纲,以审病之所在,然提纲可见者只是正面,读书者又要看出底板,仔细玩其四旁,参透其隐曲,则良法美意始得了然"(《伤寒论翼》)。这里虽然是说读书方法,其实质也就是要我们如此观察和分析病情,如此进行临床思维。在这里,笔者把它称为立体思维法。以热实结胸证治为例:"脉沉而紧,心下痛,按之石硬"(135条)是其主证。但仅主证分析是很难知道其病机的。对此仲景首先将结胸之病状与脏结进行对照,"按之痛,寸脉浮,关脉沉,名曰结胸"(128 条),"如结胸状,饮食如故,时时下利,寸脉浮,关脉小细沉紧,名曰藏结"(129 条)接着还就其病因(水热互结)与痞证(客气内陷)加以比较。然后在证治方面又与热结少阳、阳明里实证加以鉴别。如此不但促进认识的不断深化,而且在治疗时也就不发生眩惑。

2. 分阴阳思维法 三阴三阳的实质依然是阴阳学说,病有"发于阳""发于阴"的区别,治有祛邪与扶正的不同。辨六经实质就在于分阴阳、辨表里、别寒热、审虚实。由阳入阴为病进,由阴入阳为病退。判断生死亦如是:纯阴无阳、阴阳离决者死;阴证转阳、阳气来复为自愈。在证治方面就更多了,如少阴病的阳虚寒化证与阴虚热化证相对。阳虚水气不利的真武汤证和阴虚有热水气不化的猪苓汤证相对。阳虚阴盛宜"急温之",阴虚热结宜"急下之"等即是。分阴阳是诱发新思维的重要方法。

3. 结合思维法 从两个或两个以上不同病证的结合处进行思考,也能产生新的思维。本书原名《伤寒杂病论》。一方面是由于伤寒与杂病相兼夹的病机最普遍、最复杂,必须进行重点研究;另一方面就是通过外感与杂病合论的方式探明各种病变的实质。清代程应旄说得好,"伤寒杂病不分是教人于伤寒杂病异处,教人何异,更于伤寒杂病之表里脏腑同处,辨其何以同"(《伤寒论后条辨》)。柯琴也有类似说法,"伤寒之中最多杂病,内外夹杂,虚实互呈,故将伤寒杂病合而参之,正以合中见泾渭之清浊,此扼要法也"(《伤寒论翼》)。事实上六经辨证详言表里同病,致力于寒热并用,虚实夹杂的研究,都是从结合思维中寻找新的治疗方法的范例。

4. 形象思维法 烦躁可见于多种病机,其状也各不相同。表闭热郁之大青龙汤证以"不汗出而烦躁者"(38 条)为特征;二阳并病,阳气怫郁的烦躁为"不知痛处,乍在腹中,乍在四肢,按之不可得"(48 条)相并见;肾阳乍虚则以"昼日烦躁不得眠,夜而安静"(61 条)为辨证;栀子豉汤证为"反复颠倒,心中懊侬"(76 条),蛔厥证则为"静而复时烦……须臾复止,得食而呕又烦"(338条),写得惟妙惟肖,十分逼真。形象描述有助于开发无限的想象空间,心理学家认为,它"不仅能回忆起当时不在眼前而过去却经历过的事物,而且能够在过去已有的知识经验基础上,在头脑中构成自己从未经历过的事物的新形象。"从症状描述得以启迪,进而扩大伤寒方运用的实例是很多的。例如从桂枝加附子汤治疗"漏汗"(体液点滴流出,缓不急暴)而想到用它治疗阳虚所致的鼻衄、便血、尿血、儿便漏泄不止、妇人漏经带下的治验报道,就是从病证形象指导用方的。

5. 辐射思维与辐集思维法 从一个思索对象进行多点式的想象,谓之辐射思维;从多路集向某一个中心点的思维就是辐集思维,这是创造性思维常用的方法。《伤寒论》许多汤证的设置及原文排列的形式,反映了这样的思维。例如,柴胡证,太阳中篇有之,阳明篇、少阳篇、厥阴篇和瘥后病篇也有之。如果从原著去研究,就会促进人们从不同层次、方位中了解柴胡证的存在。现在教科书采用归类的方法,将柴胡证归并在少阳病篇,这样研究,其结果只能促使辐集思维,而不利于辐射思维能力的培养。前辈一家大多主张学习《伤寒论》以读原著为好,个中之趣,可能与此有关。(原载《南京中医药大学学报》)

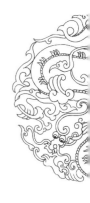

参考文献

［1］万济舫.万济舫临证辑要［M］.武汉：湖北人民出版社,1982.

［2］谢昌仁.谢昌仁临床医学经验［M］.南京：南京出版社,1994.

［3］詹文涛.长江医话［M］.北京：北京科学技术出版社,1989.

［4］孙继芬.黄河医话［M］.北京：北京科学技术出版社,1994.

［5］杨扶国.杨志一医论医案集［M］.北京：北京人民出版社,1981.

［6］上海中医学院附属龙华医院.黄文东医案［M］.上海：上海人民出版社,1977.

［7］刘尚义.南方医话［M］.北京：北京科学技术出版社,1991.

［8］卢祥之,乔模,王仲举,等.中医误诊误治［M］.重庆：科学技术出版社重庆分社,1989.

［9］夏洪生.北方医话［M］.北京：北京科学技术出版社,1988.

［10］蔡庄,周佩青.蔡氏女科经验选集［M］.上海：上海中医药大学出版社,1997.

［11］中国中医研究院.蒲辅周医案［M］.北京：人民卫生出版社,1973.

［12］韩百灵.百灵妇科［M］.哈尔滨：黑龙江人民出版社,1980.

［13］史宇广,单书健.当代名医临证精华［M］.北京：中医古籍出版社,1988.

［14］程从周.程茂先医案［M］.上海：上海古籍书店,1979.

［15］廖伯笌.廖浚泉儿科医案［M］.昆明：云南人民出版社,1979.

［16］薛清源.误诊与教训［M］.西安：陕西科学技术出版社,1988.

［17］陈彤云.燕山医话［M］.北京：北京科学技术出版社,1992.

［18］贺学泽.医林误案［M］.西安：陕西科学技术出版社,1986.

［19］彭述宪.疑难病症治验录［M］.2版.北京：人民军医出版社,2010.

［20］董建华.中国现代名中医医案精华［M］.北京：北京出版社,1990.

［21］吴中泰.孟河马培之医案论精要［M］.北京：人民卫生出版社,1985.

［22］湖南省中医药研究所.湖南省老中医医案选［M］.长沙：湖南科学技术出版社,1980.

［23］邓铁涛.奇难杂证新编［M］.广州：广东科技出版社,1989.

［24］许勉斋.勉斋医诀与医话［M］.北京:中国中医药出版社,2018.

［25］熊寥笙.伤寒名案选新注［M］.成都:四川人民出版社,1981.

［26］秦伯未.清代名医医话精华［M］.北京:中国书店,1988.

［27］福建省中医研究院所.福建中医医案医话选编［M］.福州:福建人民出版社,1960.

［28］中医研究院广安门医院.医话医论荟要［M］.北京:人民卫生出版社,1982.

［29］方祝元,翟玉祥,汪悦.江苏省中医院名医验案医话精萃［M］.南京:江苏凤凰科学技术出版社,2014.

［30］董建华.中医疑难病例分析［M］.太原:山西省科学教育出版社,1987.

［31］徐复霖.古今救误［M］.长沙:湖南科学技术出版社,1985.

［32］蔡剑前.诊籍续焰:山东中医验案选［M］.青岛:青岛出版社,1992.